精神科药学查房：

临床思维与个体化治疗案例分析

主　审　王　刚
主　编　果　伟

副主编　张庆娥　王　茜　刘珊珊
编　委（以姓氏笔画为序）
　　　　王　茜　王传跃　牛梦溪　史晓宁　任　莉　庄红艳
　　　　刘珊珊　李占江　张　玲　张庆娥　陈　旭　果　伟
　　　　赵　茜　袁海宁　贾　菲　贾竑晓　郭小兵　董　芳
　　　　鲍　爽　臧彦楠

人民卫生出版社
·北京·

图书在版编目（CIP）数据

精神科药学查房：临床思维与个体化治疗案例分析 /
果伟主编 . -- 北京：人民卫生出版社，2024. 11.
ISBN 978-7-117-36917-6

Ⅰ. R749. 05

中国国家版本馆 CIP 数据核字第 2024UL7517 号

| 人卫智网 | www.ipmph.com | 医学教育、学术、考试、健康，购书智慧智能综合服务平台 |
| 人卫官网 | www.pmph.com | 人卫官方资讯发布平台 |

精神科药学查房:临床思维与个体化治疗案例分析
Jingshenke Yaoxue Chafang：Linchuang Siwei yu Getihua
Zhiliao Anli Fenxi

主　　编：果　伟
出版发行：人民卫生出版社（中继线 010-59780011）
地　　址：北京市朝阳区潘家园南里 19 号
邮　　编：100021
E - mail：pmph @ pmph.com
购书热线：010-59787592　010-59787584　010-65264830
印　　刷：北京汇林印务有限公司
经　　销：新华书店
开　　本：710×1000　1/16　印张：20
字　　数：338 千字
版　　次：2024 年 11 月第 1 版
印　　次：2024 年 12 月第 1 次印刷
标准书号：ISBN 978-7-117-36917-6
定　　价：69.00 元
打击盗版举报电话：010-59787491　E-mail：WQ @ pmph.com
质量问题联系电话：010-59787234　E-mail：zhiliang @ pmph.com
数字融合服务电话：4001118166　E-mail：zengzhi @ pmph.com

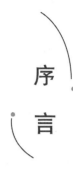

序 言

　　精神科临床药学服务是我们非常重视的一项工作,临床药师应该以科学、规范的方法,辅助临床医师做好精神疾病患者的药物治疗工作。美国是精神科临床药学(psychiatry pharmacy)专业的发起者和引领者,英国、法国和加拿大等国家的药学从业者也各有所长,但是国内精神科临床药学工作起步很晚,尽管精神科临床药师努力向精神科医师,以及国内外的药学同行学习,但还仍有巨大的进步空间,更有众多临床问题亟待他们去解决。

　　本书立足于精神科临床实践,以精神科临床药师视角,对 10 位住院患者的病例进行了详尽的分析。这些病例包括精神科常见的病种,如精神分裂症、双相障碍、抑郁症和注意缺陷多动障碍等,同时又真实地呈现了药物治疗过程的复杂性、多种多样的药物不良反应,以及一波三折的治疗过程,有的更有"山重水复疑无路,柳暗花明又一村"的治疗结局。

　　对于精神疾病的药物治疗,我们的原则始终是"单一用药、足剂量、足疗程",但是因为种种原因,很多患者在治疗初期就过早地采取多种药物联合的治疗方案。如本书的第一个病例是一例首发精神分裂症患者,因药物不良反应和耐受性问题,经历 3 次换药和足剂量、足疗程治疗,历时 149 天,最终使用单一抗精神病药治疗出院的典型案例,展现了医师和临床药师坚持单一用药的强大定力。

　　用来遴选适宜药品的药物基因组学技术,确定适宜浓度的治疗药物监测技术,以及预测最佳剂量的群体药动学是精神疾病患者个体化治疗的重要依据和科学路径。精神科临床药师应该比精神科医师更熟练地掌握这些技术,并应该在综合用药管理(comprehensive medication management,CMM)理念下,与精神科医师一起为实现患者的最佳治疗发挥重要作用。本书中的很多病例都展现出临床药师熟练使用各种个体化治疗技术,去识别药物 - 药物相互作用、药物 - 疾病相互作用,并为解决这些潜在问题提供了科学的循证依据，使医师在同时面对疗效与安全性的平衡、近期与远期疗效的平衡等多个难题时也能从容应对，最终实现患者的最佳药物治疗结果。

首都医科大学附属北京安定医院作为首都医疗科技成果转化试点单位之一，非常重视科技成果的临床转化工作。医院将30余年的工作经验凝结成基于群体智能决策技术的抑郁症个体化精准用药辅助决策系统，该系统赋能精神科医师，将经验性用药习惯切换到量化治疗的新轨道上来，为抑郁症患者的精准治疗开辟了新的路径，这些也在书中有所体现。

本书适合精神科医师、药师、检验医师、护师、研究生，以及对精神科药物治疗感兴趣的其他读者阅读。由于本书内容庞杂、学科发展迅猛，书中难免有错误和疏漏，敬请各位读者批评指正，在此一并表示感谢。

首都医科大学附属北京安定医院党委副书记、院长　王　刚
2024 年 7 月 30 日　于北京冰窖口胡同

前言

　　2023 年，国家卫生健康委员会、国家中医药管理局和国家疾病预防控制局三部门联合印发《全国医疗服务项目技术规范（2023 年版）》，于国家层面首次纳入药师门诊诊察、处方 / 医嘱药品调剂和住院患者个体化用药监护三个药学服务收费项目，其中住院患者个体化用药监护即是药学查房的具体应用之一。精神科药师查房更应体现个体化药物治疗的特色，在临床思维衍生出的药学思维指导下，以在正确的时间，对正确的患者，遵循正确的路径，给予正确的药物和正确的剂量为目标（即"五个正确"），最终实现患者的个体化治疗。

　　本书以精神科药学查房所需的药学知识为起点，通过 10 个病例，将临床实践中遇到的各种复杂情况一一呈现，临床药师和医师应该牢固树立个体化治疗的理念，通过量化评估、量化治疗、依靠循证来解决这些陌生的、特殊的和错综复杂的病例。

　　每个病例均包括详细的病程记录、用药记录、医师视角下病例的特点与难点、个体化治疗图表、药师对药物治疗学问题的回答，以及专家点评和补充的循证依据，还有最后的小测验。希望读者能够在阅读病例时就能独立解答药物治疗学问题，如果暂时做不到，可以边看病例，边看药物治疗学问题解答。解答问题并不是最重要的，关键是掌握回答药物治疗学问题的思路，首先是循证，要遵循指南和共识中的意见和建议。其次是根据当前患者的具体问题，加以综合分析，从而得出适宜的药物治疗方案。药物治疗方案往往需要在知识、伦理和社会因素等多个维度上权衡利弊，可能并没有最佳的药物治疗方案，只有当下最适合患者的药物治疗方案。在通读病例和药物治疗学问题解答之后，还需要对照指南或者共识的原文来学习，掌握循证证据的核心思想，这样才能举一反三，形成立体网状的知识体系，在下一次遇到类似病例时便可以游刃有余。最后，当这些都已经熟练掌握后，读者可以尝试解答每个病例最后的

5 道单选题,难度不大,却是对病例中相关药物治疗学知识的集中考查,如果能够全都回答正确,表明您已基本掌握该病例的相关知识;如果回答有误,则建议读者对照药物治疗学分析和循证依据查找原因,夯实基础。

　　本书适合精神科医师、药师、检验医师、护师、研究生,以及对精神科药物治疗感兴趣的其他读者阅读。由于本书内容庞杂,书中难免有错误和遗漏,敬请各位读者批评指正,在此一并表示感谢。

果　伟　主任药师

2024 年 3 月 4 日

目录

附录

临床药学起源于 20 世纪 60 年代的美国,而美国临床药学会(American College of Clinical Pharmacy,ACCP)和欧洲临床药学会(European Society of Clinical Pharmacy,ESCP)于 1979 年同年成立。

我国临床药学萌芽也与美国同行相近,在 1964 年全国药剂学研究工作经验交流会上,汪国芬、张楠森等药学专家首次提出在国内医院开展"临床药学"工作的建议。20 世纪 70 年代末至 80 年代初,一些大型综合医院根据各自的条件,开展了不同程度的临床药学工作。国内最早的临床药学学术组织是中国医院协会药事专业委员会,他们从 2005 年开始开展临床药师培训工作。

第一节 药学查房的概念与标准

药学查房(pharmaceutical ward round)是指临床药师在病区内对患者开展以合理用药为目的的查房过程。包括药师独立查房,药师与医师、护士等医疗团队的联合查房等。

一、欧美国家药学查房现状简介

通过文献,我们了解到药学查房的多种形式,如患者入院后的病房查房(post-take ward round)、每日病房药学访问(ward pharmacist visit),以及由专家带领的医学专科查房(consultant-led ward round)等。

20 世纪 20 年代初期,美国药师开始参与多学科查房,为患者提供药学服务,并逐步深入药物治疗管理工作。英国的临床药师会在患者入院 24 小时内进行药学查房,对患者入院前服用的药物进行重新整合,以保证服药的连续性。加拿大的医院药师也与医师、护士一同查房,负责回答与药物有关的问题,并协助医师优化调整患者的药物治疗方案。加拿大药师单独查房与集体查房虽然流程相同,但却更关注患者用药,会增加患者用药教育方面的内容,主要告知药理作用、使用方法、使用药物可能存在的不良反应,并回答患者及家属的药学相关问题。

二、国内药学查房概况

国内药学查房的形式与前述介绍的国外药学查房的形式高度相似,主要有跟随医师进行医学查房、跨科室进行药学查房以及专科药师单独进行药学查房等。同时,部分医院逐步尝试开展以学员、师资和带教老师为主体的三级临床药师教学查房。查房时间及频率并不统一,有些医院根据科室大查房的频率安排临床药师查房,并跟随大查房时间安排;有些医院会有集体查房和药师单独查房的形式,单独查房视医嘱变化而定。集体查房的流程大致相同,但是如何独立进行药学查房,目前国内仍缺乏统一的标准和模式。

三、药学查房团体标准

2022 年,中国医院协会药事专业委员会等组织编制中国医院协会团体标准《医疗机构药事管理与药学服务 第 2—6 部分:临床药学服务 药学查房（T/CHAS 20-2-6—2021）》,规范了药学查房工作中的各要素。药学查房管理标准以药学查房全过程为主线,以政策法规为依据,以协调性、普适性、适用性和一致性为编写原则,根据医院评审标准要求和行业发展需要现状,综合行业专家意见,对基本要求、查房准备、查房过程、质量管理与评价改进四个环节进行规范,是指导医疗机构临床药师开展药学查房的依据。

第二节　精神科药学查房的特点

精神科药学查房是指精神科药师进行药学查房工作,既是药学查房的专科化工作,又是精神科药师的日常工作形式之一。其查房形式一般以临床药师集体讨论为主,主要目的是综合运用药学技术,结合各类指南和循证依据,就某一患者住院期间的药物治疗全过程进行详细的查房讨论。一般应由具备高级职称的药师或医师作主持人,以问答或讨论形式进行,对一份住院30 ～ 60 天的常见病例进行讨论,时常需要 3 小时左右的时间。如有必要,还会就该病例的特点进行文献复习后,再次接续药学查房。

这种药学查房形式不限于面对或者不面对患者,面对患者的常以问诊和患者用药教育为主,但时间有限;不面对患者的则时间充裕,可以就细节问题展开深入讨论。这种药学查房教学意味强,也可作为药学方向的教学查房。

一、精神科药学查房对药师的资质要求

首先,进行精神科药学查房的药师应经过精神科药师基地培训,或者进行过其他专科临床药师基地培训,或能够达到中国医院协会药事专业委员会制订的"临床药师精神科专业培训大纲"的要求。达到该培训大纲要求的药师,已经掌握了精神药理学理论和一定的精神科药物治疗学知识,同时能够熟知药品说明书中的各项内容,对药物的适应证、用法用量、不良反应和禁忌证等都熟稔于心;而且他们对精神科常见疾病的诊疗指南和常见非精神科慢性疾病(如糖尿病、高血压、高脂血症、高尿酸血症等)的诊疗指南已经通读多遍。

其次,进行精神科药学查房的药师应在精神科临床工作 2 年及 2 年以上,对于药学专业技术如治疗药物监测(therapeutic drug monitoring,TDM)、药物基因组学(pharmacogenomics,PGx)、药物治疗管理(medication therapy management,MTM)、综合用药管理(comprehensive medication management,CMM)等进行过系统学习,并且具备在临床中熟练使用这些技术的经验,参与过上级药师组织的药学查房,具备独立开展药学查房的能力。

二、精神科药学查房的临床思维

临床思维是指以患者为中心,通过充分的沟通和交流,进行病史采集、体格检查和必要的实验室检查,结合其他可利用的最佳证据和信息,结合患者的家庭和人文背景,根据患者的症状等多个方面的信息进行批判性分析、综合、类比、判断和鉴别诊断,形成诊断、治疗、康复和预防的个体化方案,并予以执行和修正的思维过程和思维活动。在药学查房中体现临床思维,可以从以下几个方面进行:

1. **了解病史和病情** 药师在查房前应详细了解患者的病史、用药史、过敏史等,以便更好地了解患者病情和用药情况。同时,要注意观察患者的症状和体征,与医师共同分析病情,为患者提供更准确的用药建议。

2. **评估用药方案** 药师应对患者的用药方案进行评估,包括药品选择、剂量、用法、用药时机、联合用药等方面。要关注药物之间的相互作用和配伍禁忌,避免潜在的药物不良反应和相互作用。

3. **监测药物治疗效果** 药师在查房过程中应注意观察患者的症状变化和病情进展,及时发现药物治疗效果不佳或出现不良反应的情况。对于治疗效果不佳的患者,应及时与医师沟通,调整用药方案。

4. 提供用药教育 药师应向患者提供用药教育,包括药品的用法用量、注意事项、不良反应处理等方面的知识。要教会患者正确的用药方法,提醒患者注意药物的不良反应和注意事项,提高患者服药依从性和治疗效果。

5. 关注患者的心理状况 药师在查房过程中应注意关注患者的心理状况,与患者进行沟通和交流,了解患者的心理需求和困惑。要给予患者心理支持和安慰,帮助患者树立治疗信心,提高治疗效果。

通过以上几个方面的药学查房工作,药师可以更好地应用临床思维,为患者提供全面、专业的药学服务,促进合理用药,提高治疗效果。同时,药师与医师、护士等医疗团队成员的密切合作,可以共同保障患者的用药安全和治疗效果。

三、精神科药学查房的思路

精神科药学查房时,应以药学视角去审视整个药物治疗过程,对药物治疗过程中的问题应提出独立见解,并给出明确的药物治疗建议。这样才能从中发现问题,找到原因,并提出解决问题的办法。按照这一逻辑,精神科药学查房可遵循以下思路:

1. 阅读患者的病程记录,明确住院的主要治疗需求。

2. 针对治疗需求,提出基于循证的药物治疗方案。如果没有高质量的循证依据,应从精神药理学角度,在不违背药物治疗学原则的前提下,提出可供选择的药物治疗方案。

3. 将病例中的实际药物治疗方案与步骤 2 中的药物治疗方案进行比较,评价实际药物治疗方案的合理性。

4. 无论是何种药物治疗方案,都应继续观察后续病程中实际药物治疗方案产生的疗效或不良反应。

5. 重复步骤 2,直至患者出院。

鉴于精神疾病患者多具有生理 - 心理 - 社会模式的复杂病因,因此尽管药物治疗是精神科药师的主要工具,但是不应忽视心理治疗、物理治疗、中医治疗等多种治疗模式的重要临床意义。必要时,应给出非药物治疗的初步建议。

四、精神科药学查房中的药物治疗学分析

药物治疗学分析是对临床药师综合运用药学技能,解决临床药物治疗学

问题的综合能力的考查。只有具备坚实的药物治疗学知识，不断更新循证医学证据，坚守用药安全的职业使命，才能高质量地完成此项工作。

精神科药物治疗学分析的具体流程如下：

1. 逐个时间段用药方案分析

（1）精神科药物治疗：根据病程记录，分析当前药物治疗方案调整的依据。评价的维度包括合理性、安全性、有效性和依从性，重点关注适应证、用法用量、重复用药、药物相互作用、禁忌证等。评价的依据是最新的疾病诊疗指南。评价的结果应该是是否有更好的药物治疗方案。

（2）躯体疾病药物治疗：对非精神科药物治疗，主要关注与精神科药物治疗的相互作用、是否可产生药源性精神疾病，以及躯体疾病治疗药物的注意事项等。评价的依据依然是最新的疾病诊疗指南和药品说明书。评价的结果可以是维持当前治疗；也可以是进一步专科会诊，希望调整治疗药物。

2. 药物基因组学、治疗药物监测分析

（1）PGx 分析：如果当前药物治疗无效或者出现难以耐受的不良反应时，应根据 PGx 报告、患者既往药物治疗史和诊疗指南等提出选药建议，以及特殊基因型患者的剂量调整建议。详见附表 1～3。

（2）TDM 分析：对于异常的 TDM 结果，应通过药物的主要代谢酶，酶抑制剂、诱导剂，治疗参考浓度范围，剂量相关浓度范围（DRC）因子和代谢产物浓度与母药浓度比值（MPR）等数据，分析异常结果产生的原因，并给出相应的药学建议。详见附表 4～8。

3. 检验检查指标分析　　分析异常化验检查指标产生的可能原因，需判断是否与患者所用的精神药物有关，以及该异常化验指标是否需要药物干预、如何干预等。精神科常用检验项目采血要求、参考值及临床意义详见附表 9。

4. 药物不良反应分析　　综合用药方案、化验检查和其他生理指标，对患者出现的不良反应进行分析，通过药物不良反应评价量表分析产生的原因，并根据循证证据提出解决办法。

5. 其他　　包括但不限于物理治疗、心理治疗、康复治疗、中医治疗等治疗手段的疗效评价与建议。最后还应对出院患者进行用药教育，告知患者药品的适应证、用法用量、可能出现的不良反应，以及用药注意事项等。

五、精神科药学查房应注意的问题

1. 只考虑药物因素，忽视患者具体病情　　这种问题多见于青年药师，他们熟读诊疗指南,仅机械地记忆诊疗指南中的句子,却不能就患者当前病情中的复杂情况予以充分考虑,也不了解医师的临床思维,导致提出的药物治疗方案无法被临床医师认可。例如熟知精神科药物治疗的"单一用药、足剂量、足疗程"原则,但是不清楚难治性患者的病理生理改变和各种因素交织,在全部单一用药治疗方案均尝试过之后,仍迁延难愈的患者可以使用不同作用机制的药物联合治疗。

2. 不参与临床,不清楚患者病史,或者不亲自细心观察患者 药学查房是一种临床实践活动,决不能纸上谈兵。离患者越远,给出的药物治疗方案越难以实施。例如病程记录中容易被忽视的患者高、矮、胖、瘦等外形特征,却是看一眼患者就能弥补的。患者的异常步态在病例中虽未记录,但可能是一些药物不良反应的征兆。

3. 药学知识出现偏差 药物治疗学知识内容繁多,大量内容需要记忆,或者通过长时间的临床磨炼牢记于心。但是对于没有把握的药学知识,不能妄言,甚至根据错误的药学知识给出错误的药物治疗方案,可能导致不可挽回的错误。例如药品说明书时常更新,特别是一些较少使用的药物,稳妥起见,最好查实后再做决策,否则仅凭记忆中的印象,可能会导致差错发生。

第三节　精神科药学相关技术

一、患者药学画像

1. 定义 患者药学画像是指对患者药物治疗过程可产生重要影响的重要特征集合。

简单理解,患者药学画像就是给患者贴上"药物治疗标签",而这些标签通常具备高辨识特征,例如人口学信息、疾病史、生理特征、遗传特征、性格特征等众多维度。这些维度对药物选择、剂量选择、用药教育等均会产生重要影响。

患者药学画像一般由 2～5 个特征组成,这些特征是患者固有的,如敏感多疑、过敏体质、肝损伤等,而不应是主观评价性词汇如平易近人、吝啬、自由散漫等,或者与药物治疗完全无关的特征如毕业的学校、爱好集邮等。

例如某患者药学画像:挑剔;共病红斑狼疮;药源性抑郁。

（1）挑剔：这属于患者的性格特征。患者文化水平较高，对治疗方案有较多要求，希望了解治疗方案的所有细节。

（2）共病红斑狼疮：这属于患者的共患病。红斑狼疮是一类慢性、反复发作的自身免疫病，患者长期服用的部分治疗药物如糖皮质激素等可导致药源性抑郁。

（3）药源性抑郁：这属于患者的疾病诊断。药源性抑郁不同于内源性抑郁，两者可能具有不同的发病机制。一般来说，绝大部分抗抑郁药都是针对内源性抑郁而研发的，对于药源性抑郁可能疗效不佳。

2. 绘制患者药学画像的方法

（1）患者特征具象化：通过药学问诊和病历记录分析患者的多维度特征，例如姓名、性别、年龄、身高、体重、民族、籍贯、家族疾病史、过敏史等。通过敏锐地捕捉与药物治疗相关的患者资料，形成对患者药物治疗的基本认知。

（2）分析患者的治疗学特点：通过药学问诊和病历记录，可以详细了解患者的诊疗记录、症状特点、是否有躯体疾病、既往药物治疗史、是否处于特殊生理期（如妊娠期、更年期等）、非精神科药物治疗、药物不良反应、遗传学特征、化验检查等。通过以上特征分析，能够了解患者的精神疾病诊断、严重程度、药物治疗效果，以及非精神疾病的诊疗需求等。

（3）分析患者的药物治疗需求：精神系统疾病除了生理因素外，往往有着复杂的心理因素或社会因素，需了解患者的自知力和对药物的态度（如抵触药物或喜欢用药等）、患者或家属的治疗目标，以及对健康宣教的接纳度等。通过这些特征，可以筛选出适宜的用药教育对象，以及对药物治疗的疗效边界有初步把握。

3. 患者药学画像的临床应用 充分了解患者药学画像后，抛开病历中的各种量表、指标和复杂用药，也能阐述患者的药物治疗原则，即便1个月，甚至1年以后，即使不记得患者的治疗细节，但仅凭患者药学画像，就能逐渐回忆起当初的药物治疗经过，以及其中的成功与不足之处。倘若下次再碰到类似的患者，便可游刃有余地提出稳妥的药物治疗方案。

仍以上面所举的患者药学画像为例，说明其对药物治疗的指导意义。

某患者药学画像：挑剔；共病红斑狼疮；药源性抑郁。对该患者的药物治疗：

（1）应特别关注药物不良反应，一方面在用药前向患者简明扼要地介绍即将使用药物的常见不良反应；另一方面嘱咐患者,这些不良反应都有自限性,即便出现也有医护人员和药师快速处理,保障患者安全用药。

（2）注意多学科协作,与风湿免疫科医师和药师、精神科医师、中医科医师等共同商讨对共患疾病最优的治疗方案,避免继发疾病或药源性疾病对患者身心健康的不利影响。

（3）避免过于复杂的药物治疗方案或者过高的药物剂量,借助 PGx、TDM 等精准治疗技术,对精神科药物治疗过程保持足够的细致与耐心。

通过药学画像,再结合疾病防治指南,个体化制订患者的药物治疗方案,才能获得患者和家属的认可,使其能够踏踏实实地配合治疗。

二、药物基因组学

药物基因组学（pharmacogenomics,PGx）是指从基因组水平研究基因序列的多态性与药物效应的多样性之间的关系,即研究基因本身及其突变体对不同个体药物作用效应差异的影响,以此为平台开发药物,指导合理用药,能提高用药的安全性和有效性。

1. 相关概念

（1）单核苷酸多态性（single nucleotide polymorphism,SNP）：是基因组单个核苷酸的变异,它是最微小的变异单元,是由单个核苷酸对置换、颠倒、插入或缺失所形成的变异形式。SNP 是高密度的遗传标志,在人类基因组中已发现的 SNP 数量超过 3 000 万。

（2）基因多态性（gene polymorphism）：是在同一群体中,某个基因座上存在两个或两个以上的等位基因,且等位基因的频率 > 0.01 的现象。其形成机制是基因突变。评价基因多态性的主要参数是基因频率、基因型频率及表型频率。

（3）基因型（genotype）：是指某一生物个体全部基因组合的总称。它反映生物体的遗传构成,即从双亲获得的全部基因的总和。基因型分析的结果通常是每个个体的基因型信息,例如 AA、AB、BB 等。

（4）表现型（phenotype）：简称表型,是指具有特定基因型的个体在一定的环境条件下所表现出来的性状特征的总和。所谓性状,即是指生物体的形态、结构和生理、生化等特性。例如根据代谢速率,*CYP2C19* 表型可分为超快代谢型（ultrarapid metabolite,UM）、快代谢型（rapid metabolite,RM）、正常代谢型（normal metabolite,NM）、中间代谢型（intermediate metabolite,IM）、慢代谢型

（poor metabolite，PM）五种。

（5）拟表型（phenocopy）：是指个体发育过程中，由于环境因素的作用，使个体所产生的表型与某一特定基因所产生的表型相似或相同的现象。CYP2C19酶的拟表型与表型一样，也分为 UM、RM、NM、IM 和 PM 五种。

（6）表型转换（phenoconversion）：是指药物代谢酶表型在特定的非遗传因素影响下发生暂时性变化的现象。表型、拟表型与表型转换的图示见图 1。

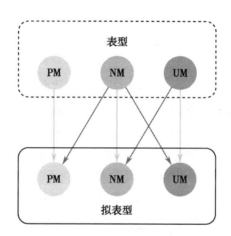

图 1　表型、拟表型与表型转换

注：深灰箭头代表表型转换；浅灰箭头代表表型与拟表型一致。

2.国内外药物基因组学开展情况

（1）美国和欧盟先后开展了多项关于药物基因组学与临床合理用药的研究，并针对新药研发中的药物基因组学制定了相关指导原则和规范。截至 2023 年 7 月有 428 种药物经美国食品药品管理局（Food and Drug Administration，FDA）批准增加了药物基因组学标志物标签，用于不同基因型患者，在服用药物前即对疗效和安全性进行预测。遗传药理学与药物基因组学知识库（PharmGKB，http://www.pharmgkb.org/）自 2005 年设立至今，已标注993 种药物基因组学注释信息。2015 年国家卫生和计划生育委员会发布《药物代谢酶和药物作用靶点基因检测技术指南（试行）》，规范了实验室开展药物代谢酶和药物作用靶点基因检测技术，指出药物反应相关基因及其表达产物的分子检测是实施个体化药物治疗的前提。2022 年 7 月国家卫生健康委员会发布《关于进一步加强用药安全管理提升合理用药水平的通知》，要求"通过血药浓度监测、基因检测等，识别用药风险，制定个体化用药方案，优化药物品种选择,精准确定用药剂量"。进一步加强用药安全管理,提升合理用药水平。

(2)药物基因组学研究的维度:药物与人体的相互作用可从代谢、疗效和不良反应三个方面体现。①药物代谢酶活性可以影响血药浓度,药物透过血脑屏障进入脑内,最终药物与靶受体结合的暴露量才是治疗的基础;②药物发挥疗效需要与受体或转运体结合,药物的特定结构区域会与细胞表面的特定区域相互影响,引起细胞内部信号转导和级联反应,从而发挥药理作用;③药物的副作用和不良反应是由于药物的结构与细胞表面的其他受体相互影响,从而引起了治疗作用以外的效应。

首先,对药物代谢酶基因进行检测,例如通过检测 CYP450 酶基因型,可以预测药物的基因表型,包括超快代谢型、中间代谢型、正常代谢型和慢代谢型等,再根据基因表型调整初始用药剂量。药物通常通过氧化、去甲基化、还原或水解被转化为极性更强的化合物,随后将它们从体内消除,这就是药物在体内的I相代谢过程。CYP2C19 酶和 CYP2D6 酶对精神药物遗传学至关重要,因为超过 2/3 的精神药物经过这两种酶代谢。荷兰药物遗传学工作组(Dutch Pharmacogenetics Working Group,DPWG)和临床药物遗传学实施联盟(Clinical Pharmacogenetics Implementation Consortium,CPIC)同样关注抗精神病药和抗抑郁药的药物遗传学,并于 2023 年更新了代谢酶遗传变异对精神科药物治疗的影响。

其次,对药物疗效相关基因进行检测,例如 DRD2、FKBP5、HTR2A 等基因是精神疾病治疗过程中的主要靶点,检测它们的基因型可以辅助预测药物治疗效果,提示选择疗效可能更优的药物。

最后,对不良反应相关基因进行检测,例如 HTR2C、MC4R、ANKK1、HLA 等基因,可以预测药物相关不良反应,避免选择可能引起严重不良反应的药物。

通过对以上三个方面的药物遗传学信息进行综合分析,从一定程度上可以明确患者的遗传特征,从而更全面地向医师提供优化的治疗方案。

(3)药物基因组学的发展:临床中我们时常遇到患同样疾病的不同患者使用相同药物时,会产生完全不同的药物效应。有的药到病除,有的却完全无效,极少数患者甚至出现了威胁生命的严重副作用。影响药物代谢与疗效的常见原因包括病理生理因素、环境因素、遗传因素等,其中遗传因素导致的个体间药物代谢与疗效差异平均占 60%,部分药物甚至可达 95%。

精神疾病病因复杂,由遗传因素和环境因素等交互作用所致。精神疾病的诊断目前还是基于主观的症状诊断,缺乏客观的生物标志物。值得注意的是,精神疾病需长期用药,对药物的精确选择具有更高的治疗效益和经济价值。神经精神药理学与药物精神病学协会专家组 2004 年发布了精神药物治疗药物监测指南,倡导治疗药物监测与药物基因组学联合用于临床实践。2017 年更新版的治疗药物监测指南明确纳入多个抗精神病药基因检测如 *CYP1A2*、*CYP2D6*、*CYP3A4*、*DRD2*、*DRD4*、*HTR1A*、*HTR2C*、G 蛋白调节因子 2、*HLA B*1502*、*HLA A*3101* 等,治疗药物监测与药物基因组学联合临床应用必将成为未来重点发展方向之一。

3. 药物基因组学报告解读逻辑 截至 2023 年 7 月,PharmGKB 已积累了近千种药物的注释、220 多个药物代谢通路,以及涉及 760 余种药物的 210 余篇用药指南。该数据库根据循证医学证据等级,对基因位点与药物疗效 / 毒副作用之间的关联程度进行了复杂的层级划分,从 4 级到 1A 级,层级数字越小,证据等级越高,意味着临床研究的证据支持越充分。

尽管药物基因组学经过了几十年的发展,但是人类对于药物与基因交互作用的了解仍然是九牛一毛。因此在进行 PGx 报告解读时,应以 1B 级及 1B 级以上的高等级证据为中心,兼顾疗效、不良反应等相关基因表型,开展基于循证的、对患者有利的综合解读。图 2 展示的是一种 PGx 报告解读逻辑。

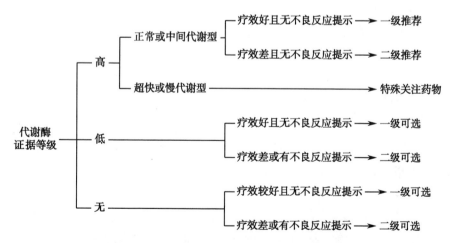

图 2 基于循证等级的药物基因组学报告解读逻辑

示例

药物基因组学报告解读

姓名:李××　　　　性别:男　　　　年龄:37 岁

采样时间:2022 年 4 月 20 日 8:41　　患者类型:门诊

送检科室:普通精神科　　　　初步诊断:妄想状态

检测项目:精神科用药

药学意见:

重要提示　患者使用卡马西平可能会引起严重皮肤相关不良反应,请务必慎重!

用药汇总建议:

一级推荐　苯妥英钠、帕利哌酮、阿立哌唑、伏硫西汀、度洛西汀、氯米帕明、多塞平、丁苯那嗪、地昔帕明、氯氮平、奋乃静、去甲替林、丙米嗪、奥氮平

二级推荐　艾司西酞普兰、阿米替林、氟西汀、文拉法辛、帕罗西汀、氟伏沙明、利培酮、舍曲林、安非他酮、西酞普兰

一级可选　米那普仑、奥卡西平、氨磺必利、米氮平、拉莫三嗪、阿戈美拉汀、氯丙嗪

特殊关注药物　无

三、治疗药物监测

治疗药物监测(therapeutic drug monitoring,TDM)是指通过测定血液或其他体液中的药物浓度,在临床药代动力学原理指导下,使临床给药方案个体化,以提高疗效、避免或减少毒副作用。

1.相关概念

(1)治疗参考浓度范围:药物存在一个疗效最佳而且安全性可接受的血药浓度范围,即所谓的"治疗参考浓度范围"。这一指标关联患者的稳态谷浓度与患者用药后的疗效,包括药物浓度范围上限和下限。低于下限浓度可能治疗无效,而高于上限浓度则耐受性降低或疗效不太可能进一步提高。治疗参

考浓度范围是一个指导性的、基于群体的范围,并不一定适用于所有患者。部分患者有可能会在治疗参考浓度范围以外的浓度获得更好的治疗效果。

(2)实验室警戒浓度:是指高于治疗参考浓度范围,需要实验室立刻反馈给医师的药物浓度。实验室警戒浓度多来自有关难以耐受或中毒患者的报道。在大多数情况下,它被主观地定义为超过治疗参考浓度范围上限 2 倍的血药浓度。

(3)剂量相关浓度范围(dose related concentration,DRC):比较的是测得的药物浓度与理论预期药物浓度范围。当患者的血药浓度测得值在剂量相关浓度范围内时,就认为患者的血药浓度正常。高于或低于这个范围的血药浓度就提示可能存在异常情况,诸如依从性差、药物相互作用、药物代谢酶基因多态性或者药物排泄相关器官存在病变等。

(4)代谢产物浓度与母药浓度比值(metabolite to parent compound ratio,MPR):精神药物经 I 相代谢酶作用的生物转化可以产生与母药具有相似或不同药效动力学特性的代谢产物。MPR 即代谢产物浓度与母药血药浓度的比值,是对在体代谢酶活性的直接反应。当某 CYP 同工酶是参与 I 相代谢的主要酶时,MPR 甚至可以反映该 CYP450 酶的拟表型。MPR 可以鉴别药动学相互作用与遗传变异导致的异常代谢。

(5)酶诱导剂和酶抑制剂:酶诱导剂是可以使肝药酶活性增强,使其本身或其他药物代谢加快的物质;酶抑制剂是可以使肝药酶活性减弱,使其本身或其他药物代谢减慢的药物、食物。某些药代动力学相关行为也可产生酶抑制作用。

2. 精神科治疗药物监测全流程 治疗药物监测全流程包括六个步骤,始于送检申请,止于医学专业人员对患者治疗方案的最终调整。

(1)TDM 的申请。有效 TDM 服务的基本要求是要有适宜的分析检测方法并能在合理的时间内,如在 48 小时内获得血药浓度测定结果,这个时间是指从血样到达实验室,直到发布检测结果以及由掌握药代动力学和药物治疗学知识的人员对治疗提供专业意见所需要的时间。

(2)样本采集。一般情况下 TDM 样本基质为血浆或血清,此外还有唾液、毛发等基质。

(3)血样的保存与运送。除少数情况外血清或血浆样本可以在 4℃ 避光贮存最少 24h,多数药物的样本可以在非冷冻条件下运送。

(4)实验室测定。药物及其代谢产物定量分析方法的选择性和灵敏度是

13

成功实施 TDM 的基本条件。分析方法必须经过验证,验证的内容包括所有能证明分析方法能够定量测定特定生物基质中被分析物浓度,并与测定目的相符的可靠性、重现性的一整套程序。验证的基本参数包括:准确度、精密度、特异性、灵敏度、重现性及稳定性。

(5)稳态谷浓度的计算。当将 TDM 检测得到的药物浓度与预期稳态谷浓度 C_{min} 进行比较时,其实是已经假定了在最低药物浓度时 t_{min} 采血。测定稳态谷浓度最好选在首次服药或调整剂量后至少 5 个消除半衰期时,并在 β 消除相末端采血。

(6)结果的解释、沟通及建议。精神药物及其活性代谢产物的浓度及参考范围应当以质量或摩尔浓度的形式一同报告。强烈推荐每一份 TDM 报告都提供结果解释和药理学建议,专业的结果解释并充分利用相关信息是保证 TDM 报告临床获益充分的关键。

1)治疗药物监测结果解释的步骤:需根据充分的临床信息,进行复杂的逻辑判断才能得出科学且全面的 TDM 结果解释。下面介绍的结果解释步骤是我们临床经验的总结,可供各位读者参考,并形成自己的结果解释思路。TDM 结果解释流程图见图 3。

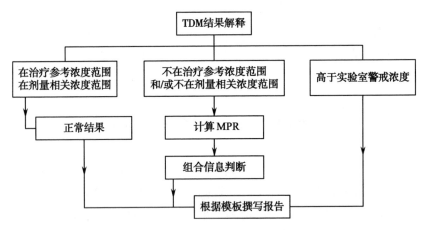

图 3 TDM 结果解释流程图

①判断一:将治疗药物监测结果与治疗参考浓度范围比较。

若测得血药浓度在治疗参考浓度范围内,则根据患者临床表现开展结果解释。血药浓度在该范围内仍然疗效不佳的,可建议适当增加给药剂量。如患者已出现严重不良反应,则可建议适当减少给药剂量。

若测得血药浓度低于治疗参考浓度范围下限或高于治疗参考浓度范围上限,则为异常结果,需依据公式或 DRC 因子计算剂量相关浓度范围(DRC)。

②判断二:将治疗药物监测结果与剂量相关浓度范围比较。

若血药浓度在 DRC 内,则认为患者服用当前剂量药物测得浓度为正常结果,低于下限则应增加给药剂量,高于上限则可降低给药剂量。

若血药浓度超出 DRC,则需根据病史回顾收集的资料进一步分析导致结果异常的原因,如患者肝肾功能问题、合并感染、药物 - 药物相互作用、药物 - 食物相互作用、肝药酶表型异常、患者服药依从性不佳等。对于有代谢产物并且经 TDM 检测其血药浓度的药物,则可计算 MPR,以评价肝药酶的拟表型。

最后根据上述分析过程,依据报告模板出具 TDM 结果解释报告。

2)患者信息收集

①必要信息:结合 TDM 结果分析判断患者血药浓度异常的原因,收集以下信息是必要的,包括服用药物品规、用法用量、服药疗程,肝肾功能状态、免疫功能状态、合并用药、影响药代动力学的行为史(饮食、吸烟、饮酒)、末次服药时间、依从性、联系方式等。药物自身的剂型和规格、用法用量和服药疗程直接影响药物的药代动力学过程;患者机体的肝肾功能状态、免疫功能状态通过影响药物在人体的吸收、分布、代谢和排泄影响药物的血药浓度;患者合并用药、吸烟、饮酒等行为可能与药物产生相互作用,从而影响药物的血药浓度;末次给药时间可用于计算患者的稳态谷浓度;患者服药依从性信息可排除由患者未能遵医嘱服药而导致的血药浓度异常;收集患者联系方式以便联系患者进行随访。

②非必要信息:其他可收集的信息包括患者的其他人口学信息、诊断、疾病严重程度、疗效改善程度、不良反应、申请医师等,以便进行统计汇总药物安全性及有效性分析。尽管详细收集这些信息费时费力,但可能有助于解释部分疑难病例。

3)结果处理与分类:根据 TDM 结果与治疗参考浓度范围上限和下限、实验室警戒浓度与检测限的关系,大致可以把结果分为以下五类,下面逐一进行说明。

①低于检测下限:除监测药品选择有误或中毒筛查等情况外,应考虑患者服药依从性不佳,甚至未服药等原因。

②结果低于治疗参考浓度范围:虽然理论上作为主要治疗药物时低于治疗参考浓度范围下限预示治疗效果可能不佳,但仍应根据患者病情选择是否

加量,如患者病情控制良好,可以继续当前治疗剂量并持续监测。

③结果在治疗参考浓度范围内:是最为常见的血药浓度监测结果,一般不需要特别处理,如果结果不在剂量相关浓度范围内,则需考虑其他因素对药物代谢的影响。

④结果高于治疗参考浓度范围,但低于实验室警戒浓度:需综合考虑结果是否在剂量相关浓度范围内,以确定结果异常是否与个体差异有关,再结合患者病情和耐受性决定如何处理,并不意味着必须减药。

⑤结果高于实验室警戒浓度:血药浓度高于实验室警戒浓度时很容易出现严重,甚至致死性不良反应,危险性高,需医师尽快作出处理,通知患者减药或者调整药物治疗方案。如已经出现不良反应的,则应急诊就诊。

4)常见异常结果原因及分析

①采血时间:根据药代动力学理论,药物固定剂量治疗 5 ～ 7 个半衰期后进行 TDM 采血,可以获得稳态血药浓度,或称达稳态。除怀疑中毒患者应采血急查,或者部分药物需在峰浓度采血等情况外,一般应在达稳态后采血。

A. 消除半衰期长于 12 小时的精神药物,如每日早晨服用 1 次,建议达稳态后清晨服药前采血。对于晚间服药的患者,几乎所有血药浓度 - 效应关系研究的采血时间均难以严格做到在谷浓度采血,而是选取服药后 10 ～ 14 小时的消除相作为采血时间,这些研究选取的采血时间是临床实际采血时间的重要参考。在临床实践中,药物的消除半衰期各不相同,服药频次因人而异,严格控制在谷浓度采血实施难度很大。通常情况下,对于大多数住院患者,采血时间统一安排在清晨患者服药前,可以避免多次穿刺采血,利于病房管理;对于门诊患者,如只进行 TDM 则不必空腹,先采血后补服药物的方式更易为患者接受,建议上午完成采血。

B. 消除半衰期在 4 ～ 12 小时的精神药物,TDM 采血时间以及末次服药时间应相对固定,以获得较稳定的 TDM 结果。在精神科,属于神经精神药物学和药物精神病学工作小组(AGNP)专家共识强烈推荐(1 级)或推荐(2级)级的药物中,消除半衰期短于 12 小时的药物有喹硫平(2 级)、齐拉西酮(2级)、曲唑酮(2 级)和米那普仑(2 级)。这些药物用于主要适应证时,一般需要每日服用 2 次及 2 次以上,若服药时间不规律,则可导致药物谷浓度波动增大,进而影响该药物浓度的结果解释。因此,对于此类药物,应保持相对固定的服药时间和采血时间,以降低 TDM 结果的日间波动。

C. 消除半衰期短于 4 小时的抗抑郁药,如阿戈美拉汀,第 2 天清晨采血,血药浓度极低,甚至低于检测下限,一般无须进行 TDM,仅通过症状改善情况即可确定当前用法用量是否适宜。如确需进行 TDM,则应测定其峰浓度,而非谷浓度。

D. 除存在特殊指征需进行峰浓度测定外,镇静催眠药一般无须进行 TDM,因为观察患者失眠改善情况比进行 TDM 更经济、有效。

②合并用药:合并使用的药物中有药物代谢酶抑制剂或诱导剂,且同时服用被抑制或被诱导酶的底物药物时,就会发生药动学相互作用。AGNP 专家共识已经对所有与药物相关的 CYP450 酶抑制剂,以及药物代谢酶诱导剂和外排转运体进行了总结,可参见附表 4。

③吸烟:烟草中的多环芳烃类化合物可诱导 CYP1A2,而且这种诱导作用具有剂量依赖性。每日吸烟 1 ~ 5 支、6 ~ 10 支和 > 10 支时,CYP1A2 活性分别增加 1.2 倍、1.5 倍和 1.7 倍。停止吸烟 3 天后,酶活性恢复到基线水平。因此必须考虑吸烟对血药浓度的影响,特别是每日吸烟量 > 10 支、服用的药物又是 CYP1A2 底物(如氯氮平、度洛西汀或奥氮平)的患者。停止吸烟时应根据 TDM 结果,适当降低服药剂量。

电子烟作为传统香烟的替代品,烟液中通常不会特意添加多环芳烃类成分。目前现存研究尚未发现电子烟对 CYP1A2 存在明显的诱导作用,但随着电子烟市场的扩大和产品的多样化,对于使用电子烟的患者也应密切监测经 CYP1A2 代谢的药物浓度。

④依从性:依从性是影响血药浓度的一个重要因素。患者往往因为依从性差而不能达到治疗参考浓度范围。如果患者一次或多次漏服药物,将会导致血药浓度降低,甚至低于检测下限。如果患者既往存在依从性不佳的历史,应密切关注其血药浓度。当某次血药浓度出现异常时,应首先考虑漏服药物的可能性。

⑤炎症与感染:有证据显示患者出现细菌、病毒等各种原因所致的感染或炎症指标升高时,会降低氯氮平、奥氮平、利培酮在肝脏中的消除速率,从而导致这三种药物的血药浓度升高。C 反应蛋白(CRP)增高提示患者可能有炎症或感染,此时服用氯氮平、奥氮平或利培酮的患者建议进行 TDM,以减少因血药浓度过高导致的中毒风险。

⑥肝肾功能不全:由于多数精神药物都经 I 相酶代谢,肝功能不全时药物代谢酶活性下降,代谢能力减弱,导致血药浓度升高;肾功能不全时肾清除能力下降,血药浓度升高。因此,肝肾功能不全的精神疾病患者需格外注意监测

血药浓度。

⑦遗传学因素：精神药物的血药浓度个体间差异主要源于药物代谢酶活性的差异，而个体内差异则几乎不受遗传因素影响。一方面，慢代谢者可能因血药浓度升高而发生意想不到的不良反应，甚至毒性反应；另一方面，超快代谢者则会因为低于有效治疗浓度而治疗无效。对于精神药物，CYP 同工酶尤为重要。CYP450 酶基因型是一种"属性标志"，不受环境因素影响，除非罕见基因突变引起了功能的显著变化，否则测定结果终身有效。其他代谢酶系统如 UDP- 葡萄糖醛酸转移酶系（UGT）也存在基因多态性，但其在 TDM 及剂量调整方面的临床意义尚不成熟。

⑧饮食：乙醇是 CYP2E1 诱导剂，尽管极少数精神药物（如双硫仑）经该酶代谢，但是低剂量乙醇对神经系统的兴奋作用，以及高剂量乙醇对中枢神经系统的抑制作用使得它与精神药物的相互作用错综复杂，因此服用精神药物时应谨慎饮酒。葡萄柚中的佛手柑素类物质是 CYP3A4 强抑制剂，可使以该酶为主要代谢酶的精神药物如布南色林的代谢被抑制，导致血药浓度上升2.58 倍。

除以上因素外，很多其他因素如精神状态等也可能对精神药物的 TDM 结果产生影响。

5）给出药学建议

①需要调整剂量时：建议结合患者临床症状增加或减少给药剂量，使血药浓度控制在治疗参考浓度范围内。剂量调整约 7 天后（氟西汀、阿立哌唑、多奈哌齐等长半衰期药物需要更长时间才能达稳态）复测血药浓度，其间密切监测患者的症状变化及不良反应。

②怀疑患者依从性问题：建议加强患者用药监护，其间密切监测血药浓度，待浓度稳定后根据患者治疗所处的阶段，调整到合适的血药浓度监测间隔，同时对患者进行依从性教育。

③吸烟相关问题：建议加强患者健康教育，逐渐减少吸烟量。戒烟期间患者体内药物的血药浓度可能升高，密切监测血药浓度与不良反应，必要时减药。

④非谷浓度采血：建议复测血药浓度并确保谷浓度采血，密切监测不良反应。

⑤药物相互作用（影响程度较大）：建议同时将影响和被影响药物尽快减量，确保回到治疗参考浓度范围内，同时酌情换用没有相互作用的治疗药物

组合。

3. 当前治疗药物监测的局限性及注意事项

(1) 血药浓度与疗效：大约 65% 的患者在治疗参考浓度范围内能取得临床疗效且较少发生不良反应，但患者个体差异较大，不在浓度范围内也可获得一定疗效。作出药学建议时以临床患者获益为基本原则，必要时调整给药剂量。

(2) 严重药物不良事件：患者出现与药物浓度相关的严重不良事件或过量服药时应立即查血药浓度，并对症治疗。处理过程中根据患者实际情况密切监测血药浓度，待浓度回到治疗参考浓度范围后，再考虑重新启动药物治疗。

(3) 安慰剂效应：如果患者在血药浓度接近定量下限的情况下症状却得到了改善，应该考虑由医师积极引导患者逐渐减量直至停止药物治疗，因为药物在治疗中可能仅仅起到了安慰剂的作用，继续治疗带来的可能只有不良反应和额外的费用支出。

(4) 治疗参考浓度范围与主要适应证：当前使用的治疗参考浓度范围均针对其主要适应证而言，如富马酸喹硫平的主要适应证为精神分裂症。仅有较少药物用于不同的适应证时有相应的治疗参考浓度范围，如丙戊酸钠有分别用于癫痫和双相障碍的治疗参考浓度范围。一些抗抑郁药或抗精神病药小剂量用于改善患者睡眠或增效治疗时，不必要求浓度一定在治疗参考浓度范围内，符合剂量相关浓度范围即可。而抗抑郁药或抗精神病药用于非主要适应证的疾病时，由于无法获得相应的治疗参考浓度范围，建议至少不高于实验室警戒浓度，以避免不良反应的发生，同时计算剂量相关浓度范围，来筛查是否存在药代动力学异常。

(5) 合并用药时治疗参考浓度范围的使用：目前没有关于两种药物联合使用时治疗参考浓度范围的研究，且药物联用方式因用药目的和药理作用不同而各有不同。

1) 药理作用相同。考虑到具有相同药理作用的药物联用时不良反应会叠加，因此当血药浓度在各自治疗参考浓度范围内时，密切监测严重不良反应，如 5- 羟色胺综合征或恶性综合征；当联用药物中至少有一种超过治疗参考浓度范围上限时，应建议这种药物尽快减量，并密切监测不良反应。

2) 药理作用不同，药物作用受体也不同时，引起严重不良反应的风险相对较低，但当两者都用至较大剂量时，仍要比单用药物给予更多安全性的关注。

3) 增效剂的使用。临床中可能会使用某种药物作为主要治疗药物，另加一种药物（药理作用重复或部分重复）小剂量作增效剂用。如伴有失眠的抑郁症患者以曲唑酮作为增效剂治疗，此时仍使用主要治疗药物的治疗参考浓度范围，而增效剂使用剂量相关浓度范围来处理。

 示例：

治疗药物监测药学报告

超实验室警戒浓度

一、患者基本信息

姓名	冯×	性别	女	年龄	59 岁
住院号	60000	床位号	11	病区	3 区
TDM 药物	奋乃静			诊断	精神分裂症
采血前 1 日用法用量	早 12mg 午 ____ 晚 12mg			末次剂量调整时间	2023 年 3 月 2 日
临床药师	庄 × ×			报告日期	2023 年 3 月 21 日

二、血药浓度及相关数据

浓度单位：ng/ml

母药浓度	11.0	代谢产物浓度	—
治疗参考浓度范围	0.6 ～ 2.4	实验室警戒浓度	5.0
剂量相关浓度范围	0.48 ～ 1.92	代谢产物浓度与母药浓度比值	—
母药半衰期	10 小时	代谢产物半衰期	—
母药主要代谢酶	CYP2D6	—	—

三、药学报告

结果： 该患者的奋乃静浓度为 11.0ng/ml,高于实验室警戒浓度,高于剂量相关浓度范围。

分析： 回顾病史及 TDM 结果,患者单药治疗,但血药浓度大幅高于剂量相关浓度范围,表明存在潜在 CYP2D6 酶抑制因素,导致血药浓度过高。

建议： 建议结合临床,根据患者症状对症治疗,并尽快停用奋乃静,至少 20 小时(2 个半衰期)后,根据 TDM 结果逐渐恢复用药,直至奋乃静浓度达到 0.6 ～ 2.4ng/ml。

四、医师意见

是否采纳药学建议	是	否	医师签字	
	原因：		日期	

四、群体药代动力学

群体药代动力学(population pharmacokinetic,PPK)是将群体分析理论与药动学理论相结合,定量研究剂量 - 暴露的经时变化及其变异程度,以及影响 PK 参数变异的因素。这些影响因素(也称为协变量)可包括人口统计学(如年龄、性别、体质量、种族、基因型)、生理和病理学因素(如肝肾功能)、合并用药和生活方式(如吸烟、嗜酒)等。PPK 模型描述了目标群体的药代动力学参数的典型特征及其变异性。

鉴于 PPK 模型在个体化精准用药中的重要性,多个国家药政管理当局相继发布了 PPK 相关指导原则。美国食品药品管理局(Food and Drug Administration,FDA)于 1999 年首次发表,并于 2019 年更新了《群体药代动力学行业指南》。日本药品与医疗器械管理局(Pharmaceuticals and Medical Devices Agency,PMDA)于 2019 年发表了《PopPK/PD 分析指南》。我国国家药品监督管理局(National Medical Products Administration,NMPA)于 2020 年发布了《群体药代动力学研究技术指导原则》。该指导原则对群体药代动力学研究分析的应用场景、临床设计的重点以及数据分析流程和结果报告均作了详细的阐述。

1. 相关概念

（1）固定效应（fixed effects）：固定效应是指在群体药代动力学模型中，认为在所有受试者间是相同的参数，不随个体差异而变化。这些效应代表了群体的平均特性或趋势。例如，一个药物的消除速率常数（K_e）可能被视为固定效应，假设它在所有受试者中都是相同的。

（2）随机效应（random effects）：随机效应是指在群体药代动力学模型中，由个体差异、不同时间点或不同剂量等因素导致的，发生在受试者间或受试者内部的变异性。这些效应是随机的，并且可以用统计学方法来估计它们在群体中的分布。

（3）非线性混合效应模型（nonlinear mixed-effects modeling，NLMEM）：非线性混合效应模型是一种统计方法，用于分析具有固定效应和随机效应的非线性关系的数据。在药代动力学研究中，NLMEM 可以同时考虑群体间的平均效应和个体间的变异性。

（4）模型验证（model validation）：模型验证是确认所开发的药代动力学模型是否能够准确预测新数据集的过程。这包括评估模型的预测能力和泛化能力。

（5）内部验证（internal validation）：内部验证是指使用同一数据集进行模型开发和评估的过程。这通常通过数据拆分（data splitting）或再抽样技术（如交叉验证和自助法）来实现，以确保模型对训练数据具有良好的拟合度，并且能够预测同一数据集中未用于模型建立的部分。

（6）外部验证（external validation）：外部验证是指将开发的模型应用于来自不同研究或不同人群的新数据集的过程。这种验证提供了对模型泛化能力的最严格测试，因为它检验了模型在新的、独立的数据上的表现。

2. PPK 建模与临床应用

（1）数据收集与实验设计

1）数据收集：进行 PPK 研究需要收集受试者的药代动力学数据，包括但不限于血液样本中的药物浓度、给药时间、剂量以及受试者的人口学信息。

2）实验设计：设计合理的实验方案，确保数据的代表性和完整性。这可能包括不同剂量组、多次给药以及考虑到特殊人群（如儿童、老年人、肝肾功能不全患者）的设计。

（2）模型建立与参数估算

1）选择合适的模型：根据药物的药理学特性选择合适的模型。对于精神科药物，可以采用房室模型来描述其体内过程。

2）参数估算：利用非线性混合效应模型等统计软件，通过最大似然法或贝叶斯估计法等方法估算群体典型值、固定效应和随机效应的参数。

（3）考虑协变量的影响

1）协变量的选择：评估各种潜在的协变量对药代动力学参数的影响，这些协变量可能包括年龄、体重、性别、肝功能、肾功能等。

2）模型优化：通过逐步回归或向前选择等方法筛选出有显著影响的协变量，并将其纳入模型中，从而优化模型的预测能力和精确度。

（4）模型验证与评估

1）内部验证：采用交叉验证法或自举法对模型进行内部验证，以评估模型的稳定性和预测能力。

2）外部验证：如果可能，将模型应用于独立数据集进行外部验证，这是检验模型泛化能力的最严格方法。

3. PPK 的临床应用　采用 PPK 建模与模拟方法，可根据特定人群 PK 参数的群体典型值和协变量制订个体化的药物治疗方案，一般步骤如下：

（1）依据已建立的 PPK 模型和特征参数，结合患者个体的生理、病理等特征和目标药物暴露量或目标疗效，制订患者的初始给药方案。

（2）给药后对患者的治疗效果进行评估。

（3）如果达到满意的治疗效果，一般则维持原方案，无须进行剂量调整，但仍需对患者进行持续监测。

（4）如果未达到预期治疗效果，则基于优化采样理论，可在首次给药后采集样本，检测药物浓度。

（5）依据已建立的 PPK 模型和患者的药物浓度、生物标志物水平或治疗效果，应用最大后验贝叶斯估计法（maximum a posteriori Bayesian，MAPB）计算患者个体的 PK 参数，调整给药方案，以期达到目标药物暴露量、生物标志物水平或目标疗效。

重复（3）～（5）直至达到预期的治疗效果。若在上述过程中，无法及时检测体内药物浓度或生物标志物水平、临床治疗与模型预测存在冲突时，则应依据临床治疗的效果进行给药方案的设计或调整。

示例：

丙戊酸剂量预测报告单

<u>13 区 × × 床</u>　　　　住院号:× × × × × ×　　　　报告日期:<u>2024 年 5 月 29 日</u>

姓名	× × ×	性别	男	年龄	54 岁	体重	66kg
检测药物	丙戊酸钠缓释片						

检测结果	采血时间	实测值	参考范围
	2024 年 5 月 28 日 6:00	20.67μg/ml	50 ～ 100μg/ml

原给药方案	2024 年 5 月 27 日:500mg,每日 1 次,早晨服药
临床诊断	双相情感障碍,目前为不伴有精神病性症状的躁狂发作
临床药师建议	根据《精神科治疗药物监测共识指南(2017)》,丙戊酸血药浓度临床上应控制在 50 ～ 100μg/ml。 根据本次检测值计算:药物消除速率常数 K_a=0.18h^{-1},表观分布容积 V/F=12.11L,表观清除率 CL/F=0.46L/h。 理论推算: 若给药剂量为 500mg q.d.(晚),血药浓度结果为 50.34μg/ml。 若给药剂量为 250mg(早)+ 500mg(晚),血药浓度结果为 67.21μg/ml。 若给药剂量为 500mg b.i.d.(早,晚),血药浓度结果为 83.34μg/ml。 若给药剂量为 500mg(早)+ 750mg(晚),血药浓度结果为 103.63μg/ml。 临床医生可结合患者临床实际情况决定用药方案,并同时监测患者病情变化与不良反应

检测:× × ×　　　　　复核:× × ×　　　　临床药师:× × ×

五、药物治疗管理

药物治疗管理(medication therapy management,MTM)是优化患者药物治疗结果的服务,是由专业的药学人员利用专业的知识体系对患者用药全过程进行管理的专业活动。其管理内容包括采集患者所有与治疗相关的信息;与患者一起管理药物治疗方案,监测和评估患者对药物治疗结果的反应,确定、解决和预防药物治疗相关问题;随访并记录提供管理的过程;对患者进行用药与健康教育,提升患者的自我管理能力,促进合理用药。

1. 药物治疗管理方法

(1)MTM 的服务对象范围:①患有多种疾病(至少 2 ～ 3 种)的患者;②需要接受多种药物治疗(至少 2 ～ 8 种)的患者;③预计的年度药物费用在 3 000 元以上的患者;④医师推荐的患者;⑤有个人意愿的患者。

(2)MTM 的工作流程:共有五个步骤,从信息收集,到分析评估、计划制订、计划执行,以及跟踪随访,再开始新一轮的信息收集,形成闭环。药物治疗管理的工作流程详见图4。

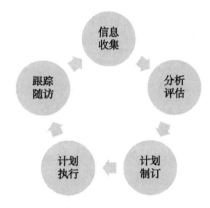

图4 药物治疗管理的工作流程

1)信息收集:收集患者个人信息,全面记录患者治疗信息,包括处方药、非处方药、草药和保健品。列出患者用药清单。

2)分析评估:评估药物治疗方案,识别药物相关问题,并列出优先解决问题的清单。

3)计划制订:制订解决问题的步骤和计划(与患者共同讨论形成,交给患者执行,并与其他医务人员分享)。

4)计划执行:药师提供咨询服务和干预,如有必要应建议患者转诊至其他医师或专业医疗机构进行治疗。

5)跟踪随访:所有 MTM 都应记录在案,药师与处方医师和患者进行沟通,药师应进行相应随访,关注转诊等相关信息。

SOAP 是常用的记录格式,包括主诉(subjective finding)、客观数据(objective data)、评估(assessment)和行动计划或建议(plan or recommendation)四部分。

2. 药物治疗管理的临床应用 药物治疗管理技术可用于药学门诊、药学查房等场景。下面是药物治疗管理的 SOAP 记录,展示了 MTM 如何在精神科实施。受限于篇幅,省略了评估所用的 4 个表格。

药物治疗管理的 SOAP 记录

患者姓名:张 ××	性别:男
年龄:70 岁	评估日期:2023 年 8 月 4 日

一、主观资料

70 岁男性患者,焦虑、抑郁 2 年,睡眠障碍 2 年,糖尿病 11 年。患者主诉因心脏不适至心内科求治,但经检查未发现器质性问题,遂至中医科治疗,服用氟哌噻吨美利曲辛片后症状迅速好转,但一次停药后症状复发。在原抗抑郁药的基础上依次加用过西酞普兰、舍曲林,舍曲林治疗虽有效,但仍残留焦虑症状。后继续加用枸橼酸坦度螺酮,症状略有改善。2023 年 2 月患者在内分泌科住院治疗,调整糖尿病治疗用药为阿卡波糖和格列美脲,血糖平稳后出院。

患者 1 周前于我院门诊复诊,想进一步改善焦虑症状,但在停用抗抑郁药过程中出现血糖波动,最低空腹血糖 3.1mmol/L,最高餐后 2 小时血糖 11.4mmol/L。精神科医师嘱住院治疗,患者求助药师,看能否门诊治疗,并希望药师提供用药建议。

二、客观资料

体温 36.7℃,血压 130/85mmHg,心率 83 次 /min,呼吸 20 次 /min。体重 62kg,身高 173cm,体重指数(BMI)20.7kg/m²。

WBC 3.9×10^9/L,血糖 5.7mmol/L,血尿酸 515μmol/L,总胆固醇 5.29mmol/L,低密度脂蛋白胆固醇 2.48mmol/L,甘油三酯 1.07mmol/L,血清肌酐 112.6μmol/L,血钠 143mmol/L,血清肌酸激酶 43U/L。

三、行动计划

1. **抑郁症** 患者 70 岁，服用药物较多，建议在住院条件下严密监视血糖变化，每周减停氟哌噻吨美利曲辛片 0.5 片，并每周增加舍曲林的剂量 25～50mg。

2. **前列腺增生** 患者排尿困难缓解不佳，一方面精简存在胆碱能副作用的精神药物，另一方面观察排尿改善情况，如有必要转诊至泌尿外科，加用坦索罗辛 0.2mg q.d.。

服务时长：25 分钟　　　　　下次随访时间：2023 年 8 月 11 日

六、综合用药管理

综合用药管理（comprehensive medication management，CMM）是以患者为中心，由临床药师在医师的协作下，面向患者提供专业化服务，优化药物使用和提高患者健康结局的一种综合服务。

CMM 与前面介绍的药物治疗管理（MTM）的区别在于，CMM 服务更为综合，需要有资质的药师与临床团队协作，进行全程化药学监护。CMM 对药师的要求比 MTM 更高。此外，MTM 最早于 2003 年写入美国联邦医疗保险处方药改进和现代化法案（The Medicare Prescription Drug，Improvement and Modernization Act of 2003）。2006 年美国医疗保险与医疗补助中心（Centers for Medicare and Medicaid Services，CMS）建立了医疗保险 D 计划（Medicare Part D），要求向符合条件的参保人提供 MTM 服务。而 CMM 则尚未纳入美国医疗保险计划。

1. 综合用药管理的方法

（1）CMM 实施方法：CMM 过程中，药师需对患者服用的所有药物（包括处方药、非处方药、膳食补充剂、中药）进行个体化评估，以确保每种药物均是适合患者的，既要考虑治疗的有效性，又要考虑合并症及治疗药物的安全性，并且能够使患者按医嘱服用。综合用药管理包括个体化药物照护计划，以实现治疗的预期目标，并通过适当的随访来追踪患者的实际预后。由于患者理解、同意并积极参与了治疗方案的制订，因此患者的用药体验和治疗结局均得到了有效提升。

通过 CMM，药师在跨学科团队中发挥了至关重要的作用，以确保药物治疗的优化。例如在实践过程中，药师通常会进行病案回顾，并对药物治疗进行初步评估，以确定潜在的严重药物相互作用、共病的药物治疗优先顺序，并评估实验室检验结果，以验证药物治疗方案的安全性。药师在团队中的作用包括但不限于以下方面：①识别药物相互作用。②就最佳/基于证据的剂量提供建议。③比较不同剂型对患者治疗的影响。④治疗药物监测。⑤应用和解释药物基因组学报告。⑥向精神科医师、患者及其家属提供替代治疗方面的信息。⑦对患者家属和照顾者进行药物治疗结局方面的教育。⑧克服治疗惯性，是指当患者同时使用几种重复治疗药物时，"最终"选择了最佳治疗方案。例如交叉换药期间患者同时使用 2 种抗精神病药，但患者的疗效并没有进一步改善。在这些情况下，精神科医师可能会犹豫还要不要调整药物，而维持联合用药会使患者服用不必要的药物。此时药师可以帮助医师确定哪种药物可以安全地逐渐减量，以减少副作用风险、费用负担等。⑨规划下一步药物治疗方案。

（2）美国精神科药师的 CMM 实践：美国一直在推进临床药学标准建设工作，其临床药学最强大的核心能力之一就是专业化程度高，ACCP 的愿景是"使大多数临床药学从业者成为经学术组织认证的专家"。美国药学会于 1976 年成立了药学专业委员会（BPS），主要工作是为合格的药师提供资格认证，分别于 1988 年开始了药物治疗专业，以及 1992 年开始了精神科药学专业的资格认证工作。此项工作提高了药学专业人员对其从事工作的兴趣（提高其他医学同行对药师的认可度、促进自我价值认同、促进职级晋升和薪水提升），并为与临床医师协作进行药物治疗管理和综合用药管理奠定了基础。

2015 年，美国精神科药师协会（American Association of Psychiatric Pharmacists，AAPP）的前身精神科与神经科药师学会（College of Psychiatric and Neurologic Pharmacists，CPNP）发表了关于 CMM 的立场声明：

1）所有患有精神疾病的患者都应该有机会获得由精神科药师提供的综合用药管理服务。

2）全社会对精神医学的需求急剧增加，精神科药师可以作为协作小组的成员之一，与医师合作满足这一需求，以改善精神疾病患者的药物治疗结局。

3）只有通过了药学专家委员会资格认证的精神科药师，才具备合格的专业知识与经验。他们经过了专业培训，并拥有丰富的临床经验来处理精神科药物治疗学问题。

4）研究表明,精神科药师作为跨学科团队的一员具有成本效益,原因是他们通过优化药物治疗方案,来降低与药物相关的不良反应发生率,从而优化了治疗结局(如有效性、依从性)。这种影响反过来又增加了患者对治疗的参与度,提高了患者对药物治疗方案的依从性。

5）CMM 是一项由精神科药师通过评估所有药物来确定每种药物是否适宜的标准照护服务:①当前用药与患者诊断是否一致;②当前用药对正在治疗的疾病是否有效;③当前用药对患者是否安全,综合考虑患者共病和服用的所有药物,以及每种药物的不良反应;④根据患者意愿和服用方便调整用药。

6）CMM 不是一项独立的服务,而是由精神科药师作为医疗团队的一员,与医师合作提供的。研究发现,医师和精神科药师之间的协作可产生积极的结果,应作为 CMM 的一部分。有证据支持 CMM 作为一种照护服务,可以降低成本并改善与药物相关的治疗结局。需要更多的研究,以协助完善照护服务的全过程,并进一步优化临床结局和成本效益。

7）如果这一服务要成为所有精神疾病患者的照护标准,就必须确立支付精神科药师提供 CMM 服务的费用的机制。

8）精神科药师是公认的专业人员,他们为患者的照护作出了宝贵的贡献。我们建议精神科药师、药学专业教师、医师、其他非药学的医学同仁和立法者采取行动,确保所有精神疾病患者都能获得精神科药师提供的 CMM 服务。

（3）法国精神科药师的 CMM 实践:精神病学和许多其他学科一样,关注知识的不断积累和多样化,药物治疗与心理治疗一样,都是众多精神病治疗分支中的一员。对于精神科医师来说,精神药理学只是众多爆炸式增长的知识中的一部分。与此同时,精神科药物数量不断增加,使得药物相互作用的复杂性,以及发生风险的概率均持续增加。于是,精神科医师更新精神药理学知识的速度就会慢于知识膨胀的速度,对新兴精神药理学工具的掌握可能更不及时。这就造成两个风险,第一个是难治性病例发生率增加的风险,这是疾病慢性化的一个来源,会对患者健康和功能造成严重后果;第二个是医源性风险,这是一个特别敏感的问题,尤其是老年患者。在这种背景下,迫切需要具备临床精神药理学知识整合能力的专家。

1）"精神药理学阿尔萨斯"项目简介:源自法国阿尔萨斯的 CMM 模式是一个为精神科医师提供临床精神药理学专业知识的区域性网络。阿尔萨斯地区拥有 189 万居民(截至 2017 年),精神科床位数为每 1 000 名居民 1.22 张,略低于法国平均 1.45 张的水平。

从 2014 年开始,在部分精神科医师和精神药理学专家的推动下,阿尔萨斯建立了一个专门为精神卫生专业医师(包括精神科医师和精神病学方向的全科医师)提供快速咨询的网络。2017 年,这一项目以"精神药理学阿尔萨斯"(Pharmacopsy Alsace)之名成立了,有三家精神专科医院参与到网络中,能迅速响应临床医师提出的问题。这一项目得到了那些渴求精神药理学知识的精神病学家们的广泛认可。

2)"精神药理学阿尔萨斯"项目目标:"精神药理学阿尔萨斯"项目目标有两个,分别是主要目标和次要目标。其中主要目标是为了患者的利益,在临床精神药理学领域为精神科医师提供支持,以优化治疗过程中各阶段的药物治疗决策。次要目标是培养精神科医师对精神药理学领域的兴趣和技能,特别是年轻的精神科医师;确定精神药理学治疗领域的区域专家网络(由各专业细分领域专家组成);提高治疗药物监测的患者获益;以及促进精神卫生机构患者用药教育工作。

药理学专家通常出现在患者用药的两个关键时间点,一个是常规照护,在开始用药阶段,以优化一线药物治疗策略;另一个是在前期药物治疗失败、难治性患者或出现复杂不良反应之后,需提供相关建议,以调整药物治疗方案。

总结和分析精神药物导致不良反应病例所带来的经验和教训是"精神药理学阿尔萨斯"项目与位于斯特拉斯堡大学医院的阿尔萨斯地区药物警戒中心(Alsace Regional Pharmacovigilance Center,CRPV)合作框架的核心主题。

3)"精神药理学阿尔萨斯"项目模式:"精神药理学阿尔萨斯"项目的运行模式在很大程度上受到澳大利亚和斯堪的纳维亚地区的病例讨论干预(case conferencing interventions,CCI)模式的启发。CCI 是指医师和药师之间面对面的对话(通常在 2 名或更多名医务人员参与的多学科会议期间),以为慢性疾病和有复杂用药需求的特定患者制订诊疗方案。该项目首次将"共享决策模式"定义为患者和医师之间的决策模式。类似观点可能将共享决策作为医疗团队中的金标准。共享决策模式共分 3 步:信息共享、讨论和决策。最简单的 CCI 可能仅包括医疗团队的 2 名成员,即精神科医师和药师,以便实现以下目标:促进与医师的沟通;提供一个治疗计划,减少不适当用药;提高患者服药依从性。

根据经验,具备精神药理学资质(如精神药理学博士学位或其他类似资质,并有丰富的精神科药物治疗临床经验)的精神科药师参与的 CCI 能够为精神科医师提供高质量的临床精神药理学咨询。

精神科医师在作出药物治疗决定时,常遇到的两个主要困难是:①如何在文献中检索到某个精神科药物治疗学问题的用药原则,即如何检索,以及如何处理文献中错综复杂,甚至互相矛盾的研究结果,且如何将以上信息转化为某位患者的药物治疗方案;②作出以上决策时,还需同时考虑药物 - 药物相互作用和药物 - 疾病相互作用,特别是躯体疾病治疗药物与躯体疾病之间的相互作用。

从这个角度来看,具有精神药理学资质的药师(PharmD 或 PhD)才是解决困难的最佳人选。原因如下:第一,作为拥有精神药理学博士学位的药师,他们可以对文献进行批判性分析,以便直接向精神科医师提供经过整合的用药建议;第二,药师可以作为桥梁连接精神科医师与全科医师,即将其中一方的临床经验传递给另一方。在这种相互沟通中,药师也可以极大地受益于精神科医师的有益临床经验,并将之提供给其他碰到类似问题的临床医师。

4)"精神药理学阿尔萨斯"项目难点:这一项目面临的最大挑战是如何为个别患者量身定制药物治疗方案,以满足精神科医师的需求。在过去的几年中,该项目药师们以 CCI 形式撰写了多篇文章,并引起了专业杂志的关注,这反映了"精神药理学阿尔萨斯"项目在精神药理学专业知识上的诸多努力,包括药物治疗优化,以及药物不良反应识别与处理。在本书 CMM 的临床应用部分,介绍了一例通过治疗药物监测辅助临床决策的案例。

5)"精神药理学阿尔萨斯"项目相关研究

①量表研发:"精神药理学阿尔萨斯"项目还参与临床研究,重点关注合理使用精神药物,以及开发处方辅助工具(如用于法国精神科的抗胆碱药评估量表)。

②远程精神药理学咨询:根据对 106 名阿尔萨斯地区精神卫生专业人员(包括 81 名精神科医师和 3 名全科医师)的问卷调查,94.3% 的专业人员对"精神药理学阿尔萨斯"项目提供的答案感到非常满意。近年来,医学问题的咨询数量稳步增长,5 年间增长了 5 倍(2019 年达到每年超过 300 个咨询)。值得注意的是,该项目通过在新型冠状病毒感染大流行期间提供快速药学建议,促进了精神药物管理。值得一提的是,2020 年 4 月和 5 月在精神科医师请病假人数最多的医疗机构中,专业知识咨询数量增加了 50% 以上。这表明在现实生活受到影响时,远程精神药理学咨询服务为精神科医师提供了重要支持。

该项目还促进了 TDM 在服用精神科药物患者中的使用,这种 TDM 服务既符合神经精神药物学和药物精神病学工作小组(AGNP)提出的建议,又得到了在药物基因组学和临床精神药理学方面具有丰富经验的洛桑大学附属医院(Lausanne University Hospital)的大力支持。

此外,"精神药理学阿尔萨斯"项目实践表明,远程在线精神药理学咨询服务的成功之处在于,处方医师正在逐步将来自文献的建议和指南意见用于个体化药物治疗。正如前面所提到的,这些专业知识越来越复杂,因为精神药理学的临床决策必须包括药效学数据,并结合循证、共识、指南和荟萃分析研究,还有药物流行病学数据等,后者有助于从临床试验中获得对真实世界的整体认识。药物流行病学数据补充了临床试验数据,因为它们提供了关于治疗的中、长期疗效的信息,这些信息在患者药物治疗期间都已得到广泛应用。临床决策还整合了躯体和精神疾病共病,以及对特殊人群(如儿童、老年人或孕妇)治疗效果的数据,这些信息也对从实用角度选择精神科药物治疗方案起到了重要作用。

③数字疗法:尽管临床医师通常知晓基于证据的循证指南,但却不一定在临床实践中真的按指南去做,因为他们认为这些指南与临床实际情况可能不相符。2017 年一项针对抑郁症算法指导药物治疗的研究显示,三种算法治疗组患者的症状缓解时间和缓解率均优于常规治疗组和仅基于专家系统而没有根据临床情况和 / 或个人经验调整处方的治疗组。这一结果表明,基于临床情况和临床医师经验的算法思维比医师经验有更佳的治疗优势。但是对于临床医师来说,往往很难根据算法来治病,或者受困于如何调整治疗方案。因此,由精神药理学专家和精神科医师共同建立的 CCI 有助于实施以循证医学为基础的个体化药物治疗方案,以满足患者的需求。

2. 综合用药管理的临床应用 这个综合用药管理病例来自法国"精神药理学阿尔萨斯"项目。该病例综合使用了治疗药物监测和药物基因组学技术,为一例门诊患者提供了服务。

一名 16 岁男性患者,诊断为分裂性情感障碍,他一直存在幻觉、妄想、情绪低落、社交能力差和认知障碍等症状。最近由于母亲的新工作,全家从外地搬到了阿尔萨斯,他需要接受新的儿童精神科团队的治疗。病史显示,患者既往使用喹硫平 300mg b.i.d. 后症状不但没有改善,体重还明显增加了。患者服用阿立哌唑后出现了静坐不能。在过去的 2 个月中口服利培酮 3mg b.i.d. 和苯扎托品(一种抗胆碱药)1mg b.i.d.,并且在睡前口服喹硫平 200mg(从每日 600mg 缓慢减量）。目前,患者的精神症状没有明显好转,但是睡眠质量良好。患者从 15 岁开始抗精神病药治疗后体重增加了 15kg,目前的体重指数为 32kg/m²。根据母亲和以前的病历记录,患者 1 个月前开始服用二甲双胍 500mg b.i.d.,辅助用药以减轻体重。目前糖化血红蛋白为 5.6%,血脂检验结果也正常。儿童精神科医师认为在检查利培酮的血药浓度后可试用氯氮平。家人询问是否可以通过药物基因检测找到合适的药物。

这个病例的治疗过程中,存在精神药理学专家在儿童精神科治疗团队中的多个作用,包括:

（1）患者适应新环境期间的药学照护:患者最近搬迁到该地区。儿童精神科医师通过问诊简单了解了患者的用药史,而药师则通过药店的处方记录验证了患者的药物使用情况。尽管药物重整是一个耗时的过程,而且信息存在许多缺漏,但这却是过渡照护过程中至关重要的一环。准确的用药史对防止用药错误很重要,并且有利于评估患者既往和当前的药物治疗情况,以指导未来的药物选择。

（2）治疗药物监测:精神药理学专家向主治医师、儿童精神科医师和治疗团队的跨学科团队分发了一份关于抗精神病药治疗药物监测的文档。通过收集相关信息和获知利培酮＋ 9- 羟基利培酮（或帕利哌酮）的血药浓度为 48ng/ml,确认患者抗精神病药治疗已充分。还确认了患者肾功能正常,以及二甲双胍使用安全等问题。

（3）药物基因组学检测:尽管药物基因组学检测对那些对不良反应敏感的青少年可能是有益的,但是根据患者目前的肾功能,药师认为在开始使用氯氮平之前不需要进行药物基因组学检测,因为根据患者既往用药史,并无证据表明患者代谢氯氮平的能力差。患者在氯氮平剂量滴定期间应住院治疗,在接受了 1 个月的治疗后精神病性症状有所改善,而且体重没有进一步显著增加。二甲双胍仍可继续使用。

七、精神科药学技术联合应用实现精准用药

精神药物的患者间疗效差异大,实现精准药物治疗的难度很大。精准药物治疗的目标是实现 5R,即正确的药物（giving the right drug）、正确的患者（to the right patient）、正确的剂量（in the right dose）、正确的路径（by the right route）、正确的时间（at the right time）。

5R 的概念最早于 1999 年,由美国安全用药实践研究所（The Institute for

Safe Medication Practices，ISMP）提出，后来逐渐成为精准医学领域的目标。同时实现这五个目标，也就同时实现了安全用药和精准用药。

《中国精神科治疗药物监测临床应用专家共识（2022年版）》指出，治疗药物监测技术、药物基因组学技术、药物代谢组学技术和定量药理学技术等都是个体化治疗的重要工具。治疗药物监测的优势是通过综合考虑血药浓度测定结果、药物特性和患者特征，针对不同患者进行量体裁衣式的剂量调整。药物基因组学的优势是可以从基因层面初步了解患者代谢、疗效、不良反应等方面的信息，对特殊基因型患者的起始剂量、目标剂量等应结合治疗药物监测结果进行调整。药物代谢组学的优势是可以通过代谢产物组反映基因和环境对疾病的共同影响，从而提供监测或者预测药物疗效及毒副作用的标志物，与治疗药物监测结合为临床选药提供依据。定量药理学技术如群体药动学的优势是在患者服药前，或者服药初期基于治疗药物监测结果预测患者的目标剂量，有利于缩短患者的剂量滴定时间。这些技术在药物治疗过程的不同阶段发挥不同作用，任何一项技术都不能解决个体化治疗的全部问题，综合使用这些技术有望解决精神疾病患者个体化治疗的难题。

结合上文介绍的各种药学技术，我们可以构建一幅精准用药蓝图，见图5。其中PGx、TDM、PPK、MTM和CMM前文已有详尽介绍，人工智能（artificial intelligence，AI）是未来精准药物治疗的重要工具。人工智能既可以将海量的医学知识用于医学辅助决策，又可以将真实世界的海量数据制作成各种数理模型，用于预测相近情况患者的最佳治疗方案。

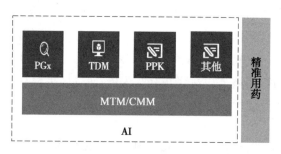

图5　精准用药蓝图

（果　伟　王　茜）

参考文献

[1] HIEMKE C, BERGEMANN N, CLEMENT H W, et al. Consensus guidelines for therapeutic drug monitoring in neuropsychopharmacology: update 2017[J]. Pharmacopsychiatry, 2018, 51（1-2）: 9-62.

[2] HIEMKE C, BERGEMANN N, CLEMENT H W, 等. 神经精神药理学治疗药物监测共识指南:2017 版 [J]. 实用药物与临床, 2022, 25（1）: 1-20.

[3] HIEMKE C, BERGEMANN N, CLEMENT H W, 等. 神经精神药理学治疗药物监测共识指南:2017 版 [J]. 实用药物与临床, 2022, 25（2）: 97-118.

[4] 中国药理学会治疗药物监测研究专业委员会, 中国医师协会精神科医师分会, 中国药理学会药源性疾病学委员会, 等. 中国精神科治疗药物监测临床应用专家共识（2022 年版）[J]. 神经疾病与精神卫生, 2022, 22（8）: 601-608.

[5] BOUSMAN C A, STEVENSON J M, RAMSEY L B, et al. Clinical Pharmacogenetics Implementation Consortium（CPIC）guideline for CYP2D6, CYP2C19, CYP2B6, SLC6A4, and HTR2A genotypes and serotonin reuptake inhibitor antidepressants. Clinical pharmacology and therapeutics, 2023, 114（1）: 51-68.

[6] BEUNK L, NIJENHUIS M, SOREE B, et al. Dutch Pharmacogenetics Working Group（DPWG）guideline for the gene-drug interaction between CYP2D6, CYP3A4 and CYP1A2 and antipsychotics. European journal of human genetics, 2024, 32（3）: 278-285.

[7] HERVÉ J, SOPHIE D, CÉLINE S, et al. Enhancing the role played by clinical pharmacists in psychiatric settings to better integrate clinical psychopharmacology into the decision-making process. Therapie, 2021, 76（2）: 149-156 .

[8] GOLDSTONE L W, DIPAULA B A, CABALLERO J, et al. Improving medication-related outcomes for patients with psychiatric and neurologic

disorders: value of psychiatric pharmacists as part of the health care team. Ment Health Clin（Internet）. 2015, 5（1）:1-28.

[9] 国家药品监督管理局药品审评中心. 群体药代动力学研究技术指导原则 [EB/OL]. [2024-11-10]. https://www.cde.org.cn/zdyz/domesticinfopage?zdyzIdCODE=a8ad0773aa5f4055fa9a51dfcdb86a4d.

案例 1

一例年轻女性精神分裂症患者,历经 3 次换药和多种不良反应,最终使用单一抗精神病药治疗出院

一、药学查房案例概况

病历摘要:患者,女,31 岁。身高 170cm,体重 65kg。入院时间:2021 年 6 月 8 日。

主诉:主因"言行紊乱、疑心被害 3 年"入院。

现病史:患者 2018 年在京工作期间工作不顺,逐渐出现删除家人微信、不愿与家人交流;称有人追自己、要杀自己,把合租房卫生间的窗户拆下来准备逃跑;最后无法坚持工作,返回江西老家。回家后仍觉有人追杀自己,将车开到沟里面。患者与家人交流少,常去外地找工作,但始终无固定工作。经常行为怪异,例如化妆古怪,乱买东西,穿衣不适时、夏天仍坚持穿厚衣服。2020 年家人带患者于上海某医院就诊,诊断"精神障碍",但患者拒服西药,仅服中成药,且未规律服药。

近 1 个月患者症状加重,自语自笑,说话内容无法理解;有时答非所问;生活懒散,个人卫生无法料理;行为怪异,化妆古怪;昨日无故推搡父亲,称不认识父亲。家人为求进一步诊治将其送来我院,2021 年 6 月 8 日门诊以"兴奋状态"第 1 次非自愿收入我院。

患者病前性格好交际,脾气大,要强。近 2 周患者进食、夜眠尚可,二便未见明显异常,无发热、腹泻、抽搐、昏迷等表现。

既往史:体健,无重大躯体疾病史。

个人史:患者平素月经规律,5/28 天。末次月经时间:2021 年 5 月 12 日。

家族史:两系三代未见阳性精神疾病史。

入院查体:T 36.4℃,P 76 次/min,R 18 次/min,BP 110/74mmHg。患者存在轻度肌张力增高,其余未见明显异常。

辅助检查：

血常规：白细胞总数 6.80×10^9/L，红细胞计数 4.40×10^{12}/L，血红蛋白 131.0g/L，血小板计数 286×10^9/L。

血生化：谷丙转氨酶 12.7U/L，谷草转氨酶 16.0U/L，尿素氮 3.68mmol/L，肌酐 69μmol/L，血糖 4.26mmol/L，甘油三酯 1.01mmol/L，总胆固醇 4.71mmol/L，低密度脂蛋白胆固醇 2.82mmol/L，高密度脂蛋白胆固醇 1.37mmol/L。

激素五项：雌二醇 150.10pg/ml，孕酮 8.31ng/ml，睾酮 53.17ng/dl，催乳素 23.51ng/ml，皮质醇 23.63μg/dl。

心电图：窦性心律正常心电图。

胸部 CT：未见明显异常。

头颅 CT：未见明确异常改变。

精神检查：患者意识清楚，定向力完整，接触被动。未引出感知觉障碍；未引出妄想；思维破裂表现，常答非所问，语句之间常缺乏明显联系；语量、语速、语调适中；注意力集中，记忆力、智能粗测未见明显异常。未引出明显的情感高涨或情感低落。进入病房后拒绝更衣，显敌对；独处，冲动欲外走，后被约束于床。表情显呆愕，情感反应不协调，无自知力。

入院诊断：兴奋状态 - 精神分裂症可能性大；锥体外系综合征。

住院期间主要治疗药物

用药起止时间	药品名称	用法用量
2021 年 6 月 8 日—2021 年 6 月 13 日	氟哌啶醇注射液	15mg（5mg 午 +10mg 晚）肌内注射
2021 年 6 月 14 日—2021 年 6 月 16 日		5mg b.i.d.（午、晚）肌内注射
2021 年 6 月 8 日—2021 年 6 月 16 日	氢溴酸东莨菪碱注射液	0.3mg b.i.d.（午、晚）肌内注射
2021 年 6 月 14 日—2021 年 6 月 15 日	氨磺必利片	0.4g q.d.（早）口服
2021 年 6 月 16 日—2021 年 6 月 18 日		0.6g（0.4g 早 +0.2g 午）口服
2021 年 6 月 19 日—2021 年 8 月 26 日		0.4g b.i.d.（早、午）口服
2021 年 8 月 27 日—2021 年 8 月 29 日		0.2g b.i.d.（早、午）口服
2021 年 8 月 30 日—2021 年 8 月 31 日		0.2g q.d.（早）口服
2021 年 7 月 31 日—2021 年 8 月 16 日	阿立哌唑片	5mg q.d.（早）口服

用药起止时间	药品名称	用法用量
2021 年 8 月 17 日—2021 年 8 月 26 日		10mg q.d.（早）口服
2021 年 8 月 27 日—2021 年 9 月 14 日		5mg q.d.（早）口服
2021 年 9 月 15 日—2021 年 9 月 22 日		10mg q.d.（早）口服
2021 年 9 月 23 日—2021 年 9 月 28 日		15mg q.d.（早）口服
2021 年 9 月 29 日—2021 年 10 月 9 日		20mg q.d.（早）口服
2021 年 10 月 10 日—2021 年 10 月 25 日		25mg q.d.（早）口服
2021 年 10 月 26 日—2021 年 11 月 3 日		20mg q.d.（早）口服
2021 年 8 月 27 日—2021 年 8 月 29 日	奥氮平片	10mg q.d.（晚）口服
2021 年 8 月 30 日—2021 年 9 月 14 日		15mg q.d.（晚）口服
2021 年 9 月 15 日—2021 年 9 月 22 日		10mg q.d.（晚）口服
2021 年 9 月 23 日—2021 年 9 月 28 日		5mg q.d.（晚）口服
2021 年 9 月 29 日—2021 年 10 月 9 日		2.5mg q.d.（晚）口服
2021 年 6 月 19 日—2021 年 11 月 3 日	盐酸苯海索片	2mg b.i.d.（早、午）口服
2021 年 8 月 17 日—2021 年 11 月 3 日	乌鸡白凤丸	9g b.i.d.（早、晚）口服
2021 年 9 月 15 日—2021 年 10 月 14 日	阿托伐他汀钙片	10mg q.d.（早）口服
2021 年 9 月 15 日—2021 年 9 月 23 日	便通胶囊	0.7g b.i.d.（早、晚）口服
2021 年 9 月 15 日—2021 年 11 月 3 日	劳拉西泮片	1mg q.d.（晚）口服

诊治过程：

2021 年 6 月 8 日（入院当天）

初始治疗方案：

氟哌啶醇注射液 5mg q.d.（午）+10mg q.d.（晚）肌内注射。

问题 1：患者入院后氟哌啶醇注射液给药是否合理？

氢溴酸东莨菪碱注射液 0.3mg b.i.d.（午、晚）肌内注射。

2021 年 6 月 14 日（入院后第 7 天）

一般情况：查体欠合作。

精神检查：意识清楚，定向力完整，接触欠合作。未引出幻觉、妄想。思维破裂表现，答非所问，句与句之间缺乏明显联系。称送自己来的家人是"自己的两个朋友"，问他们何时接自己出院；不知道自己为什么住院，不能解释为什么无法坚持工作；表情呆愣，孤僻独处，无外走冲动，情感平淡，情感反应不协调，无自知力。

补充诊断：未分化型精神分裂症。

> **问题2**：依据《国际疾病分类（第10版）》(ICD-10)，该患者入院后诊断精神分裂症的依据是什么？

医嘱调整：
减量：氟哌啶醇注射液至 5mg b.i.d.（午、晚）肌内注射。
加用：氨磺必利片 0.4g q.d.（早）口服。

> **问题3**：6月13日起患者逐渐减停氟哌啶醇注射液，加用氨磺必利片至0.4g b.i.d. 是否合理？

> **问题4**：请制订6月13日的药学监护计划并阐明理由。

2021年6月16日（入院后第9天）
一般情况：查体欠合作，肌张力正常。
精神检查：大致同前。
辅助检查：
血常规、血生化：肌酐 75μmol/L，其余未见明显异常。
氨磺必利血药浓度：180.07ng/ml。
医嘱调整：
停用：氟哌啶醇注射液、氢溴酸东莨菪碱注射液。
加量：氨磺必利片至 0.6g（0.4g 早 +0.2g 午）口服。

2021年6月19日（入院后第12天）
一般情况：查体可见肌张力增高、手抖。
精神检查：大致同前。

医嘱调整：

加量：氨磺必利片至 0.4g b.i.d.（早、午）口服。

加用：盐酸苯海索片 2mg b.i.d.（早、午）口服。

问题 5：患者治疗过程中对锥体外系综合征的处理是否合理？

2021 年 6 月 25 日（入院后第 18 天）

一般情况：患者诉手抖。

精神检查：大致同前。

辅助检查：

血常规、血生化：肌酐 76μmol/L，其余未见明显异常。

激素五项：雌二醇 30.20pg/ml，孕酮 0.52ng/ml，睾酮 65.22ng/dl，催乳素 347.10ng/ml↑，皮质醇 19.89μg/dl。

氨磺必利血药浓度：297.71ng/ml。

2021 年 7 月 1 日（入院后第 24 天）

精神检查：交流较前稍有改善，余大致同前。

辅助检查：

血常规、血生化：肌酐 77μmol/L，其余未见明显异常。

氨磺必利血药浓度：430.12ng/ml。

心电图：窦性心律正常心电图。

2021 年 7 月 18 日（入院后第 41 天）

一般情况：患者月经推迟 10 天。今晨测体重 66kg。查体可见轻度肌张力增高。

精神检查：意识清楚，定向力完整，接触较被动，对答切题。未引出感知觉障碍、妄想。语量少，思维较贫乏，表情愁苦，反复问何时可以出院；生活自理能力欠佳；孤僻独处，不与周围人交流；情感反应尚协调，自知力较差。

辅助检查：

血生化：甘油三酯 2.71mmol/L↑，总胆固醇 4.41mmol/L，低密度脂蛋白胆固醇 2.82mmol/L，高密度脂蛋白胆固醇 1.16mmol/L↓。

氨磺必利血药浓度：412.21ng/ml。

心电图:窦性心律正常心电图。

2021 年 7 月 22 日（入院后第 45 天）

一般情况:患者月经推迟 14 天。

精神检查:大致同前。

辅助检查:

血生化:甘油三酯 2.33mmol/L↑,总胆固醇 5.60mmol/L↑,低密度脂蛋白胆固醇 3.74mmol/L↑,高密度脂蛋白胆固醇 1.31mmol/L。

激素五项:雌二醇 27.75pg/ml,孕酮 0.37ng/ml,睾酮 49.11ng/dl,催乳素 302.10ng/ml↑,皮质醇 17.50μg/dl。

氨磺必利血药浓度:586.17ng/ml。

心电图:窦性心律正常心电图。

2021 年 7 月 31 日（入院后第 54 天）

一般情况:患者月经推迟 23 天。今晨测体重 67kg。

精神检查:大致同前。

辅助检查:

血生化:甘油三酯 1.56mmol/L,总胆固醇 5.20mmol/L↑,低密度脂蛋白胆固醇 3.50mmol/L↑,高密度脂蛋白胆固醇 1.34mmol/L。

氨磺必利血药浓度:497.23ng/ml。

心电图:窦性心律正常心电图。

医嘱调整:

加用:阿立哌唑片 5mg q.d.（早）口服。

> **问题 6:7 月 31 日起患者加用阿立哌唑片 5mg q.d. 是否合理?**

2021 年 8 月 4 日（入院后第 58 天）

一般情况:患者月经推迟接近 1 个月。

精神检查:大致同前。

辅助检查:

血生化:甘油三酯 1.25mmol/L,总胆固醇 4.61mmol/L,低密度脂蛋白胆固醇 2.97mmol/L,高密度脂蛋白胆固醇 1.38mmol/L。

激素五项:雌二醇 34.82pg/ml,孕酮 1.30ng/ml,睾酮 46.40ng/dl,催乳素 258.20ng/ml↑,皮质醇 25.64μg/dl。

氨磺必利血药浓度:522.28ng/ml。

2021 年 8 月 17 日(入院后第 71 天)

一般情况:患者月经推迟近 1 个半月,家属探视诉对疗效、停经等情况欠满意。今晨测体重 67kg。查体未见明显异常。

精神检查:意识清楚,定向力完整,接触较被动,对答切题。未引出幻觉、妄想;思维较贫乏;情绪平淡;表情呆愣;对住院欠安心,多独处、发呆;情感反应欠协调,自知力欠佳。

辅助检查:

血生化:甘油三酯 1.97mmol/L↑,总胆固醇 4.48mmol/L,低密度脂蛋白胆固醇 2.83mmol/L,高密度脂蛋白胆固醇 1.32mmol/L。

激素五项:雌二醇 41.85pg/ml,孕酮 1.00ng/ml,睾酮 42.23ng/dl,催乳素 237.54ng/ml↑,皮质醇 18.76μg/dl。

氨磺必利血药浓度:488.79ng/ml。

心电图:窦性心律正常心电图。

医嘱调整:

加量:阿立哌唑片至 10mg q.d.(早)口服。

加用:乌鸡白凤丸 9g b.i.d.(早、晚)口服。

2021 年 8 月 27 日(入院后第 81 天)

一般情况:患者仍停经。

精神检查:大致同前。

辅助检查:

血生化:甘油三酯 3.23mmol/L↑,总胆固醇 4.72mmol/L,低密度脂蛋白胆固醇 3.01mmol/L,高密度脂蛋白胆固醇 1.11mmol/L↓。

激素五项:雌二醇 41.85pg/ml,孕酮 1.00ng/ml,睾酮 42.23ng/dl,催乳素 237.54ng/ml↑,皮质醇 18.76μg/dl。

氨磺必利血药浓度:461.27ng/ml。

阿立哌唑血药浓度:阿立哌唑 156.76ng/ml,脱氢阿立哌唑 37.57ng/ml。

心电图:窦性心律正常心电图。

医嘱调整：

减量：氨磺必利片至 0.2g b.i.d.（早、午）口服。

　　　　阿立哌唑片至 5mg q.d.（早）口服。

加用：奥氮平片 10mg q.d.（晚）口服。

> **问题 7：患者 8 月 27 日起减停氨磺必利，加用奥氮平是否合理？**

2021 年 8 月 30 日（入院后第 84 天）

一般情况：患者仍停经。

精神检查：大致同前。

辅助检查：

血生化：甘油三酯 3.56mmol/L↑，总胆固醇 5.57mmol/L↑，低密度脂蛋白胆固醇 3.54mmol/L↑，高密度脂蛋白胆固醇 1.12mmol/L↓。

激素五项：雌二醇 42.37pg/ml，孕酮 0.28ng/ml，睾酮 28.91ng/dl，催乳素 221.85ng/ml↑，皮质醇 12.88μg/dl。

氨磺必利血药浓度：228.43ng/ml。

阿立哌唑血药浓度：阿立哌唑 163.59ng/ml，脱氢阿立哌唑 50.83ng/ml。

奥氮平血药浓度：23.75ng/ml。

心电图：窦性心律正常心电图。

医嘱调整：

减量：氨磺必利片至 0.2g q.d.（早）口服。

加量：奥氮平片至 15mg q.d.（晚）口服。

2021 年 9 月 1 日（入院后第 86 天）

一般情况：患者仍停经。

精神检查：大致同前。

医嘱调整：

停用：氨磺必利片。

2021 年 9 月 15 日（入院后第 100 天）

一般情况：今晨测体重 72kg。患者仍停经。

精神检查：患者意识清楚，定向力完整，接触被动，问话少答，患者多独处，不愿与周围患者接触,自诉和周围患者不熟悉,称有需要的时候会给家属打电话。自诉最近吃得多,发胖明显,怀疑吃药引起,抵触继续服药。诉近几天大便干燥,最近 2 天无法入睡。情感反应欠协调,自知力差。

辅助检查:

血生化:甘油三酯 2.81mmol/L↑,总胆固醇 7.68mmol/L↑,低密度脂蛋白胆固醇 4.77mmol/L↑,高密度脂蛋白胆固醇 1.53mmol/L。

激素五项:雌二醇 51.47pg/ml,孕酮 0.90ng/ml,睾酮 33.23ng/dl,催乳素 16.63ng/ml,皮质醇 14.34μg/dl。

阿立哌唑血药浓度:阿立哌唑 69.94ng/ml,脱氢阿立哌唑 36.80ng/ml。

奥氮平血药浓度:40.61ng/ml。

补充诊断:高脂血症;便秘。

> **问题 8:试分析患者体重及血脂异常的原因。**

医嘱调整:

减量:奥氮平片至 10mg q.d.(晚)口服。

加量:阿立哌唑片至 10mg q.d.(早)口服。

加用:阿托伐他汀钙片 10mg q.d.(早)口服。

便通胶囊 0.7g b.i.d.(早、晚)口服。

劳拉西泮片 1mg q.d.(晚)口服。

2021 年 9 月 23 日(入院后第 108 天)

一般情况:患者仍停经,二便正常。

精神检查:患者意识清楚,定向力完整,接触可;问话少答,仍多独处,不愿与周围患者接触;自诉对自己的体重变化没有什么想法;问及出院后打算,自诉出院后仍想去做化妆品的销售;未引出幻觉、妄想等精神病性症状,情感反应尚协调,自知力差。

医嘱调整:

减量:奥氮平片至 5mg q.d.(晚)口服。

加量:阿立哌唑片至 15mg q.d.(早)口服。

停用:便通胶囊。

2021 年 9 月 29 日（入院后第 114 天）

一般情况：患者仍停经。

精神检查：患者诉自己的情绪不高也不低，没有什么波动；对体重和外形都不关注，目前无不适主诉，称月经仍没有；余同前。

辅助检查：

血生化：甘油三酯 2.74mmol/L↑，总胆固醇 4.92mmol/L，低密度脂蛋白胆固醇 3.04mmol/L，高密度脂蛋白胆固醇 1.27mmol/L↓。

激素五项：雌二醇 51.47pg/ml，孕酮 0.90ng/ml，睾酮 33.23ng/dl，催乳素 16.63ng/ml，皮质醇 14.34μg/dl。

阿立哌唑血药浓度：阿立哌唑 209.41ng/ml，脱氢阿立哌唑 95.77ng/ml。

奥氮平血药浓度：14.89ng/ml↓。

医嘱调整：

减量：奥氮平片至 2.5mg q.d.（晚）口服。

加量：阿立哌唑片至 20mg q.d.（早）口服。

2021 年 10 月 10 日（入院后第 125 天）

一般情况：患者仍停经。

精神检查：患者交谈中表情自然，时有笑容，情绪平稳，诉自己想早点出院，对月经不来表示担心，给予患者解释尚可接受，对自身疾病没有认识，目前对治疗及护理配合，情感反应尚协调，自知力较差。

医嘱调整：

停用：奥氮平片。

加量：阿立哌唑片至 25mg q.d.（早）口服。

2021 年 10 月 14 日（入院后第 129 天）

一般情况：患者仍停经。

精神检查：患者多独处，但能参加病区活动，在活动室做操，称目前没有什么不舒服的，情感反应尚协调，自知力差。

辅助检查：

血生化：甘油三酯 1.61mmol/L，总胆固醇 3.78mmol/L，低密度脂蛋白胆固醇 2.21mmol/L，高密度脂蛋白胆固醇 1.14mmol/L↓。

阿立哌唑血药浓度：阿立哌唑 278.91ng/ml，脱氢阿立哌唑 143.08ng/ml。

奥氮平血药浓度:6.02ng/ml↓。

医嘱调整:

停用:阿托伐他汀钙片。

2021 年 10 月 26 日（入院后第 141 天）

一般情况:患者仍停经。

精神检查:患者问话回答切题,情绪稳定,对自己的体重也不关心,称不觉得自己长了 7.5kg;交谈过程中能有笑容,称当时自己住处发生意外情况,担心自己也被伤害,所以才说有人要害自己的话,承认自己当时是有点敏感;能主动关注疫情情况,出院后打算继续工作;其余同前。

辅助检查:

血生化:甘油三酯 1.72mmol/L,总胆固醇 4.47mmol/L,低密度脂蛋白胆固醇 2.67mmol/L,高密度脂蛋白胆固醇 1.25mmol/L↓。

阿立哌唑血药浓度↑:阿立哌唑 340.75ng/ml,脱氢阿立哌唑 173.30ng/ml。

心电图:窦性心律正常心电图。

医嘱调整:

减量:阿立哌唑片至 20mg q.d.(早)口服。

> **问题 9:**结合治疗药物监测结果,分析患者 2021 年 10 月 26 日阿立哌唑是否需要调整给药剂量。

2021 年 11 月 3 日（入院后第 149 天）

一般情况:患者仍停经。查体未见明显异常。今日家属来院接患者出院。

精神检查:患者意识清楚,定向力完整,接触可,问话回答切题,交谈过程中表情自然,间断出现笑容,谈及患者刚入院时情况,患者称当时自己住处发生意外情况,担心自己也被伤害,所以才说有人要害自己的话,承认自己当时是有点敏感,但对自身的疾病不了解。吃药尚能配合,目前未引出幻觉等精神病性症状,能主动关注疫情情况,出院后打算继续工作,情感反应尚协调,存在部分自知力。

出院诊断:未分化型精神分裂症;锥体外系综合征;高脂血症;便秘。

出院带药：

问题10：您将如何为患者及家属进行出院用药教育？

阿立哌唑片 20mg q.d.（早）口服。
盐酸苯海索片 2mg b.i.d.（早、午）口服。
劳拉西泮片 1mg q.d.（晚）口服。
便通胶囊 0.7g b.i.d.（早、午）口服。

治疗特点与难点——医师视角

精神分裂症是一组病因未明的严重精神疾病,临床表现为思维、情感、意志及行为等障碍,多起病于成年早期,病程迁延,预后较差。药物治疗是精神分裂症的主要治疗方法,国内外有关精神分裂症的治疗指南均推荐第二代（非典型）抗精神病药作为精神分裂症的一线治疗药物。临床医师需要非常谨慎地权衡治疗药物所产生的可能获益及不良反应,坚持全病程治疗及个体化治疗的原则。对于血清催乳素水平升高而无临床症状的患者,通常不需要特殊处理。有临床症状的患者可加用阿立哌唑,该药能降低血清催乳素水平,缓解相关症状;或者合并中药或中医辨证施治治疗。有研究认为,抗精神病药治疗女性精神分裂症患者诱发闭经,可加用二甲双胍治疗,其机制与体重减轻、降低胰岛素水平、改善多巴胺功能有关。

二、个体化药物治疗分析

（一）患者药物治疗过程总结

患者入院后给予氟哌啶醇注射液肌内注射治疗兴奋状态,6天后冲动外走症状缓解,换用口服氨磺必利治疗,最大剂量为 0.4g b.i.d.。治疗过程中出现锥体外系不良反应,入院后第12天加用苯海索对症治疗;出现催乳素水平升高（302.10ng/ml）,入院后第54天加用阿立哌唑5mg,催乳素水平仍高（237.54ng/ml）,于第71天加量阿立哌唑至10mg,并加用乌鸡白凤丸治疗;催乳素水平仍无明显变化且阴性症状控制不理想,于第81天起逐渐减停氨磺必利,并逐渐加用奥氮平至15mg,此后催乳素水平恢复正常。第100天患者体重增加至72kg,且出现高脂血症,因此逐渐减停奥氮平并加用阿托伐他汀钙对症治疗,将阿立哌唑加量至25mg q.d.,此后血脂水平恢复正常。患者服用阿立哌唑病情控制良好,第 141 天测阿立哌唑血药浓度偏高,因此减量至 20mg q.d.,其后病情控制平稳,于入院后第 149 天出院。

(二)患者药学画像

首次系统治疗;高催乳素血症;单一用药。

(三)个体化药物治疗相关图表

根据本书绪论治疗药物监测部分介绍的结果解释方法,绘制了患者住院期间的血药浓度变化曲线、代谢产物浓度与母药浓度比值曲线和药物浓度与剂量比值曲线,分别见图 1-1 ～ 1-4 及表 1-1 ～ 1-3。对于每条曲线上突然上升或下降的点,且超过了该指标的合理范围的都应展开详细分析。具体可参见本案例第三部分药物治疗学分析。

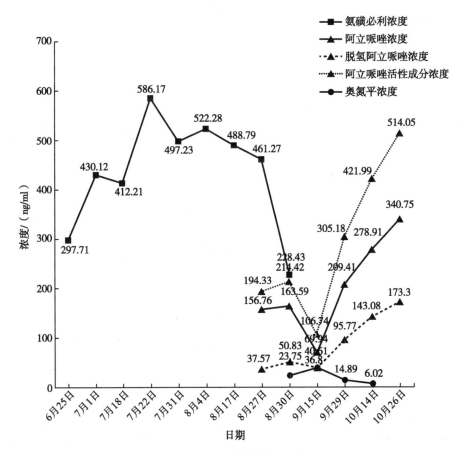

图 1-1　血药浓度变化曲线

表 1-1　三种抗精神病药的治疗参考浓度范围与实验室警戒浓度

项目名称	治疗参考浓度范围 /（ng/ml）	实验室警戒浓度 /（ng/ml）
奥氮平	20 ～ 80	100
阿立哌唑 + 脱氢阿立哌唑	150 ～ 500	1 000
氨磺必利	100 ～ 600	1 000

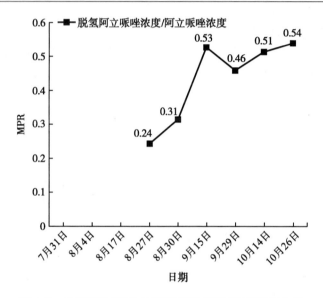

图 1-2　代谢产物浓度与母药浓度比值（MPR）变化曲线

表 1-2　MPR 参考范围及其主要代谢酶

项目名称	MPR 参考范围	主要代谢酶
脱氢阿立哌唑浓度 / 阿立哌唑浓度	0.3 ～ 0.5	CYP2D6、CYP3A4

表 1-3　四种药物的 DRC 因子

项目名称	DRC 因子均值	DRC 因子下限	DRC 因子上限
奥氮平浓度 / 剂量	1.85	1.19	2.50
阿立哌唑浓度 / 剂量	11.72	8.15	15.29
脱氢阿立哌唑浓度 / 剂量	4.82	3.04	6.60
氨磺必利浓度 / 剂量	0.67	0.47	0.87

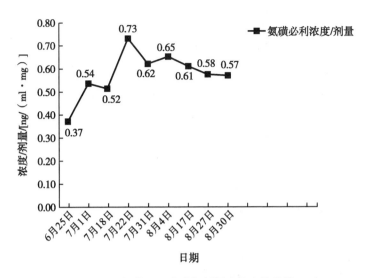

图 1-3　氨磺必利浓度与剂量比值变化曲线

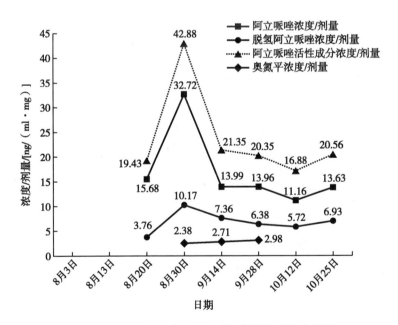

图 1-4　阿立哌唑和奥氮平浓度与剂量比值变化曲线

三、药物治疗学分析

问题 1:患者入院后氟哌啶醇注射液给药是否合理?

1. 依据《中国精神分裂症防治指南》(第二版),以兴奋、激越和暴力行为为主要临床相的患者,首先在迅速完成患者躯体情况评估和精神科初步诊断后,应首选第一代(典型)抗精神病药如氟哌啶醇或氯丙嗪肌内注射,或选择第二代(非典型)抗精神病药如齐拉西酮肌内注射,可根据患者兴奋激越严重程度考虑同时合用苯二氮䓬类药物如劳拉西泮或氯硝西泮肌内注射。

2. 该患者入院前有推搡他人行为,入院后精神检查不合作、敌对、冲动外走,兴奋状态表现明显,无严重激越或暴力行为。患者躯体化症状未提示基底神经节病变、帕金森病、青光眼、重症肌无力等氟哌啶醇相关禁忌证,因此给予肌内注射氟哌啶醇注射液选药合理。

3. 依据氟哌啶醇注射液说明书,肌内注射用于兴奋躁动和精神运动性兴奋时,成人剂量为每次 5 ~ 10mg,每日 2 ~ 3 次,安静后改为口服。患者肌内注射氟哌啶醇注射液 5mg q.d.(午)+10mg q.d.(晚),用法用量合理。

综上,患者入院后氟哌啶醇注射液给药合理。

> **问题 2:依据 ICD-10,该患者入院后诊断精神分裂症的依据是什么?**

依据 ICD-10,精神分裂症的诊断需满足如下标准:

1. 症状标准 具备下述(1) ～ (4)中的任何一组(如不甚明确常需两个或多个症状)或(5) ～ (9)至少两组症状群中的十分明确的症状。

(1)思维鸣响、思维插入、思维被撤走及思维广播。

(2)明确涉及躯体或四肢运动,或特殊思维、行动或感觉的被影响、被控制或被动妄想;妄想性知觉。

(3)对患者的行为进行跟踪性评论,或彼此对患者加以讨论的幻听,或来源于身体某一部分的其他类型的幻听。

(4)与文化不相称且根本不可能的其他类型的持续性妄想,如具有某种宗教或政治身份,或超人的力量和能力。

(5)伴转瞬即逝或未充分形成的无明显情感内容的妄想,或伴有持久的超价观念,或连续数周或数月每日均出现的任何感官的幻觉。

(6)思潮断裂或无关的插入语,导致言语不连贯,或不中肯或语词新作。

(7)紧张性行为,如兴奋、摆姿势,或蜡样屈曲、违拗、缄默及木僵。

(8)阴性症状,如显著情感淡漠、言语贫乏、情感迟钝或不协调,常导致社会退缩及社会功能下降,但需澄清这些症状并非由抑郁症或神经阻滞剂治疗所致。

（9）个人行为的某些方面发生显著而持久的总体性质的改变，表现为丧失兴趣、缺乏目的、懒散、自我专注及社会退缩。该患者入院时常答非所问，句与句之间常缺乏联系，存在思维破裂；自语自笑，化妆古怪，存在明显行为怪异；情感淡漠，情感反应不协调；生活懒散不能自理，意志减退。患者意识清晰，无智能障碍，情感平淡，满足症状标准。

2. 严重程度标准　自知力障碍，并有社会功能严重受损或无法进行有效交谈。该患者自知力缺乏，无法坚持工作和料理个人卫生，思维破裂无法有效交谈，严重影响社会功能，满足标准。

3. 病程标准　符合症状标准和严重程度标准至少已持续 1 个月。该患者慢性病程持续 3 年、加重 1 个月，满足标准。

4. 排除标准　排除器质性精神障碍，以及精神活性物质和非成瘾物质所致精神障碍。依据病史及辅助检查，患者不存在引起精神病性症状的器质性病变、精神活性物质和非成瘾物质使用，满足标准。

综上，患者精神分裂症诊断明确。

> **问题 3：6 月 13 日起患者逐渐减停氟哌啶醇注射液，加用氨磺必利片至 0.4g b.i.d. 是否合理？**

1. 依据《中国精神分裂症防治指南》（第二版），以兴奋、激越和暴力行为为主要临床相的患者获得控制兴奋激越或暴力行为的疗效后，肌内注射抗精神病药应尽快改为口服，应充分考虑长期治疗的要求而选择非典型抗精神病药治疗。患者肌内注射氟哌啶醇 6 天后冲动外走症状缓解，因而换用口服非典型抗精神病药。

2. 依据《哈佛南岸精神分裂症药理学治疗规程（2013）》，对于首发 / 初始治疗精神分裂症患者的药物选择，推荐氨磺必利、阿立哌唑、利培酮及齐拉西酮作为一线用药。患者精神病未治疗时间（DUP）长达 3 年，首次予以抗精神病药治疗，氨磺必利选药合理。

3. 氨磺必利可选择性地与边缘系统的 D_2、D_3 受体结合，对以阳性症状或阴性症状为主的精神分裂症患者均有良好疗效。该患者既有阳性症状如思维破裂、行为紊乱，又有情感淡漠、意志缺乏等阴性症状表现，因而选择氨磺必利系统治疗。

4. 依据《中国精神分裂症防治指南》（第二版），急性精神病发作推荐氨磺必利剂量为 400 ～ 800mg/d。为有效控制思维形式障碍及行为紊乱,停用氟哌啶醇后氨磺必利由 0.4g q.d. 加量至 0.4g b.i.d.,治疗合理。

问题 4：请制订 6 月 13 日的药学监护计划并阐明理由。

1. 依据《中国精神分裂症防治指南》(第二版),锥体外系不良反应(EPS)是抗精神病药最常见的不良反应,氟哌啶醇肌内注射、氨磺必利均常见。患者入院即有肌张力增高,两药联用风险增加,需密切监测 EPS 症状进展。

2. 注射用氟哌啶醇可引起轻度 Q-Tc 间期延长,强烈推荐使用时监测心电图;《Maudsley 精神科处方指南(第 12 版)》指出氨磺必利 / 氟哌啶醇均为 Q-Tc 延长中风险药物,两者联用风险增加,需定期监测心电图。

3. 抗精神病药常引起过度镇静、头晕、困倦等中枢神经系统不良反应,两药联用风险增加,关注患者相关症状。

4. 抗精神病药可引起催乳素水平升高、月经紊乱、性激素水平异常及性功能障碍等内分泌紊乱,催乳素水平升高引起闭经、性功能异常等是氨磺必利的常见不良反应。患者为育龄妇女,需监测内分泌功能特别是 PRL 水平。

5. 氟哌啶醇及氨磺必利均主要经肾脏排泄,依据药品说明书可引起肝功能异常、血象变化,因而建议患者定期复查肝肾功能、血常规。

问题 5：患者治疗过程中对锥体外系综合征的处理是否合理?

1. 依据《中国精神分裂症防治指南》(第二版),EPS 是抗精神病药最常见的不良反应,包括急性肌张力障碍、帕金森综合征、静坐不能及迟发性运动障碍(tardive dyskinesia,TD)。

2. 约 50% 的患者在用高效价第一代抗精神病药 1 周内出现急性肌张力障碍,特别是氟哌啶醇肌内注射时常见。其治疗包括减量、口服或肌内注射抗胆碱药,肌内注射未缓解可重复给药。

3. 帕金森综合征常出现在治疗的前几周,可逆但持续时间长短不一,所有抗精神病药均可引起。其治疗包括减量或换药、换用第二代抗精神病药、口服抗胆碱药。

4. 该患者入院查体即存在轻度肌张力障碍,且因病情需要给予氟哌啶醇肌内注射,为治疗并预防肌张力障碍加重,予以抗胆碱药氢溴酸东莨菪碱注射液肌内注射给药,症状缓解后与氟哌啶醇同时停药,处理合理。

5. 患者入院 12 天后服用氨磺必利片出现手抖、轻度肌张力增高,属于肌张力障碍、帕金森综合征,予以口服抗胆碱药盐酸苯海索片对症治疗,处理合理。

综上,患者治疗过程中对锥体外系综合征的处理合理。

问题 6:7 月 31 日起患者加用阿立哌唑片 5mg q.d. 是否合理?

1. 依据《抗精神病药所致高泌乳素血症干预对策的专家共识》,氨磺必利在催乳素水平升高作用方面显著大于安慰剂。患者 2021 年 6 月 14 开始服用氨磺必利,2021 年 7 月 22 日患者测得催乳素 302.10ng/ml↑,并出现月经推迟;患者未怀孕,未合并多囊卵巢综合征、催乳素瘤等其他可能引起催乳素水平升高的疾病;依据国家药品监督管理局发布的《个例药品不良反应收集和报告指导原则》中的因果关系判定标准,应为精神病药氨磺必利引起的催乳素水平升高。

2. 一旦确定为抗精神病药所致高催乳素血症,且伴有相关临床症状者,应在全面评估后考虑给予积极干预,可联合阿立哌唑干预抗精神病药引起的催乳素水平升高,剂量为 5 ~ 20mg q.d.。该患者催乳素水平升高伴闭经,应予以干预;因处于急性期,暂不考虑氨磺必利减量;因此给予阿立哌唑治疗合理。

综上,7 月 31 日起患者加用阿立哌唑片 5mg q.d. 合理。

问题 7:患者 8 月 27 日起减停氨磺必利,加用奥氮平是否合理?

1. 依据《抗精神病药所致高泌乳素血症干预对策的专家共识》,换用对催乳素水平影响较小的抗精神病药继续治疗有助于降低患者催乳素水平,但需注意换药风险。患者氨磺必利用药后催乳素水平升高、闭经,加用阿立哌唑接近 1 个月、加用乌鸡白凤丸 10 余日,2021 年 8 月 27 日催乳素 237.54ng/ml↑,高催乳素血症未得到改善,患者为育龄妇女,因而可考虑换药。

2. 依据《中国精神分裂症防治指南》(第二版),奥氮平引起催乳素水平升高的发生率 < 1%,仅轻度升高。

3. 依据《中国精神分裂症防治指南》(第二版),以阴性症状为主的精神分裂症患者首选非典型抗精神病药治疗,如果无效可考虑换用另一种非典型抗精神病药或氯氮平治疗。该患者 8 月 17 日临床表现以思维贫乏、情感淡漠、意志缺乏为主,氨磺必利系统治疗 2 个月余而阴性症状控制不佳,应考虑换用另一种新型抗精神病药。

4. 依据《WFSBP 精神分裂症的生物治疗指南（2017）》，奥氮平对阴性症状治疗有效。

综上，减停氨磺必利，加用奥氮平合理。

问题 8：试分析患者体重及血脂异常的原因。

1. 患者 2021 年 9 月 15 日诉最近吃得多，近 1 个月体重由 66kg 增加至 72kg，超过 7%；2021 年 9 月 15 日血生化：甘油三酯 2.81mmol/L↑，总胆固醇 7.68mmol/L↑，低密度脂蛋白胆固醇 4.77mmol/L↑，高密度脂蛋白胆固醇 1.53mmol/L，存在高脂血症。体重增加和血脂异常等代谢问题异常均发生于 2021 年 8 月 27 日加用奥氮平之后，符合药物引起不良反应时间顺序。

2. 依据《中国精神分裂症防治指南》（第二版）及奥氮平的药品说明书，奥氮平引起体重增加和血脂异常的发生率＞10%，为十分常见的不良反应。

3. 合并药物仅有阿立哌唑，不引起体重增加和血脂异常；患者未患有引起体重增加和血脂异常的其他躯体疾病；可排除其他药物及非药物因素。

4. 患者减停奥氮平并给予对症治疗后，出院时血脂基本恢复至正常水平。

综上，患者的代谢综合征很可能由奥氮平引起。

问题 9：结合治疗药物监测结果，分析患者 2021 年 10 月 26 日阿立哌唑是否需要调整给药剂量。

1. 患者 10 月 26 日测得血药浓度为阿立哌唑 340.75ng/ml、脱氢阿立哌唑 173.30ng/ml，剂量调整已 16 天，达到稳态血药浓度。

2. 脱氢阿立哌唑是阿立哌唑的活性代谢产物，两者的血药浓度之和为 514.05ng/ml，超过阿立哌唑活性成分治疗参考浓度范围（100 ～ 500ng/ml）上限。

3. 精神检查过程中对答切题，思维联想障碍改善；表情自然，间断出现笑容，情感淡漠改善，情绪稳定，情感反应较前协调；能主动关注疫情情况，出院后打算继续工作，意志减退改善并有高级意向；能对入院前的被害妄想给出合理解释，有部分自知力；未引出明显的精神病性症状。精神分裂症治疗效果较为理想。问话回答切题，情绪稳定，对自己的体重也不关心，称不觉得自己长了 7.5kg。

4.患者阿立哌唑单药治疗后,催乳素、血脂均处于正常水平,未出现其他阿立哌唑相关不良反应。

综上,阿立哌唑血药浓度虽超过治疗参考浓度范围上限,但仅稍高,且患者药物治疗有效性及安全性良好,因此可以适当降低给药剂量。

> **问题10:您将如何为患者及家属进行出院用药教育?**

精神分裂症:阿立哌唑片 20mg q.d.(早)口服。

锥体外系综合征:盐酸苯海索片 2mg b.i.d.(早、午)口服。

失眠:劳拉西泮片 1mg q.d.(晚)口服。

便秘:便通胶囊 0.7g b.i.d.(早、午)口服。

1.请按照医嘱用药,不可擅自停药,否则会导致症状复燃,应在医师指导下调整剂量。如果漏服,应在记起时立即补服;但若已接近下一次用药时间,则无须补用,只需服用当天剂量,请勿一次使用双倍剂量。

2.劳拉西泮长期用药可能导致药物依赖性,如失眠改善,可在医师指导下逐渐减停。

3.出院后前 6 个月每月来院监测阿立哌唑血药浓度;6 个月后每 3 个月监测 1 次即可;每 3 个月定期监测肝肾功能、血常规。

4.关注月经状态,现催乳素已恢复正常水平但月经尚未恢复,如停经持续建议就诊妇科给予治疗。

5.因乙醇会加强药物的中枢抑制作用,服药期间禁止饮酒及含乙醇饮料,避免驾驶或操作机械。

6.便通胶囊含有芦荟成分,长期服用可能引起结肠黑便病,因此嘱患者出院后规律运动、多吃蔬菜和水果等富含膳食纤维的药物,便秘改善立刻停用便通胶囊,不可长期用药。

四、专家点评——王传跃(主任医师)

该病例是一名 31 岁女性患者,病程 3 年余,表现疑心有人追杀自己,行为怪异,无法正常工作,发展到生活懒散,言行紊乱等,入院诊断精神分裂症。住院前有过就诊记录,但一直未系统接受药物治疗。该患者的这次住院持续了149 天,整个药物治疗过程是不顺利的,主要原因是药物所致的不良反应较为突出。

由于入院时兴奋、不合作,给予氟哌啶醇合并东莨菪碱肌内注射治疗。不到 1 周换用氨磺必利至日最大剂量 0.8g 治疗,出现帕金森综合征加用苯海索,进而出现高催乳素血症及闭经,加用阿立哌唑日剂量 5～10mg 和乌鸡白凤丸无改善。住院第 81 天开始减停氨磺必利,换用奥氮平日最大剂量达 15mg,催乳素水平恢复正常,但出现体重增加、便秘和高脂血症,为此逐渐减停奥氮平,合并阿托伐他汀钙对症治疗,阿立哌唑加至日最大剂量 25mg,血脂恢复正常。治疗药物监测发现阿立哌唑血药浓度偏高,故阿立哌唑减至日剂量 20mg,病情稳定控制后出院。

该患者起病年龄接近 30 岁,性格外向,病情严重时表现以行为紊乱为主,应判定患者具有紧张症的亚临床特征。肌内注射氟哌啶醇控制兴奋是急性期常用措施。选用氨磺必利有可能对紧张症效果较好,但该药除了锥体外系不良反应外,易导致高催乳素血症,女性患者常因此闭经。换用奥氮平疗效不佳,反而出现高脂血症和体重增加。最后,过渡到单用阿立哌唑,成功控制病情,并缓解高催乳素血症和高脂血症。阿立哌唑也是对紧张症效果较好的药物,此外劳拉西泮也是紧张症急性期的有效药物。该患者如果一开始就采用阿立哌唑合并劳拉西泮治疗,病情初步控制后逐渐减停劳拉西泮,也许可以避免一些药物所致的副作用。

五、小测试

1. 依据《中国精神分裂症防治指南》(第二版),下列药物不推荐用于以兴奋、激越和暴力行为为主要临床相的精神分裂症患者的是(　　　　)

A. 氟哌啶醇注射液肌内注射

B. 盐酸氯丙嗪注射液肌内注射

C. 地西泮注射液肌内注射

D. 盐酸齐拉西酮注射液肌内注射

E. 棕榈酸帕利哌酮注射液肌内注射

2. 奥氮平主要经下列哪种 CYP450 酶代谢(　　　　)

A. CYP1A2　　　　　B. CYP2D6　　　　　C. CYP3A4

D. CYP2B6　　　　　E. CYP2E1

3. 下列药物中,禁止与氟伏沙明联合给药的是(　　　　)

A. 氯氮平　　　　　B. 奥氮平　　　　　C. 阿戈美拉汀

D. 米氮平　　　　　E. 伏硫西汀

4. 依据《中国精神分裂症防治指南》(第二版),下列药物引起催乳素水平升高发生率最低的是( )

A. 氨磺必利　　　　 B. 舒必利　　　　　　 C. 利培酮

D. 阿立哌唑　　　　 E. 氟哌啶醇

5. 下列药物中,可以用于 Q-T 间期延长患者的是( )

A. 氟哌啶醇注射液　　 B. 氟伏沙明　　　　　 C. 艾司西酞普兰

D. 齐拉西酮　　　　 E. 西酞普兰

答案:1. E;　 2. A;　 3. C;　 4. D;　 5. B

（郭小兵　 刘珊珊）

参考文献

[1] HIEMKE C, BERGEMANN N, CLEMENT H W, et al. Consensus guidelines for therapeutic drug monitoring in neuropsychopharmacology: update 2017[J]. Pharmacopsychiatry, 2018, 51（1-2）: 9-62.

[2] HIEMKE C, BERGEMANN N, CLEMENT H W, 等. 神经精神药理学治疗药物监测共识指南:2017 版 [J]. 实用药物与临床,2022,25（1）: 1-20.

[3] HIEMKE C, BERGEMANN N, CLEMENT H W, 等. 神经精神药理学治疗药物监测共识指南:2017 版 [J]. 实用药物与临床,2022,25（2）: 97-118.

[4] 赵靖平,施慎逊. 中国精神分裂症防治指南 [M].2 版. 北京:中华医学电子音像出版社,2015.

[5] 中国神经科学学会精神病学基础与临床分会精神分裂症临床研究联盟. 抗精神病药所致高泌乳素血症干预对策的专家共识 [J]. 中华精神科杂志,2021,54（3）:163-169.

案例 2

难治性精神分裂症患者,治疗过程中出现高催乳素血症,中西医结合治疗好转出院

一、药学查房案例概况

病历摘要:患者,女,40岁。身高165cm,体重60kg。入院时间:2020年7月3日。

主诉:多疑10年,加重2个月伴行为怪异。

现病史:2010年患者怀孕期间出现敏感多疑,认为楼上发出的声音和外界的声音与自己有关,是在针对自己,疑心同事议论自己、针对自己,疑心丈夫有外遇。家人未予以重视,尚可正常生活,但对家人挑剔,断续存在疑心,对生活影响尚不明显。2016年病情逐渐加重,语乱,认为有名人针对自己或者和自己一伙,认为一些世界名人与自己有联系。行为异常,跟家人发脾气甚至动手,曾于当地医院门诊诊断"幻觉妄想状态",予以某种口服液(具体不详)暗服,不能持续。患者病情波动不稳,时有语乱,常疑心丈夫,但尚可做家务、照顾孩子。近2个月无明显诱因病情加重,凭空闻声,认为自己头上有两个"角",能接收信号指令,指令命令自己去做一些事情如清理垃圾;拆小区的花坛,并因此与物业发生冲突;行为怪异,时有自笑。总是尾随别人,数次与邻居发生冲突,被小区邻居报警数次。入院当天家属接到警察电话,称患者在小区把小孩吓哭,家属到场后患者语乱,言语难以理解。为求进一步诊治今日来院急诊,急诊以"妄想状态"首次收入病房。家属已签署非自愿住院相关协议书。

近2周患者无感冒、发热、昏迷、抽搐史,进食尚可,睡眠不规律、昼夜颠倒,二便正常。

既往史:体健。

个人史:无特殊。

家族史:患者舅舅精神异常,具体不详。

入院查体:T 36.5℃,P 84次/min,R 19次/min,BP 119/64mmHg。

辅助检查：

血常规：中性粒细胞百分比 68.6%。

血生化：血糖 4.78mmol/L。

胸部 CT：胸部 CT 双肺新发小斑片状稍高密度影，考虑炎性改变可能。

精神检查：意识清晰，定向力完整，接触欠佳。思维部分暴露。可以引出幻觉，持续数年可以在耳边听见各国领导给自己发送的信息，指示自己要为环境污染做贡献，还能指挥自己的行为。感觉自己头上生长了两个"角"，问患者如何感觉到的，患者也答不出。存在关系妄想，称自己每次来北京都会下半小时瓢泼大雨，就是对自己的一种暗示。否认病史谈及的吓哭小孩，认为外卖小哥围着自己转，对自己心存恶意，存在被害妄想。情感反应欠协调，自知力不存在。

入院诊断：幻觉妄想状态。

住院期间主要治疗药物（不含中药汤剂）

用药起止时间	药品名称	用法用量
2020 年 7 月 3 日—2020 年 7 月 5 日	劳拉西泮片	0.5mg t.i.d. 口服
2020 年 7 月 3 日—2020 年 7 月 5 日	氟哌啶醇注射液	5mg q.d.（晚）肌内注射
2020 年 7 月 22 日—2020 年 7 月 25 日		5mg b.i.d. 肌内注射
2020 年 7 月 3 日—2020 年 7 月 5 日	氢溴酸东莨菪碱注射液	0.3mg q.d.（晚）肌内注射
2020 年 7 月 22 日—2020 年 7 月 25 日		0.3mg b.i.d. 肌内注射
2020 年 7 月 5 日—2020 年 7 月 8 日	利培酮片	1mg b.i.d. 口服
2020 年 7 月 9 日—2020 年 7 月 16 日		3mg q.d. 口服
2020 年 7 月 17 日—2020 年 7 月 22 日		5mg q.d. 口服
2020 年 7 月 23 日—2020 年 7 月 25 日		3mg q.d. 口服
2020 年 7 月 26 日—2020 年 7 月 28 日		1mg q.d.（晚）口服
2020 年 7 月 23 日—2020 年 7 月 28 日	奥氮平片	5mg b.i.d. 口服
2020 年 7 月 29 日—2020 年 7 月 30 日		10mg b.i.d. 口服
2020 年 7 月 31 日—2020 年 8 月 2 日		15mg q.d. 口服
2020 年 8 月 3 日—2020 年 8 月 4 日		5mg b.i.d. 口服
2020 年 8 月 5 日—2020 年 8 月 6 日		5mg q.d.（晚）口服
2020 年 7 月 29 日—2020 年 7 月 30 日	氯氮平片	25mg q.d.（晚）口服

续表

用药起止时间	药品名称	用法用量
2020 年 7 月 31 日—2020 年 8 月 2 日		75mg q.d. 口服
2020 年 8 月 3 日—2020 年 8 月 4 日		25mg（午）、100mg（晚）口服
2020 年 8 月 5 日—2020 年 8 月 7 日		75mg（午）、100mg（晚）口服
2020 年 8 月 8 日—2020 年 9 月 3 日		200mg q.d. 口服
2020 年 8 月 7 日—2020 年 8 月 12 日	复方鲜竹沥液	20ml t.i.d. 口服
2020 年 7 月 23 日—2020 年 7 月 28 日	银杏叶提取物滴剂	2ml t.i.d. 口服
2020 年 8 月 14 日—2020 年 8 月 18 日	氟哌啶醇片	2mg b.i.d. 口服
2020 年 8 月 19 日—2020 年 8 月 22 日		4mg b.i.d. 口服
2020 年 8 月 23 日—2020 年 9 月 3 日		6mg b.i.d. 口服
2020 年 8 月 18 日—2020 年 8 月 30 日	水飞蓟宾葡甲胺片	200mg t.i.d. 口服
2020 年 7 月 29 日—2020 年 8 月 12 日	酒石酸美托洛尔片	25mg b.i.d. 口服
2020 年 8 月 13 日—2020 年 9 月 3 日		25mg t.i.d. 口服
2020 年 7 月 8 日—2020 年 7 月 28 日	盐酸苯海索片	2mg b.i.d. 口服
2020 年 8 月 8 日—2020 年 9 月 3 日	芪蓉润肠口服液	20ml t.i.d. 口服
2020 年 8 月 12 日—2020 年 9 月 3 日	葡醛内酯片	200mg t.i.d. 口服

诊治过程：

2020 年 7 月 3 日（入院当天）

一般情况：患者有大量的幻觉妄想内容，不愿住院，不愿接受治疗。自语、语乱明显。

初始治疗方案：

劳拉西泮片 0.5mg t.i.d. 口服。

氟哌啶醇注射液 5mg q.d.（晚）肌内注射。

氢溴酸东莨菪碱注射液 0.3mg q.d.（晚）肌内注射。

2020 年 7 月 4 日（入院后第 2 天）

精神检查：意识清晰，定向力完整，接触欠佳，问答尚切题，认为各国领导能给自己发送信息,要自己为环境污染做贡献,他们和自己达成了共识。询问患者接收信息方式,患者不愿回答。否认病史谈及的吓哭小孩,认为外卖小哥围着自己转,对自己有企图。情感反应欠协调,自知力不存在。

2020 年 7 月 5 日(入院后第 3 天)

精神检查: 意识清晰,被动接触一般,可以引出幻听,称听到某国领导跟自己讲话,称是在和她交流只有自己和某国领导知道的内容。关系妄想,称自己来到北京就下大暴雨是上天给她的暗示,别人打黑雨伞暗示了别人是性工作者,别人讲的话同她有关系;夸大妄想,称自己是《西游记》里面的大王,神话故事是真实的,自己是"神",丈夫是人,所以丈夫不理解她,因为"神"和人不能听懂对方。存在被监视感,称自己家里以前有一个摄像头,现在到处都是摄像头,公众在监视他,自己家里的事情外面的人都知道了,听见他们在议论自己家里的事情。情感反应不协调,意志活动减退,自知力缺乏。

医嘱调整:

停用:劳拉西泮片 0.5mg t.i.d. 口服。

氟哌啶醇注射液 5mg q.d.(晚)肌内注射。

氢溴酸东莨菪碱注射液 0.3mg q.d.(晚)肌内注射。

加用:改良电休克治疗(modified electro-convulsive therapy, MECT)f.i.w.。

利培酮片 1mg b.i.d. 口服。

2020 年 7 月 8 日(入院后第 6 天)

精神检查: 仍有幻觉,内容及频率较前有所减少。可以引出思维松散,问患者睡眠怎么样,回答称自己头上有犄角,和别人不一样,所以能接收不同的信号,也能睡好;问患者吃饭好吗,回答称自己是个"饭桶",吃什么都很能吃,要征服别人就要以暴制暴,得病了用力打几下就好了。边说边笑,情感反应欠协调,对住院也颇为适应,否认有病。

辅助检查:

胸部 CT:双肺新发小斑片状稍高密度影,考虑炎性改变可能。

头部 CT:双内侧前额叶脑容积轻度缩小。

医嘱调整:

加用:盐酸苯海索片 2mg b.i.d. 口服。

停用:利培酮片 1mg b.i.d. 口服。

2020 年 7 月 9 日（入院后第 7 天）

精神检查：意识清晰，定向准确，被动接触好，否认幻觉，思维松散不明显。仍有明显的妄想内容，思维内容脱离现实，较为荒谬。称丈夫的公司承包了××影视城工作，问其丈夫具体是做什么工作的，回答"做消防工作，要北京大连两地跑，如果我老公不接这份工作就会受到威胁，某人就会暗中加害我的儿子"，问其为什么要加害她的孩子，患者不回答。情感反应不协调，存自笑，问其原因，不回答，否认有病，自知力缺乏。

医嘱调整：

加用：利培酮片 3mg q.d. 口服。

> **问题 1：患者入院后第 7 天时，利培酮片的适应证及用法用量是否合理？**

2020 年 7 月 16 日（入院后第 14 天）

精神检查：大致同前。

医嘱调整：

停用：利培酮片 3mg q.d. 口服。

2020 年 7 月 17 日（入院后第 15 天）

一般情况：饮食可，二便正常，睡眠可。患者诉挤压后出现双侧乳房泌乳现象，余未诉不适。查体未见其他明显异常。

精神检查：患者思维松散，思维内容脱离现实，认为自己在学校里，是来学习护理及医疗知识的，称医生只有理解病人，才能治疗病人，医生治疗了病人就会得更高级的病。情感反应欠协调，意志活动减退，自知力缺乏。

辅助检查：催乳素 173.00ng/ml。

妇科 B 超：宫颈多发纳囊。

医嘱调整：

加用：中药汤剂芍药甘草汤加减。

> **问题 2：请简述芍药甘草汤治疗催乳素水平升高的作用机制，并对芍药甘草汤组方进行分析。**

处方：杭白芍 20g，炙甘草 10g，当归 10g，黄芪 15g，枸杞子 15g，麦芽 30g。

每日 1 剂,早、晚分服。

加用:利培酮片 5mg q.d. 口服。

停用:MECT f.i.w.。

2020 年 7 月 22 日(入院后第 20 天)

一般情况:饮食可,二便正常,睡眠可。查体未见其他明显异常。患者诉泌乳较前减轻。

精神检查:患者行为冲动,在活动室用球杆打病友,称是有声音告诉自己病友对自己不怀好意。劝阻无效,予以冲动行为干预治疗 1 次。患者近日诉出现明显鼻塞,既往无鼻炎病史,患者觉得影响呼吸。患者感觉非常痛苦,拒绝继续使用利培酮治疗,强烈要求更换药物。鉴于患者目前症状及利培酮疑似相关药物不良反应情况,考虑逐渐减停利培酮片,换用奥氮平片治疗。

辅助检查:催乳素 145.50ng/ml↑。

问题 3:患者 7 月 22 日化验检查催乳素水平升高的原因是什么?

医嘱调整:

加用:氟哌啶醇注射液 5mg b.i.d. 肌内注射。

　　　氢溴酸东莨菪碱注射液 0.3mg b.i.d. 肌内注射。

停用:利培酮片 5mg q.d. 口服。

2020 年 7 月 23 日(入院后第 21 天)

一般情况:饮食可,二便正常,睡眠可。查体未见其他明显异常。仍有鼻塞主诉。

精神检查:患者意识清晰,接触交谈欠合作,对话不切题,思维松散,称自己比医生、护士都优秀,别人不能管自己,称主任给这么多人看过病了,主任也有病才对。情感反应欠协调,意志活动减退,自知力缺乏。患者存在近期记忆障碍,不能回忆何时入院及昨晚晚餐内容。考虑与 MECT 术后认知功能损伤有关,考虑加用银杏叶提取物滴剂改善记忆,并对患者加强生活护理,并告知患者记忆力是可以恢复的,指导患者重建对环境、时间和人物的识别能力。

医嘱调整:

加用:利培酮片 3mg q.d. 口服。

奥氮平片 5mg b.i.d. 口服。

> **问题 4：患者入院后第 21 天时,利培酮替换为奥氮平是否合理? 应注意哪些问题?**

> **问题 5：患者入院后第 21 天时,换用奥氮平治疗是否合理?**

银杏叶提取物滴剂 2ml t.i.d. 口服。

2020 年 7 月 25 日（入院后第 23 天）

一般情况：患者诉泌乳不明显,鼻塞症状有所减轻。

精神检查：神清,接触交谈不合作,对话不切题,思维内容暴露不佳,问及其头上的"角",称"你们还没懂吗,就在这还有什么好谈的"。称自己是被家里人遗弃的。情感反应不协调,态度激惹、挑剔,要求出院,自知力缺乏。

医嘱调整：

停用：氟哌啶醇注射液 5mg b.i.d. 肌内注射。

氢溴酸东莨菪碱注射液 0.3mg b.i.d. 肌内注射。

利培酮片 3mg q.d. 口服。

2020 年 7 月 26 日（入院后第 24 天）

一般情况：饮食可,二便正常,睡眠可。查体未见其他明显异常。患者诉泌乳较前减少。

精神检查：意识清晰,接触交谈欠合作,对话不切题,思维松散,称别的患者爱国,自己特别为此感动,问其具体原因,称"你爱妈妈吗?"情感反应不协调,自笑,意志活动减退,自知力缺乏。

辅助检查：

心电图：T 波改变。

血生化：谷丙转氨酶 45.4U/L↑,总蛋白 62.0g/L↓,白蛋白 37.6g/L↓。

奥氮平血药浓度：18.16ng/ml↓。

医嘱调整：

加用：利培酮片 1mg q.d.（晚）口服。

2020 年 7 月 28 日（入院后第 26 天）

精神检查：患者意识清晰，接触交谈一般，对话部分切题，随谈话进行。表情平淡，情感反应欠协调，时有自笑，意志活动减退，自知力缺乏。

医嘱调整：

停用：利培酮片 1mg q.d.（晚）口服。

奥氮平片 5mg b.i.d. 口服。

银杏叶提取物滴剂 2ml t.i.d. 口服。

盐酸苯海索片 2mg b.i.d. 口服。

2020 年 7 月 29 日（入院后第 27 天）

一般情况：心率 109 次 /min，饮食、睡眠尚可，二便正常，未诉躯体不适。

精神检查：患者意识清晰，定向力完整，接触尚可。患者表现注意力不集中，思维松散，称主任也是病人，因为"医生要治病要先融入这个病，要先能够有相同的体验才能治病，所以说医生也是病人"，认为主任对自己的主治医生不好，因为"我是您的病人，主任对我不好就是对您不好"。情感反应欠协调，时有自笑，意志活动减退，自知力缺乏。

医嘱调整：

加用：奥氮平片 10mg b.i.d. 口服。

氯氮平片 25mg q.d.（晚）口服。

酒石酸美托洛尔片 25mg b.i.d. 口服。

2020 年 7 月 30 日（入院后第 28 天）

医嘱调整：

停用：奥氮平片 10mg b.i.d. 口服。

氯氮平片 25mg q.d.（晚）口服。

2020 年 7 月 31 日（入院后第 29 天）

医嘱调整：

加用：奥氮平片 15mg q.d. 口服。

氯氮平片 75mg q.d. 口服。

2020 年 8 月 2 日（入院后第 31 天）

精神检查：患者思维松散，内容荒谬。如患者认为人分为正派和邪派，问其怎么区分正邪，患者回答说"出生的地方就能看出来"，问其具体怎么按出生地区分，患者回答说"这是高级秘密，书本上应该学了，你们读书应该知道"。情感反应欠协调，时有自笑，意志活动减退，自知力缺乏。

医嘱调整：

停用：奥氮平片 15mg q.d. 口服。

氯氮平片 75mg q.d. 口服。

2020 年 8 月 3 日（入院后第 32 天）

医嘱调整：

加用：奥氮平片 5mg b.i.d. 口服。

氯氮平片 25mg（午）、100mg（晚）口服。

2020 年 8 月 4 日（入院后第 33 天）

医嘱调整：

停用：奥氮平片 5mg b.i.d. 口服。

氯氮平片 25mg（午）、100mg（晚）口服。

> **问题 6**：患者入院后第 33 天时，氯氮平的用法用量是否合理？对于患者来说，怎样的剂量滴定方案更合理？

2020 年 8 月 5 日（入院后第 34 天）

医嘱调整：

加用：奥氮平片 5mg q.d.（晚）口服。

氯氮平片 75mg（午）、100mg（晚）口服。

2020 年 8 月 6 日（入院后第 35 天）

一般情况：未见明显异常。饮食可，大便略干，小便正常。轻微流涎。对生活影响不大。查体未见其他异常。无泌乳情况。

精神检查：意识清晰，定向准确，接触交谈合作，对答欠切题，注意力不集中。情感反应欠协调，时有自笑，意志活动减退，自知力缺乏。

辅助检查：催乳素 23.55ng/ml。

医嘱调整：

停用：奥氮平片 5mg q.d.（晚）口服。

问题 7：将奥氮平换为氯氮平治疗是否合理？

中药：杭白芍 20g，炙甘草 10g，当归 10g，黄芪 15g，枸杞子 15g，麦芽 30g。

2020 年 8 月 7 日（入院后第 36 天）

一般情况：患者自诉咳嗽，干咳少痰，无发热、咽痛等不适。查体未见明显异常发现，诊断咳嗽。予以复方鲜竹沥液对症治疗。

精神检查：意识清晰，接触交谈合作，思维松散，对答不切题。仍有较为怪异的思维内容，如称自己下周必须出院，称自己下周要去做某手术，称女人要是错过这个时机，就不能圆满了。情绪基本稳定，情感反应淡漠，意志活动减退，自知力缺乏。时有自笑。生活自理好，较少与其他病友来往交谈。

医嘱调整：

加用：复方鲜竹沥液 20ml t.i.d. 口服。

停用：氯氮平片 75mg（午）、100mg（晚）口服。

2020 年 8 月 8 日（入院后第 37 天）

一般情况：患者诉咳嗽、便秘，大便每 2 日 1 次；睡眠可，无其他不适。查体未见明显异常。

精神检查：意识清晰，接触交谈合作，否认幻觉，追问下称近期声音好像少一些了，那些人不主动和自己联系了，但是对此表现得比较无所谓。思维松散，对答不切题。提起入院前的异常表现，患者回避，称都过去了。情绪基本稳定，情感反应淡漠，意志活动减退，自知力缺乏。

医嘱调整：

加用：氯氮平片 200mg q.d. 口服。

问题 8：氯氮平剂量增加过程中出现了哪些不良反应？ 这些不良反应是否均与氯氮平有关？

芪蓉润肠口服液 20ml t.i.d. 口服。

2020 年 8 月 12 日（入院后第 41 天）

一般情况：患者诉咳嗽已愈、便秘，大便每 2 日 1 次；睡眠可，无其他不适。查体未见明显异常。

精神检查：意识清晰，定向力完整，接触良好，简单答话切题，对治疗被动合作。可查及幻觉妄想，认为存在"鬼神"，因为自己能与之进行言语交流。不安心住院，诉自己的孩子需要母亲，如果不让她出院是不对的，有出院要求，无自知力。在病房偶有自笑。

辅助检查：

血生化：谷丙转氨酶 89.3U/L↑，谷草转氨酶 44.8U/L↑，总胆红素 6.6μmol/L，直接胆红素 1.1μmol/L，碱性磷酸酶 74U/L，γ- 谷氨酰转肽酶 25.5U/L。

医嘱调整：

加用：葡醛内酯片 200mg t.i.d. 口服。

> **问题 9：葡醛内酯和水飞蓟宾治疗肝功能异常是否合理？**

停用：酒石酸美托洛尔片 25mg b.i.d. 口服。

复方鲜竹沥液 20ml t.i.d. 口服。

2020 年 8 月 13 日（入院后第 42 天）

精神检查：对治疗被动合作，可以引出幻觉妄想内容，妄想内容杂乱。对于入院前的异常表现无合理解释，无自知力。未见明显异常行为。

医嘱调整：

加用：酒石酸美托洛尔片 25mg t.i.d. 口服。

2020 年 8 月 14 日（入院后第 43 天）

精神检查：接触良好，存在幻觉，诉自己能与"鬼神"对话，语乱。情感反应淡漠，意志活动减退，自知力缺乏。

医嘱调整：

加用：氟哌啶醇片 2mg b.i.d. 口服。

2020 年 8 月 18 日（入院后第 47 天）

精神检查：否认"鬼神"与自己言语交流，但是仍有国外的领导人的声音时不时出现对自己进行一些提示。可查及关系妄想,认为自己与国外领导人有联系,所以周围人对自己的态度不一般。情绪不稳,挑剔,易激惹,拒绝抽血,认为医院的医生没有达到医师标准,诉医生要是也抽血,她就抽。意志活动减退,无自知力。近期自笑情况较少。

辅助检查：

血生化：白蛋白 39.3g/L↓,谷丙转氨酶 150.9U/L↑,谷草转氨酶 58.7U/L↑,γ-谷氨酰转肽酶 64.8U/L↑,高密度脂蛋白胆固醇 1.06mmol/L↓。

医嘱调整：

加用：水飞蓟宾葡甲胺片 200mg t.i.d. 口服。

停用：氟哌啶醇片 2mg b.i.d. 口服。

2020 年 8 月 19 日（入院后第 48 天）

医嘱调整：

加用：氟哌啶醇片 4mg b.i.d. 口服。

2020 年 8 月 22 日（入院后第 51 天）

医嘱调整：

停用：氟哌啶醇片 4mg b.i.d. 口服。

2020 年 8 月 23 日（入院后第 52 天）

精神检查：说最近声音出现得少了,可能他们忙别的事情去了。对既往异常言语内容回避,不愿提起,称都过去了,不要再说了。情绪平稳,意志活动减退,无自知力。未见明显异常行为。

医嘱调整：

加用：氟哌啶醇片 6mg b.i.d. 口服。

2020 年 8 月 31 日（入院后第 60 天）

精神检查：否认幻觉,存在思维逻辑障碍。如认为抽血会让自己身体虚弱,称大多数人都是亚健康的,抽血的异常结果是正常的。不再提及头上长"角"和外国领导人发信息之事。称丈夫对自己也不错,邻居的事情就那样吧。妄想内容淡化。诉医院的制度是不符合规定的,不让自己与爱人见面。无自知力,生活自理好,未见明显异常行为。今日出院。

辅助检查：

特种蛋白五项：C 反应蛋白 2.71mg/dl↑。

血生化：谷丙转氨酶 89.3U/L↑，谷草转氨酶 44.2U/L↑，γ- 谷氨酰转肽酶 77.5U/L↑。

医嘱调整：

停用：水飞蓟宾葡甲胺片 200mg t.i.d. 口服。

出院诊断：未分化型精神分裂症；窦性心动过速；肝功能异常；便秘；锥体外系综合征；咳嗽；高催乳素血症；记忆力减退。

> **问题 10：患者被诊断为"精神分裂症"，是否符合诊断标准？**

出院带药：

> **问题 11：结合患者出院用药方案，对患者进行出院用药教育。**

氯氮平片 100mg b.i.d. 口服。

氟哌啶醇片 6mg b.i.d. 口服。

酒石酸美托洛尔片 25mg t.i.d. 口服。

葡醛内酯片 200mg t.i.d. 口服。

治疗特点与难点——医师视角

患者为中年女性，具有丰富的精神分裂症阳性症状，诊断为精神分裂症。根据精神分裂症治疗指南，可选择利培酮作为首选治疗药物。急性期根据快速控制病情的需求，在各项实验室指标没有明显异常的基础上，配合改良电休克治疗可增强疗效。利培酮使用过程中出现催乳素水平升高的不良反应，临床表现为泌乳，通过传统中医药治疗得到缓解，但是患者出现鼻塞的副作用导致服药依从性差，不能继续。此后换用奥氮平治疗，遗憾的是奥氮平的使用未达到充分的剂量及疗程。在此基础上治疗效果不令人满意，从而换用了氯氮平治疗。氯氮平作为难治性精神分裂症的首选药，对于该患者起到了缓解病情的作用。本例患者氯氮平相关的副作用通过治疗得到缓解，患者也能够接受。但该患者在换用氯氮平前是否还可以有其他选择，包括奥氮平的充分治疗或者换用典型抗精神病药是值得探讨的。患者也可通过药物基因组学检测来辅助进行药物选择。

二、个体化药物治疗分析

(一)患者药物治疗过程总结

患者入院后给予氟哌啶醇注射液日最大剂量 10mg 控制情绪冲动,同时辅以东莨菪碱对症治疗,后给予改良电休克治疗(MECT),疗效尚可。给予利培酮片日最大剂量 5mg,其间因高催乳素血症,使用中药汤剂芍药甘草汤治疗,疗效可。后出现鼻塞的副作用,患者难以耐受。经交叉换药处理,换用奥氮平片日最大剂量 20mg 治疗,疗效欠佳。后逐渐减停奥氮平,换药为氯氮平片日最大剂量 200mg,同时联合氟哌啶醇片日最大剂量 12mg 治疗,治疗中出现氨基转移酶升高。出院时患者意识清晰,定向力完整,幻觉妄想减轻,怪异行为消失,精神症状缓解。

(二)患者药学画像

难治性精神分裂症;高催乳素血症;中药治疗;首次使用氯氮平。

三、药物治疗学分析

> **问题 1:患者入院后第 7 天时,利培酮片的适应证及用法用量是否合理?**

1. 合理。患者诊断为"未分化型精神分裂症",利培酮可以用于治疗精神分裂症,因此利培酮的适应证是合理的。

2. 从用法用量的角度,利培酮的用法用量是合理的。根据药品说明书,利培酮片可用于成人精神分裂症的治疗,具体用法为每日 1 次或 2 次。推荐起始剂量为每次 1mg,每日 2 次;第 2 天增加到每次 2mg,每日 2 次;如能耐受,第 3 天可增加至每次 3mg,每日 2 次。此后,可维持此剂量不变或根据患者反应进一步调整。利培酮的推荐剂量范围为每日 4 ~ 8mg,有效剂量范围为每日 4 ~ 16mg。

> **问题 2:请简述芍药甘草汤治疗催乳素水平升高的作用机制,并对芍药甘草汤组方进行分析。**

1. 结合文献学进展,现代研究提示芍药甘草汤能显著促进垂体多巴胺受体活性,刺激脑垂体前叶的多巴胺受体,从而降低催乳素水平。同时芍药甘草汤能抗氧化、抗炎,降低异常的雄激素、催乳素水平,适用于相关内分泌疾病。

2. 芍药甘草汤既是辨治肝肾不足证的重要代表方，又是辨治诸多杂病如肝病、心病、肾病、脾胃病、肺病等的重要基础方。方中的芍药既可补血，又可缓急；甘草既可补益中气，又可生津。从方中的药物用量及调配分析得知，芍药甘草汤的应用并不局限于肝肾不足证，还可用于辨治诸多杂病如消化、循环、内分泌及代谢等系统疾病。运用芍药甘草汤辨治的病证（无论病变部位在心、在肝胆或在脾胃）以肝肾阴虚为主。

3. 从高催乳素血症的病因、病机上看，中医学将本病归属于"闭经""月经过少""不孕""乳泣"等范畴。闭经、溢乳是高催乳素血症最常见的临床表现，本病的病因需从月经及溢乳方面进行探讨。夫经水者，阴血也，属冲任二脉所主，上为乳汁，下为血海，气血冲和，经乳则各行其道。月经与天癸、气血、冲任密切相关。肾藏精，主生殖，为先天之本。经水出诸肾，如肾水不足，肝肾同源，由肾及肝，肝木失养，出现肾虚肝旺，肝疏泄太过，肾闭藏失职，致气血紊乱，或情志抑郁，皆可使冲脉气机失于调畅，造成冲气上逆。肝经上冲，乳胀而溢。脾胃为后天之本，气血生化之源，如肝旺克土，致脾胃虚弱，或过食辛辣，致胃热壅滞，皆可使气血不足，血海空虚而致经闭，或使脾胃运化失职，水湿停聚为湿为痰，日久致瘀，瘀久化热，热结胞络，血不循经，无以下归冲脉，而随肝气而上，化为乳汁，故有闭经、溢乳之症。

芍药甘草汤先复肝肾之阴，然后以其津液灌溉表里内外、上下四旁。所以在阴津充足的基础上，可去心脾阴亏的咽中干及液脱肌枯的四肢拘挛等，当然包括阴虚的烦躁在内，然后达到阴平阳秘。甘草的效用如上所述，其所谓补中是阴阳平补、气液并养。芍药酸苦微寒，正是益阴利血之品，与甘草合用，酸甘化阴、滋液养荣，可救治肝肾阴亏的一系列证候。

问题 3：患者 7 月 22 日化验检查催乳素水平升高的原因是什么？

1. 患者催乳素水平升高可能为利培酮导致的药物不良反应，利培酮可促进催乳素分泌，能引起与剂量相关的血浆催乳素水平升高。催乳素水平升高的相关症状为溢乳、月经失调、闭经、性欲改变等。对于以上症状，一般在减少相关抗精神病药的剂量后可得到减轻或消除。

2. 依据《高催乳素血症诊疗共识》，高催乳素血症的治疗目标是控制高催乳素血症、恢复女性正常月经和排卵功能或恢复男性性功能、减少乳汁分泌及改善其他症状。在确定高催乳素血症后，首先是确定是否需要治疗，伴有闭经、泌乳、不孕不育、头痛、骨质疏松等表现者都需要治疗,仅有血催乳素水平升高而无以上表现者可随诊观察;其次是确定治疗方案,选择哪种治疗方法。

祖国传统医学显示出优势,可以帮助患者缓解药物不良反应,同时还帮助改善患者的精神状态。本例患者采用中药汤剂治疗抗精神病药引起的高催乳血症,效果显著,治疗方案合理。

问题 4:患者入院后第 21 天时,利培酮替换为奥氮平是否合理? 应注意哪些问题?

1. 合理。

2. 患者入院后第 21 天时,换为奥氮平 5mg b.i.d.,用法用量合理。

3. 抗精神病药换药期间一般用交叉逐渐停药的方式,可减少精神病恶化、再现或停药反应的发生。该患者换用奥氮平前,利培酮已经减量至较低水平,可以直接停用,但应加强不良反应监测。

4. 本例患者服用利培酮后出现可疑不良反应,难以耐受,采取交叉换药的方式逐步替换为奥氮平,换药过程中未再出现新的不良反应,患者病情平稳改善,该换药方案合理。

问题 5:患者入院后第 21 天时,换用奥氮平治疗是否合理?

1. 合理。

2. 依据《中国精神分裂症防治指南》(第二版),对于治疗合作的精神分裂症患者,优先采用口服一种非典型抗精神病药如利培酮、帕利哌酮、奥氮平等治疗。治疗应从小剂量开始,根据药物的效价特点在 3 ～ 14 天内逐渐滴定至目标治疗剂量。治疗药物达到目标治疗剂量后,应持续治疗观察 6 ～ 8 周,并定期评定疗效和安全性。

3. 本例患者在使用利培酮治疗精神分裂症的过程中出现了鼻塞的不良反应,较为严重且影响患者的生活,患者难以耐受该药物不良反应,且拒绝继续使用该药,因此换用奥氮平。

4. 根据指南,结合患者使用情况,利培酮未达足剂量、足疗程治疗,但考虑到患者临床反应,并结合患者不良反应方面的诉求,换为奥氮平合理。

> **问题6：患者入院后第33天时，氯氮平的用法用量是否合理？对于患者来说，怎样的剂量滴定方案更合理？**

1. 氯氮平为非典型抗精神病药，是难治性精神分裂症患者的首选药，但是因为不良反应广泛，因此使用时应从小剂量开始。本例患者起始剂量适宜、加量速度适宜，为合理用药。

2. 根据氯氮平的药品说明书，氯氮平用药应从小剂量开始，首次剂量为每次25mg，每日2～3次。本例患者氯氮平起始剂量为25mg，每日1次，起始剂量适宜，给药频率适宜，有利于治疗和症状改善。

3. 根据国外关于氯氮平合理使用的临床研究结果，建议氯氮平以更低的起始剂量和更个体化的给药方案合理加量。

4. 本例患者氯氮平的加量偏快，建议以更低的起始剂量，减慢滴定速度，逐渐加量至治疗剂量。

> **问题7：将奥氮平换为氯氮平治疗是否合理？**

1. 欠合理。

2. 患者服用奥氮平治疗，奥氮平未达到目标治疗剂量并持续治疗观察8周以上，从用药剂量上看，患者7月31日—8月2日期间服用奥氮平剂量为15mg，但时间较短。在临床上尚未达足剂量、足疗程标准，患者的临床疗效不显著，此时患者换用氯氮平治疗。

3. 依据《中国精神分裂症防治指南》(第二版)，患者优先采用口服一种非典型抗精神病药如利培酮、奥氮平，其次可以考虑使用一种典型抗精神病药如氯丙嗪、氟哌啶醇、奋乃静或舒必利治疗。治疗药物达目标剂量后，应持续治疗观察6～8周。如治疗无效，可选择换用另一种非典型药物或另一种典型药物，或者换用长效非典型抗精神病药制剂，也可谨慎使用氯氮平或者联合电休克治疗。本例患者使用利培酮未达足剂量、足疗程，因不良反应换用奥氮平。使用奥氮平仍未达足剂量、足疗程治疗。根据指南，此时使用奥氮平应达足剂量、足疗程，如果治疗仍无效，再优先选择换用另一种非典型药物，其次可以换用一种典型药物。如果持续治疗观察6～8周仍无效，可以谨慎使用氯氮平治疗。

4. 本例患者换用氯氮平欠合理，也并非最佳选择。此时应充分观察，根据血药浓度监测结果,谨慎调节奥氮平的剂量;充分治疗无效,则考虑优先选择换用另一种非典型抗精神病药如阿立哌唑、氨磺必利等,其次可以换用典型抗精神病药如舒必利、奋乃静等。应关注患者的临床疗效和不良反应,以及停换药期间患者的病情波动情况。

> **问题 8:氯氮平剂量增加过程中出现了哪些不良反应? 这些不良反应是否均与氯氮平有关?**

1. 氯氮平剂量增加过程中患者出现了窦性心动过速、便秘、肝功能异常等不良反应,这些不良反应均不能排除是氯氮平所致。

2. 服用氯氮平后,患者的心率为 109 次 /min。氯氮平的常见不良反应包括心血管反应,如心动过速等。心动过速可能直接起因于药物的迷走神经松弛作用,可在卧位时出现,因此并不是体位改变所致。当氯氮平的剂量达到 300mg/d 或连续服用 7 天以上,患者的脉搏每分钟会增加 20 ~ 25 次。本例患者的心率为 109 次 /min,诊断为窦性心动过速,结合患者实际用药情况,考虑和氯氮平有关,为氯氮平所致的药物不良反应。

3. 服用氯氮平第 11 天,患者出现便秘。排除患者自身疾病及其他因素影响,考虑便秘和服用氯氮平相关。关联性评价为很可能。

4. 服用氯氮平第 15 天后,患者出现肝功能异常。排除患者自身疾病及其他因素影响,考虑肝功能异常与服用氯氮平和氟哌啶醇均相关,肝功能异常为氯氮平所致的可能的药物不良反应。

> **问题 9:葡醛内酯和水飞蓟宾治疗肝功能异常是否合理?**

1. 合理。

2. 依据《药物性肝损伤基层诊疗指南(2019 年)》,药物性肝损伤(DILI)是指由各类处方或非处方的化学药物、生物制剂以及传统中药、天然药、保健品、膳食补充剂及其代谢产物乃至辅料等所诱发的肝损伤,又称为药物性肝病。

3. 依据《药物性肝损伤基层诊疗指南(2019 年)》,判断是否是 DILI 的基本条件有:①药物暴露史;②排除其他原因或疾病所致的肝损伤;③可能有危险因素和药品说明书含有肝毒性信息;④肝脏损伤在相应的潜伏期,通常为 1 ~ 4 周;⑤停药后,肝功能指标有所改善;⑥偶尔再次给药,迅速激发肝损伤。其中①和②是诊断 DILI 的必要条件,③~⑥是非必要条件。患者正在服用氯氮平、氟哌啶醇等，根据药品说明书，这几种药物都有可能导致肝功能异常，有药物暴露史。在病历资料中并未提到该患者有其他可导致肝损伤的疾病和其他原因，故而可以判断为 DILI。

4. 中华医学会肝病学分会药物性肝病学组制定的《药物性肝损伤诊治指南》中将 DILI 分为 0 ～ 5 级。0 级（无肝损伤）：患者对暴露药物可耐受，无肝毒性反应。1 级（轻度肝损伤）：血清 GPT 和 / 或 ALP 水平呈可恢复性升高，TBIL ＜ 2.5 倍正常值上限（ULN）（2.5mg/dl 或 42.75μmol/L），且国际标准化比值（INR）＜ 1.5；多数患者可适应，可有或无乏力、虚弱、恶心、厌食、右上腹痛、黄疸、瘙痒、皮疹或体重减轻等症状。该患者 GPT 水平升高，但 TBIL 在正常范围内，且 INR 也在正常范围内，为 1 级轻度肝损伤。

5. DILI 按受损靶细胞可分为肝细胞损伤型、胆汁淤积型、混合型和肝血管损伤型。其中前 3 种类型可根据 R 值划分，$R=$ 血清 [GPT 实测值 /GPT 的正常值上限（ULN）]/（ALP 实测值 /ALP 的 ULN）。该患者 GPT 水平 8 月 12 日为 89.3U/L↑，ALP 水平在正常范围内，$R=1.79$，属于肝细胞损伤型肝损伤。

6. 对于轻度肝损伤患者，指南推荐水飞蓟素治疗，炎症较重者可使用甘草酸制剂。该患者使用葡醛内酯片和水飞蓟宾葡甲胺片对症治疗，药物选择合理。根据葡醛内酯片说明书，该药物每次 100 ～ 200mg，每日 3 次，患者实际用量为 600mg/d，用法用量合理。根据水飞蓟宾葡甲胺片说明书，该药物每次 100 ～ 200mg，每日 3 次，患者实际用量为 600mg/d，用法用量合理。

问题 10：患者被诊断为"精神分裂症"，是否符合诊断标准？

1. 符合。

2. DSM-5 中精神分裂症的诊断标准　存在两项（或更多）下列症状，每一项症状均在 1 个月中相当显著的一段时间里存在（如成功治疗，则时间可以更短），至少其中一项必须是（1）（2）或（3）。

（1）妄想。

（2）幻觉。

（3）言语紊乱（例如频繁离题或不连贯）。

（4）明显紊乱的或紧张症的行为。

（5）阴性症状（即情绪表达减少或动力缺乏）。

患者的主要症状为幻觉和妄想、言语紊乱、离题，符合 DSM-5 精神分裂症诊断标准中的特征。

3.排除诊断　排除精神活性物质所致精神障碍。无精神活性物质使用的证据。

4.鉴别诊断　器质性疾病所致精神障碍:患者门诊 CT 显示异常,需要做进一步鉴别。不支持点为脑部 CT 无特异性发现,无急性或者慢性器质性疾病的特征,病程持续多年无明显缓解,与器质性疾病无时间相关关系。情感障碍:患者临床表现有夸大妄想,但是病程持续无间断性,无心境异常的体验,思维、情感的不协调性表现突出,故不支持。

> **问题 11:结合患者出院用药方案,对患者进行出院用药教育。**

1.氯氮平片

(1)本药可用于哪些疾病?

氯氮平是一种抗精神病药,主要用于治疗难治性精神分裂症。

(2)如何使用这个药品?

1)食物不影响药效,服药时您进食或不进食都可以。

2)突然停药可能造成病情复发或出现胆碱能反跳症状(如多汗、头痛、恶心、呕吐、腹泻)。如需停药,建议在 1 ～ 2 周内逐渐减少剂量;必须立即停药时,请仔细观察是否出现异常。请不要擅自停药。

2.氟哌啶醇片

(1)本药可用于哪些疾病?

氟哌啶醇是一种抗精神病药,主要用于治疗精神疾病如精神分裂症、躁狂症、抽动秽语综合征、脑器质性疾病及老年性精神障碍。

(2)如何使用这个药品?

1)您可与或不与食物同服。如果出现胃部不适,请与食物同服。

2)突然停药可能引起短暂性运动障碍。如果需要停药,医师会根据您的病情逐渐减少剂量,请不要擅自停药。

3.酒石酸美托洛尔片

(1)本药可用于哪些疾病?

美托洛尔可用于治疗高血压等疾病。

(2)如何使用这个药物?

1)由于白天的血压高于夜晚,用于治疗高血压且每日只用服 1 次时,请在早晨服药。

2）食物可能增加美托洛尔的吸收，如果您服用的是普通片剂，请空腹服药。缓释剂型不受食物的影响，与或不与食物同服都可以。

3）如果您服用的是缓释片，请完整吞服。某些厂家的缓释片可掰开后服下，但不能咀嚼或碾碎服用。

4）长期用药时如需停药，需先逐渐减少剂量（一般需 7 ~ 10 天，至少需 3 天），千万不要擅自停药。

四、专家点评——贾竑晓（主任医师）

本病例是先后经过利培酮、奥氮平、氯氮平、氯氮平合并氟哌啶醇治疗取得一定效果的病例。虽然治疗过程中利培酮、氯氮平、奥氮平皆不足量，氯氮平、奥氮平疗程不够，但若按宽松的难治性精神分裂症概念，提示此病例有一定的难治性，所以最后氯氮平联合氟哌啶醇的合并治疗取得了一定效果。但氯氮平加量过程节奏略显偏快，存在较多和较严重不良反应的风险，因此药学专家对此根据氯氮平用药规范给予了精彩点评，值得临床医师重视。

本例患者在用利培酮过程中出现催乳素水平升高，中医医师采用中药汤剂芍药甘草汤加减治疗，有一定效果。说明对于抗精神病药治疗过程中的高催乳素血症这一精神科治疗难题，中医治疗是一种可借鉴的策略，药学专家对此也给予了精彩点评，也同样值得临床医师关注。

五、拓展阅读——合理使用氯氮平的三点建议

更合理地使用氯氮平应基于以下三个方面：①对全球氯氮平的药品说明书进行修订，以反映氯氮平药代动力学研究的进展；②使用氯氮平时进行 TDM 以实现剂量个体化；③缓慢而个体化的剂量滴定方案，定期监测 CRP，可以一定程度上避免心肌炎和其他氯氮平诱发的炎症。

在许多国家，根据氯氮平的药代动力学参数进行个体化滴定可能是有益的。表 2-1 提供了我们对住院患者剂量滴定的建议。如果每周 CRP 异常，要等 CRP 恢复正常才能进行剂量增加。滴定前应停止使用氟伏沙明、丙戊酸或口服避孕药。

表 2-1　住院的亚洲患者的氯氮平滴定建议

第 1 周

晚上服用第 1 剂 12.5mg,以避免镇静和直立性低血压。

如果耐受,每日剂量增加 12.5mg,约 2/3 的日总剂量放在晚上,避免在周末增加剂量。

第 1 周结束时,目标剂量为 50mg/d

第 2 周

若能耐受,每 2 天增加 1 次剂量,每次 25mg,约 2/3 的日总剂量放在晚上,周末忌加量。

第 2 周结束时,目标剂量为 100mg/d

第 3 周

若能耐受,每 2 天增加 1 次剂量,每次 25mg,约 2/3 的日总剂量放在晚上,周末忌加量。

第 3 周结束时,目标剂量为 150mg/d

第 4 周及之后的几周

对于非吸烟女性推荐目标剂量为 150mg/d,男性吸烟者为 300mg/d。

增加剂量:每次 25mg/d,不能超过每周 50mg。

如果有 TDM,在达到 150mg/d 后 1 周,测量氯氮平血药浓度以确定目标剂量

六、小测试

1. 吸烟可使氯氮平水平降低,主要与以下哪种代谢酶有关(　　　　)

A. CYP1A2　　　　　　B. CYP2C9　　　　　　C. CYP2C19

D. CYP2D6　　　　　　E. CYP3A4

2. 以下属于典型抗精神病药的是(　　　)

A. 利培酮　　　　　　B. 帕利哌酮　　　　　　C. 奥氮平

D. 氟哌啶醇　　　　　E. 喹硫平

3. 以下关于氯氮平的说法,错误的是(　　　)

A. 用药期间吸烟可降低药效

B. 用药期间饮酒可能增强中枢抑制作用

C. 用药期间摄入咖啡因可能加重精神症状

D. 氯氮平不会引起体重增加

E. 氯氮平可引起粒细胞缺乏

4. 依据《药物性肝损伤基层诊疗指南(2019 年)》,判断是否是 DILI 的必要条件是(　　　)

A. 药物暴露史及排除其他原因或疾病所致的肝损伤

B. 阳性家族史

C. 可能有危险因素和药品说明书含有肝毒性信息

D. 肝脏损伤在相应的潜伏期,通常为 1 ～ 4 周

E. 停药后,肝功能指标有所改善

5. 精神分裂症的临床症状不包括以下哪项(　　　)

A. 妄想　　　　　　　　B. 言语紊乱　　　　　　C. 幻觉

D. 情绪低落　　　　　　E. 阴性症状

答案:1. A；　2. D；　3. D；　4. A；　5. D

（袁海宁　庄红艳）

参考文献

[1] 赵靖平,施慎逊.中国精神分裂症防治指南 [M].2 版.北京:中华医学电子音像出版社,2015.

[2] 中华医学会,中华医学会杂志社,中华医学会消化病学分会,等.药物性肝损伤基层诊疗指南（2019 年）[J].中华全科医师杂志,2020,19（10）:868-875.

[3] DE LEON J, RUAN C J, SCHORETSANITIS G, et al. A rational use of clozapine based on adverse drug reactions, pharmacokinetics, and clinical pharmacopsychology[J]. Psychotherapy and psychosomatics, 2020, 89（4）: 200-214.

案例 3

一例精神分裂症伴迟发性运动障碍患者,经个体化药物治疗,症状得到控制

一、药学查房案例概况

病历摘要:患者,男,26 岁。身高 179cm,体重 79kg。入院时间:2021 年 4 月 19 日。

主诉:情绪不稳、懒散 3 年,语乱 1 年余,加重 2 个月。

现病史:2018 年 6 月患者大学延迟毕业,后逐渐出现情绪不稳定,暴躁、易怒,言语攻击父母,抱怨父母没有本事,抽烟喝酒。生活孤僻懒散,不去学习,个人卫生差,总是在宿舍睡觉、打游戏,对家人漠不关心,经常拒接家人的电话。后勉强毕业,在家人帮助下找到工作,但经常无故不去上班。2019 年 10 月出现凭空视物,称路上看见了"鬼",觉得不安全。语乱,称"有天使有恶魔",自己要保护人类、保护地球,认为很多人都需要他的帮助。不能胜任原有的工作,调至较轻松的后勤岗位。睡眠差,每晚只能睡 2 ~ 3 个小时。家属送至当地某医院住院治疗,诊断为精神分裂症,给予氨磺必利 600mg/d、氯氮平 100mg/d、舍曲林 50mg/d、普萘洛尔 10mg/d,症状有所好转,但出现肌肉僵硬、坐立不安、呆愣,服药 4 个月后自行停药。

2021 年 2 月症状加重,疑心重,警惕,不联系家人,不愿回家,怀疑别人议论自己。情绪不稳,烦躁,冲动,不满足要求就情绪激动,对母亲言语攻击。行为怪异,把家里客厅布置成灵堂,说要与去世的父亲喝两杯。某日凌晨往鱼缸里倒烟灰、杂物等,将金鱼捞出虐杀。睡眠差,夜间兴奋不眠,有时拒食。门诊以"妄想状态"首次收入院。

近 2 周患者无发热、咳嗽等症状,无抽搐、晕厥等病史,睡眠差,饮食少,二便无特殊。

既往史:体健。

过敏史:无。

个人史：吸烟史2年，烟量20支/d；饮酒史2年，偶尔社交性饮酒。

家族史：阴性。

入院查体：T 36.3℃，P 68次/min，R 20次/min，BP 136/74mmHg。生命体征平稳，皮肤未见黄染、出血，双肺呼吸音清、未闻及啰音，心律齐、未闻及杂音，腹软，无压痛、反跳痛、肌紧张，双侧瞳孔等大等圆，直径4mm，对光反射灵敏，口唇部可见不自主运动，四肢肌力Ⅴ级，肌张力正常，腱反射存在，病理征(-)，四肢活动自如。

辅助检查：

血常规：未见有临床意义的异常。

血生化：未见有临床意义的异常。

甲状腺功能：正常。

心电图、胸部CT、颅脑CT：均未见明显异常。

精神检查：患者意识清晰，定向力完整，接触被动，思维贫乏，多问少答，言语匮乏，难以深入沟通，否认目前存在幻觉，可引出思维被广播体验，称自己的想法能被周围人知道，就像被广播出去一样，可引出关系妄想，称一些陌生人的表情和行为在暗示自己，他们知道自己的想法。有时会有将要被害的感觉，但对此并不坚信，只是偶尔会有无原因的不安。否认持续性情绪低落或情感高涨的体验，交谈时表情呆板，情感反应平淡，生活懒散，不注意个人卫生，低级意向亢进，高级意向缺乏，否认有病，被动治疗，自知力不存在。

入院诊断：精神分裂症。

住院期间主要治疗药物

用药起止时间	药品名称	用法用量
2021年4月19日—2021年4月23日	劳拉西泮片	0.5mg t.i.d. 口服
2021年4月24日—2021年4月26日		0.5mg b.i.d.(午、晚)口服
2021年4月27日—2021年4月29日		0.5mg q.d.(晚)口服
2021年4月30日—2021年5月5日		1mg b.i.d.(午、晚)口服
2021年5月6日—2021年5月11日		0.5mg b.i.d.(早、午)、1mg q.d.(晚)口服
2021年5月12日—2021年5月21日		0.5mg b.i.d.(早、午)口服
2021年5月22日		1mg(早)、0.5mg(午)口服
2021年5月23日—2021年5月26日		1mg t.i.d. 口服

用药起止时间	药品名称	用法用量
2021 年 5 月 27 日—2021 年 6 月 7 日		0.5mg t.i.d. 口服
2021 年 6 月 8 日—2021 年 6 月 22 日		0.5mg q.d.（晚）口服
2021 年 4 月 19 日—2021 年 4 月 20 日	氟哌啶醇注射液	5mg b.i.d.（午、晚）肌内注射
2021 年 4 月 21 日—2021 年 4 月 23 日		5mg q.d.（晚）肌内注射
2021 年 4 月 19 日—2021 年 4 月 20 日	帕利哌酮缓释片	3mg q.d.（早）口服
2021 年 4 月 21 日—2021 年 4 月 26 日		6mg q.d.（早）口服
2021 年 4 月 27 日—2021 年 5 月 8 日		9mg q.d.（早）口服
2021 年 5 月 9 日—2021 年 5 月 17 日		12mg q.d.（早）口服
2021 年 5 月 18 日—2021 年 5 月 22 日		9mg q.d.（早）口服
2021 年 4 月 24 日—2021 年 5 月 6 日	叶酸片	5mg q.d.（早）口服
2021 年 5 月 27 日—2021 年 6 月 5 日		5mg q.d.（早）口服
2021 年 4 月 27 日—2021 年 5 月 6 日	甲钴胺片	0.5mg q.d.（早）口服
2021 年 5 月 15 日—2021 年 6 月 5 日		0.5mg q.d.（早）口服
2021 年 5 月 12 日—2021 年 5 月 22 日	盐酸普萘洛尔片	10mg t.i.d. 口服
2021 年 5 月 23 日—2021 年 6 月 22 日		10mg b.i.d.（早、午）口服
2021 年 5 月 18 日—2021 年 6 月 22 日	银杏叶提取物滴剂	2ml t.i.d. 口服
2021 年 5 月 18 日—2021 年 5 月 22 日	氯氮平片	25mg b.i.d.（午、晚）口服
2021 年 5 月 22 日—2021 年 5 月 23 日	奥氮平片	5mg q.d.（晚）口服
2021 年 5 月 24 日—2021 年 5 月 26 日		10mg q.d.（晚）口服
2021 年 5 月 27 日—2021 年 6 月 7 日		20mg q.d.（晚）口服
2021 年 6 月 8 日—2021 年 6 月 22 日		25mg q.d.（晚）口服
2021 年 5 月 22 日—2021 年 5 月 26 日	盐酸异丙嗪片	25mg q.d.（晚）口服
2021 年 5 月 27 日—2021 年 6 月 22 日		25mg t.i.d. 口服

诊治过程：

2021 年 4 月 19 日（入院当天）

初始治疗方案：

劳拉西泮片 0.5mg t.i.d. 口服。

帕利哌酮缓释片 3mg q.d.(早)口服。

氟哌啶醇注射液 5mg b.i.d.(午、晚)肌内注射。

2021 年 4 月 21 日(入院后第 3 天)

一般情况:口唇轻度不自主运动。

精神检查:同前无明显变化。

辅助检查:同型半胱氨酸 83.00μmol/L↑。

明确诊断:未分化型精神分裂症。

> **问题1:**请分析该患者诊断为未分化型精神分裂症的依据。

补充诊断:高同型半胱氨酸血症。

医嘱调整:

加量:帕利哌酮缓释片至 6mg q.d.(早)口服。

减量:氟哌啶醇注射液至 5mg q.d.(晚)肌内注射。

2021 年 4 月 24 日(入院后第 6 天)

精神检查:患者精神病性症状大致同前,诉白日困倦、睡眠多,其余无不适。

辅助检查:血清叶酸 1.74ng/ml↓,血清维生素 B_{12} 140.1pg/ml↓;催乳素 34.1ng/ml。

心电图:窦性心律,大致正常心电图。

补充诊断:叶酸缺乏,维生素 B_{12} 缺乏;高催乳素血症。

医嘱调整:

劳拉西泮片 0.5mg b.i.d.(午、晚)口服。

叶酸片 5mg q.d.(早)口服。

> **问题2:**开具叶酸的用药依据是什么?用药指征和用法用量是否规范?

停用:氟哌啶醇注射液。

2021 年 4 月 27 日(入院后第 9 天)

一般情况:可见口唇部不自主运动。

精神检查:患者精神病性症状大致同前,可引出被害妄想,感到不安,打报警电话,问其原因,显警惕不予回答。情绪不稳定,不安心住院,跟家人打电话时较冲动,对家人发脾气。

辅助检查:同型半胱氨酸 60.00μmol/L↑。

9- 羟基利培酮血药浓度:19.95ng/ml↓。

补充诊断:锥体外系综合征。

医嘱调整:

加量:帕利哌酮缓释片至 9mg q.d.(早)口服。

减量:劳拉西泮片至 0.5mg q.d.(晚)口服。

加用:甲钴胺片 0.5mg q.d.(早)口服。

2021 年 4 月 30 日(入院后第 12 天)

精神检查:患者精神病性症状大致同前,情绪不稳,坐立不安,烦躁,拿手机报警劝说难以听从,行为刻板。

医嘱调整:

加量:劳拉西泮片至 1mg b.i.d.(午、晚)口服。

2021 年 5 月 3 日(入院后第 15 天)

一般情况:口唇部不自主运动加重,双腿不自主运动。

精神检查:患者精神病性症状大致同前。

补充诊断:迟发性运动障碍(TD)。

> **问题 3:迟发性运动障碍(TD)的症状表现是什么? TD 患者选择抗精神病药的原则是什么?**

2021 年 5 月 6 日(入院后第 18 天)

精神检查:患者接触较前好转,精神病性症状大致同前。

医嘱调整:

加量:劳拉西泮片至 0.5mg b.i.d.(早、午)、1mg q.d.(晚)口服。

停用:甲钴胺片、叶酸片。

2021 年 5 月 9 日(入院后第 21 天)

精神检查:患者精神检查过程中显烦躁,存在敌对情绪,其余精神病性症状大致同前。

辅助检查:总胆红素 22.4μmol/L↑。

> **问题4**:2021年5月9日患者总胆红素升高是否有临床意义?

同型半胱氨酸 39.00μmol/L↑。
催乳素 101.3ng/ml↑。

> **问题5**:2021年5月9日患者催乳素水平升高的原因有哪些?

9- 羟基利培酮血药浓度:34.90ng/ml。
医嘱调整:
加量:帕利哌酮缓释片至 12mg q.d.(早)口服。

2021 年 5 月 12 日(入院后第 24 天)
一般情况:口唇部不自主运动,静坐不能。
精神检查:患者精神病性症状大致同前。
医嘱调整:
减量:劳拉西泮片至 0.5mg b.i.d.(早、午)口服。
加用:盐酸普萘洛尔片 10mg t.i.d. 口服。

2021 年 5 月 15 日(入院后第 27 天)
一般情况:口唇部不自主运动,静坐不能。
医嘱调整:
加用:甲钴胺片 0.5mg q.d.(早)口服。

2021 年 5 月 18 日(入院后第 30 天)
一般情况:口唇部不自主运动加重,静坐不能。
精神检查:患者在病房内可见怪异行为,双手合十朝拜、对人下跪,思维逻辑难以理解。可引出关系妄想,认为周围人挑衅自己。可引出内向性,称自己内心住了一个穿红衣服、没有面貌、不会说话的小女孩,长约 10cm,住在自己左心房,自己和她密不可分,以血液为介质可以给自己传递信号,而自己通过眼睛和耳朵将信号传给小女孩。其余症状大致同前。

辅助检查：

血生化：总胆红素 20.7μmol/L↑，同型半胱氨酸 34.20μmol/L↑。

血常规、尿常规：未见明显异常。

9-羟基利培酮血药浓度：80.68ng/ml↑。

医嘱调整：

减量：帕利哌酮缓释片至 9mg q.d.（早）口服。

加用：氯氮平片 25mg b.i.d.（午、晚）口服。

问题 6：2021 年 5 月 18 日换用氯氮平的依据或理由是什么？换药是否合理？

银杏叶提取物滴剂 2ml t.i.d. 口服。

2021 年 5 月 22 日（入院后第 34 天）

患者 9:24 在卫生间突然倒地，立即查看，呼之不应，但检查瞳孔时患者眼球有抵抗且有吞咽动作，故考虑患者意识清楚。查体：脉搏 62 次 /min，呼吸 20 次 /min，血压 133/85mmHg，双侧瞳孔等大等圆，直径 3mm，对光反射灵敏，四肢肌力、肌张力正常，无外伤。10 分钟后患者清醒。

辅助检查：随机血糖 6.0mmol/L。

心电图：大致正常。

医嘱调整：

加量：劳拉西泮片至 1mg（早）、0.5mg（午）口服。

加用：奥氮平片 5mg q.d.（晚）口服。

问题 7：2021 年 5 月 22 日换用奥氮平的依据或理由是什么？换药是否合理？

盐酸异丙嗪片 25mg q.d.（晚）口服。

停用：氯氮平片、帕利哌酮缓释片。

2021 年 5 月 23 日（入院后第 35 天）

患者无躯体不适主诉，否认心悸、头晕、胸闷等。体温 36.4℃，呼吸 20 次 /min，脉搏 90 次 /min。

医嘱调整：

加量：劳拉西泮片至 1mg t.i.d. 口服。

减量：盐酸普萘洛尔片至 10mg b.i.d.（早、午）口服。

2021 年 5 月 24 日（入院后第 36 天）

一般情况：患者口唇部不自主运动，心情激动时加重，存在静坐不能。

辅助检查：同型半胱氨酸 33.70μmol/L↑；催乳素 92.31ng/ml↑。

血常规、尿常规：未见明显异常。

9- 羟基利培酮血药浓度：8.88ng/ml↓。

医嘱调整：

加量：奥氮平片至 10mg q.d.（晚）口服。

2021 年 5 月 27 日（入院后第 39 天）

一般情况：口唇部不自主运动，静坐不能。

医嘱调整：

加量：奥氮平片至 20mg q.d.（晚）口服。

盐酸异丙嗪片至 25mg t.i.d. 口服。

减量：劳拉西泮片至 0.5mg t.i.d. 口服。

加用：叶酸片 5mg q.d.（早）口服。

2021 年 5 月 31 日（入院后第 43 天）

一般情况：口唇部不自主运动，静坐不能好转。

精神检查：患者精神性症状较前好转，否认现在有思维被广播的体验。情绪稳定，无冲动表现，情感淡漠，意志缺乏，自知力不存在。

辅助检查：

奥氮平血药浓度：37.60ng/ml。

> **问题 8**：请对 2021 年 5 月 31 日奥氮平血药浓度是否异常进行分析，并分析当前方案中哪些因素会影响奥氮平的血药浓度。

2021 年 6 月 2 日（入院后第 45 天）

一般情况：口唇部不自主运动。

辅助检查：同型半胱氨酸 26.20μmol/L↑。

2021 年 6 月 5 日(入院后第 48 天)

一般情况:口唇部不自主运动较前减轻。

辅助检查:

心电图:窦性心律,大致正常心电图。

医嘱调整:

停用:叶酸片、甲钴胺片。

2021 年 6 月 8 日(入院后第 51 天)

一般情况:口唇部不自主运动。

精神检查:患者精神性症状大致同前。

辅助检查:同型半胱氨酸 28.50μmol/L↑;催乳素 44.10ng/ml↑。

奥氮平血药浓度:35.07ng/ml。

医嘱调整:

加量:奥氮平片至 25mg q.d.(晚)口服。

> **问题 9:奥氮平超说明书用药的依据是否充分? 是否有更适宜的其他药物治疗方案?**

减量:劳拉西泮片至 0.5mg q.d.(晚)口服。

2021 年 6 月 17 日(入院后第 60 天)

一般情况:口唇部不自主运动。

精神检查:患者否认内心被洞悉感,称近期情绪没那么急躁,冲动想法较前减轻,坐立不安感较前减轻,其余精神病性症状同前。

辅助检查:

叶酸 + 维生素 B_{12}:血清叶酸 5.58ng/ml,血清维生素 B_{12} 200.2pg/ml。

血生化:同型半胱氨酸 31.60μmol/L↑。

奥氮平血药浓度:38.74ng/ml。

心电图:窦性心律,异常左偏电轴,大致正常心电图。

2021 年 6 月 21 日(入院后第 64 天)

一般情况:口唇部不自主运动。

精神检查：患者精神性症状大致同前。

辅助检查：催乳素 55.85ng/ml↑。

血常规、尿常规：未见明显异常。

奥氮平血药浓度：53.76ng/ml。

出院诊断：精神分裂症；锥体外系综合征；迟发性运动障碍；高催乳素血症；高同型半胱氨酸血症；叶酸缺乏；维生素 B_{12} 缺乏。

出院带药：

> **问题 10**：结合患者出院用药，为患者提供出院用药指导和必要的患者用药教育。

盐酸异丙嗪片 25mg t.i.d. 口服。

盐酸普萘洛尔片 10mg b.i.d.（早、午）口服。

劳拉西泮片 0.5mg q.d.（晚）口服。

奥氮平片 25mg q.d.（晚）口服。

银杏叶提取物滴剂 2ml t.i.d. 口服。

治疗特点与难点——医师视角

患者诊断为精神分裂症，其治疗难度主要可以从三个方面考虑：首先，从症状来看，精神分裂症本身为重性精神病，涉及多个维度的损害，该患者阳性症状与阴性症状同样突出，且至少使用两种抗精神病药足剂量、足疗程未得到明显缓解，已达到难治性精神分裂症的标准，在药物选择上需结合药理机制审慎选择。其次，从药物不良反应来看，患者既往使用抗精神病药锥体外系不良反应较为明显，且出现了迟发性运动障碍。迟发性运动障碍是一种不可逆性运动障碍，一旦发生较难缓解，首选将原有的抗精神病药减量或换药。为了提高患者的生存质量，关注不良反应也是非常重要的。最后，从远期预后来看，患者较为年轻，需长期服用抗精神病药，而其体型偏胖，BMI 略高，化验结果提示催乳素水平较高，长期用药的过程中需密切关注代谢综合征的问题，这也关乎患者服药依从性，并与心脑血管疾病等多种躯体疾病有密切联系。

二、个体化药物治疗分析

（一）患者药物治疗过程总结

患者因"情绪冲动"收治入院，给予氟哌啶醇注射液快速控制冲动行为，同时给予劳拉西泮片控制激越,拟帕利哌酮缓释片系统治疗,改善患者精神病性症状。在治疗过程中发现患者同型半胱氨酸升高、叶酸缺乏等躯体问题,加用叶酸片及甲钴胺片处理。治疗期间患者出现静坐不能,超说明书使用盐酸普萘洛尔片缓解。使用银杏叶提取物滴剂改善迟发性运动障碍。帕利哌酮缓释片足疗程治疗后效果欠佳,交叉换用氯氮平,换药后患者出现可疑直立性低血压,立刻停用氯氮平和帕利哌酮,换用奥氮平。由于患者的迟发性运动障碍较为明显,使用盐酸异丙嗪片合并银杏叶提取物滴剂进一步改善。后续根据奥氮平血药浓度超说明书剂量给药。经过系统治疗,患者情绪较前相对平稳,精神病性症状有所缓解,予以出院。

(二)患者药学画像

迟发性运动障碍;吸烟;BMI 偏高。

(三)个体化药物治疗相关图表

根据本书绪论治疗药物监测部分介绍的结果解释方法,绘制了患者住院期间的奥氮平和帕利哌酮血药浓度曲线、药物浓度与剂量比值曲线,分别见图 3-1 和图 3-2。对于每条曲线上突然上升或下降的点,且超过了该指标的合理范围的都应展开详细分析。具体可参见本案例第三部分药物治疗学分析。

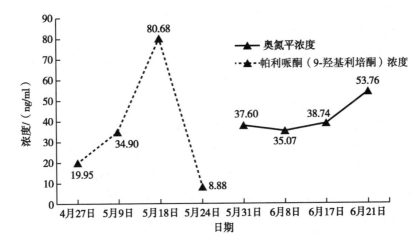

图 3-1　奥氮平和帕利哌酮血药浓度变化曲线

注:奥氮平浓度范围 20 ~ 80ng/ml,实验室警戒浓度 100ng/ml;帕利哌酮浓度范围 20 ~ 60ng/ml,实验室警戒浓度 120ng/ml。

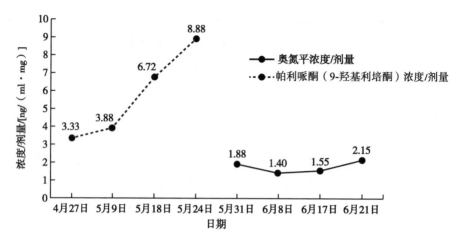

图 3-2   奥氮平和帕利哌酮浓度与剂量比值变化曲线

注：奥氮平浓度 / 剂量范围 1.19 ～ 2.50ng/（ml·mg）；帕利哌酮浓度 / 剂量范围 2.06 ～ 5.90ng/（ml·mg）。

三、药物治疗学分析

问题 1：请分析该患者诊断为未分化型精神分裂症的依据。

1. 符合未分化型精神分裂症的诊断标准。

2. 症状学分析：患者为青年男性，慢性起病，持续性病程。患者大学毕业后工作困难，拒绝上班，社会功能严重受损。患者此次为无明显诱因起病，本次病程中主要表现为内心被洞悉感，称自己的想法能被周围人知道，像被广播出去一样，存在思维广播。有时会有将要被害的感觉，存在不安全感。表情平淡、情感淡漠、意志活动缺乏，社会退缩，冲动，低级意向亢进。

3. 患者症状符合《国际疾病分类（第 10 版）》中精神分裂症的 a 组、h 组及 i 组症状群。a 组思维鸣响、思维插入、思维被撤走及思维广播；h 组"阴性"症状，如显著的情感淡漠、言语贫乏、情感反应迟钝或不协调；i 组个人行为的某些方面发生显著而持久的总体性质的改变，表现为丧失兴趣、缺乏目的、懒散、自我专注及社会退缩，且三组症状的存在时间超过 1 个月，因此可诊断为精神分裂症。

问题 2：开具叶酸的用药依据是什么？用药指征和用法用量是否规范？

1. 患者血清叶酸 1.74ng/ml，血清同型半胱氨酸 83.00μmol/L。

2. 依据《中国临床合理补充叶酸多学科专家共识》，当以预防高同型半胱氨酸血症为目标时，血清叶酸 < 4ng/ml 则判定为叶酸缺乏，患者当前血清叶酸水平符合叶酸缺乏的判定；依据《高同型半胱氨酸血症的诊断、治疗与预防专家共识》，本患者血清同型半胱氨酸水平在 31 ~ 100μmol/L 范围，为中间型高同型半胱氨酸血症。

3. 根据以上两个共识的建议，患者需改善叶酸营养状况。除健康生活方式干预及平衡膳食外，还可直接服用叶酸。《高同型半胱氨酸血症诊疗专家共识》推荐补充叶酸剂量为 0.8mg/d，最大不超过 1mg。

4. 该患者使用叶酸适应证合理，但医师给予 5mg/d 超过共识推荐剂量，可能导致叶酸补充过多，带来健康风险，也会掩盖维生素 B_{12} 缺乏的症状，应减量。

> **问题 3：迟发性运动障碍（TD）的症状表现是什么？TD 患者选择抗精神病药的原则是什么？**

1. 根据临床中最常用、应用时间最久的为 1982 年制定的 Schooler-Kane 标准，迟发性运动障碍（TD）需至少有 3 个月的抗精神病药服药史；表现为至少 1 个部位的中度不自主运动，或至少 2 个部位的轻度不自主运动；排除其他可能导致不自主运动的疾病。

2. 迟发性运动障碍是一种严重的，具有潜在致残性的不可逆性运动障碍。其病因学假说认为 TD 的风险与抗精神病药对脑内黑质纹状体通路上的 D_2 受体拮抗有关。TD 对患者的日常生活造成很大的困扰，因此需要医学干预。

3. 这种不自主运动可表现为手足徐动样运动、舞蹈症样运动，或表现为典型的舌、下颚及四肢运动（TD 通常表现为口面部无意识、重复、无目的地运动，如咀嚼、噘嘴、咂嘴、吐舌、做鬼脸、鼓腮等，还可表现为手指、胳膊、腿的屈伸扭转动作）。本患者在查体时表现出嘴部不自主运动，符合迟发性运动障碍的典型表现。虽然患者本次住院服用抗精神病药未超过 3 个月，但既往曾长期使用抗精神病药，因此考虑为抗精神病药引起的迟发性运动障碍。

4. 依据《Maudsley 精神科处方指南（第 12 版）》，TD 患者使用抗精神病药应尽量避免联合用药。从精神药理学角度来看，非典型抗精神病药诱发 TD 的风险更低，必要时可考虑氯氮平单药治疗。

> **问题 4：2021 年 5 月 9 日患者总胆红素增加是否有临床意义？**

1. 患者总胆红素水平 22.4μmol/L，高于正常范围上限，未测国际标准化比值（INR），碱性磷酸酶及谷丙转氨酶在正常范围内，R 值 =0.84[R 值 = 血清（谷丙转氨酶实测值 / 谷丙转氨酶的正常值上限）/（碱性磷酸酶实测值 / 碱性磷酸酶的正常值上限）]。患者未诉相关临床症状。

2. 患者入院时无肝功能异常，辅助检查未发现患者其他可能引起肝功能异常的躯体疾病，入院后仅使用药物治疗，因此考虑患者总胆红素超正常范围为药物导致的肝损伤。

3. 根据中华医学会《药物性肝损伤基层诊疗指南（2019 年）》，药物性肝损伤主要分为四类，其中①肝细胞损伤型：血清生化特征为谷丙转氨酶≥3 倍正常值上限且 R 值≥5，临床表现类似于急性病毒性肝炎；②胆汁淤积型：血清生化学特征为碱性磷酸酶≥2 倍正常值上限且 R 值≤2，临床表现为黄疸和瘙痒，组织学以毛细胆管型胆汁淤积为特征；③混合型：血清生化特征为谷丙转氨酶≥3 倍正常值上限，碱性磷酸酶≥2 倍正常值上限且 2 ＜ R 值 ＜ 5，常有黄疸；④肝血管损伤型：发病机制尚不清楚，临床类型包括肝窦阻塞综合征 / 肝小静脉闭塞病（HSOS/HVOD）、肝紫癜症（peliosis hepatis，PH）、布 - 加综合征（Budd-Chiari syndrome，BCS）、特发性门静脉高压（IPH）等。

4. 患者当前除总胆红素升高外，其余肝功能相关指标无任何异常，未出现明显临床表现，因此暂无法归属于指南中任何类型的肝损伤。根据指南，1 级（轻度肝损伤）特征为血清谷丙转氨酶和 / 或碱性磷酸酶水平呈可恢复性升高，总胆红素 ＜ 2.5 倍正常值（2.5mg/dl 或 42.75μmol/L），且国际标准化比值（INR）＜ 1.5。由于患者未测 INR，在不考虑该值的影响下，严重程度可划分为 1 级。因此，暂不认为其升高具有显著临床意义。

问题 5：2021 年 5 月 9 日患者催乳素水平升高的原因有哪些？

1. 2021 年 5 月 9 日患者催乳素水平 101.3ng/ml，超正常范围上限。

2. 患者当前催乳素水平升高，但不伴有相关临床症状。结合病史，可排除患者躯体疾病引起高催乳素血症。

依据中国神经科学学会《抗精神病药所致高泌乳素血症干预对策的专家共识》，患者应在连续使用抗精神病药 3 个月后检查催乳素，若催乳素水平正常，则继续观察随访；若催乳素水平升高，应根据升高程度和是否出现临床症状决定下一步处理措施，不伴有临床症状时应排查高催乳素血症。本患者连续使用抗精神病药尚不足 3 个月,但考虑到住院期间患者需尽快调整药物,因此可以直接检测患者体内高催乳素水平。若患者为高催乳素血症且持续无相关临床症状,则不认为当前的血清催乳素水平升高具有临床意义;若排除高催乳素血症,虽患者无相关临床症状,但仍认为其升高有临床意义,且需继续观察,必要时进行医学干预。

3. 依据中华医学会《高催乳素血症诊疗共识》,催乳素水平升高的原因分为病理性、药理性、特发性和生理性。患者男性,且催乳素水平升高呈持续状态,因此可排除生理性原因。病理性原因则通过病史可排除。患者入院时催乳素已高于正常值,但入院后程度明显加重,与抗精神病药帕利哌酮缓释片的使用有明确的时间相关性,且高催乳素血症也是帕利哌酮已知的不良反应,在之后的治疗中帕利哌酮缓释片减量后患者催乳素水平随之降低,因此考虑患者催乳素水平升高的原因是药源性的,为帕利哌酮的不良反应,关联性评价为很可能。

> **问题 6:2021 年 5 月 18 日换用氯氮平的依据或理由是什么? 换药是否合理?**

1. 患者在使用帕利哌酮后出现了明显的嘴部不自主运动,诊断为迟发性运动障碍。

2. 依据《Maudsley 精神科处方指南(第 12 版)》,患者一旦出现 TD 后,除停用抗胆碱药和减少抗精神病药的剂量外,美国神经病学学会建议停止当时所用的抗精神病药,换成另一种药物。换药选择中首选氯氮平,其次为喹硫平;备选方案为奥氮平和阿立哌唑。

3. 从改善 TD 的角度考虑,患者换用氯氮平是合理的。但患者较年轻,BMI 略高于正常范围,考虑到氯氮平导致代谢综合征的风险高,且一旦出现不良反应难以再换用其他药物,因此从长期治疗的角度上仍可选用其他抗精神病药,同时在患者经济条件允许的基础上可加用氘丁苯那嗪改善 TD 症状。

> **问题 7:2021 年 5 月 22 日换用奥氮平的依据或理由是什么? 换药是否合理?**

1. 患者在换用氯氮平后出现低血压昏倒,医师考虑为药源性直立性低血压。虽事后患者澄清有夸张成分,但确实存在明确的头晕症状,诊断不变。

2. 抗精神病药引起直立性低血压的机制主要在于对 α 受体的拮抗作用[《Maudsley 精神科处方指南(第 12 版)》]。在抗精神病药中,氯氮平和喹硫

平的 α 受体拮抗作用较强,因此为避免患者出现直立性低血压,应避免这两种药物的使用。患者目前出现迟发性运动障碍,因此停用帕利哌酮,换为氯氮平。在氯氮平滴定过程中出现直立性低血压,再次换药应避免加重 TD,同时其 α 受体拮抗作用较弱。患者既往曾使用氯氮平治疗,本次小剂量下即出现直立性低血压,除换药外,还可尝试从更低的 12.5mg q.d. 缓慢滴定氯氮平的剂量,这对患者的阳性症状和 TD 控制都更加有利。

3. 喹硫平、奥氮平和阿立哌唑可以作为不适合使用氯氮平的 TD 患者的备用药物,但喹硫平对 α 受体拮抗作用较明显,容易出现直立性低血压,阿立哌唑对于阳性症状控制弱于奥氮平,因此换用奥氮平是合理的。

> **问题 8：请对 2021 年 5 月 31 日奥氮平血药浓度是否异常进行分析,并分析当前方案中哪些因素会影响奥氮平的血药浓度。**

1. 患者当前奥氮平血药浓度在治疗参考浓度范围内,也符合当前剂量相关浓度范围,无异常。

2. 依据《神经精神药理学治疗药物监测共识指南：2017 版》,奥氮平主要经 CYP1A2 代谢。该酶容易受到烟草中多环芳烃的影响而活性增加,导致奥氮平代谢速率增加、血药浓度降低。

3. 患者烟龄 2 年,烟量 20 支 /d,住院期间不排除仍存在偶尔吸烟行为,会导致奥氮平血药浓度降低。该患者的奥氮平血药浓度虽无异常,但接近治疗参考浓度范围下限,因此应对患者进行宣教,告知吸烟对药物治疗的影响。

> **问题 9：奥氮平超说明书用药的依据是否充分? 是否有更适宜的其他药物治疗方案?**

1. 奥氮平为抗精神病药,其国内外药品说明书批准的最大剂量均为 20mg/d。在近 5 年发布的精神分裂症指南或共识中未推荐过奥氮平日剂量超 20mg 的用法,因此患者的奥氮平超说明书用药缺少高证据等级的循证依据支持。

2. 奥氮平的半衰期为 33 小时,达稳态需要 7 天。患者服用奥氮平 20mg/d 约 12 天,已达稳态。此时患者症状较前改善,但仍未完全缓解,且血药浓度处于治疗参考浓度范围下限附近,仍有剂量上调空间。医师超说明书增加给药剂量,虽循证依据不充分,但综合考虑安全风险与潜在获益后,可以在治疗药物监测下超说明书剂量用药。

3. 患者为青年男性,诊断精神分裂症,其临床表现包含大量阳性症状,并伴有冲动行为,因此抗精神病药应选择对阳性症状改善较好的药物。在治疗过程中出现迟发性运动障碍、高催乳素血症和直立性低血压,依据《Maudsley精神科处方指南(第 12 版)》,正常剂量下较少导致催乳素超出正常范围的药物包括阿塞那平、氯氮平、奥氮平、喹硫平、鲁拉西酮、齐拉西酮和阿立哌唑;不易引起迟发性运动障碍的抗精神病药包括氯氮平、喹硫平、奥氮平和阿立哌唑。另外根据受体药理学推断,氯氮平、氯丙嗪、喹硫平和利培酮容易引起直立性低血压。结合患者既往用药史并从安全性角度综合考虑,适合患者换用的药物为奥氮平或阿立哌唑。从疗效考虑,阿立哌唑对于阳性症状的疗效弱于奥氮平。综合上述内容,在目前市面可获得的抗精神病药品种中,患者最适宜的治疗药物为奥氮平。但奥氮平长期使用应当考虑患者体重增加的风险,同时需对患者进行吸烟宣教,减小吸烟对奥氮平疗效的影响。

> **问题 10:结合患者出院用药,为患者提供出院用药指导和必要的患者用药教育。**

患者出院用药方案:

治疗迟发性运动障碍:盐酸异丙嗪片 25mg t.i.d. 口服。

银杏叶提取物滴剂 2ml t.i.d. 口服。

治疗静坐不能:盐酸普萘洛尔片 10mg b.i.d.(早、午)口服。

镇静催眠:劳拉西泮片 0.5mg q.d.(晚)口服。

抗精神病性症状:奥氮平片 25mg q.d.(晚)口服。

1. 服药期间严禁饮酒。吸烟会对奥氮平产生较大影响,导致血药浓度降低,进而影响疗效。因此服药期间应尽可能地避免吸烟,同时也避免突然大量吸烟或突然戒烟,建议定期复诊检查奥氮平血药浓度。

2. 出院后应尽量低脂清淡饮食,适当运动,尽量将 BMI 控制在 24kg/m² 以内;规律复查血药浓度、心率、肝肾功能、催乳素。

3. 如果错过用药时间,应在记起时立即补用。但若已接近下一次用药时间,则无须补用,按平常的规律用药,请勿一次使用双倍剂量。

4. 请按照医嘱用药,所有药物均不能自行增加或减少用药次数和剂量,也不能自行延长或缩短用药间隔或改变用法。即使感觉好转,也应规律服药,不可擅自停药,否则会导致症状复燃。如若感觉疾病波动,请及时来门诊就医评估。

5. 服药期间可能会出现困倦与乏力，应避免驾车或操作具有潜在危险性的大型机械。

6. 如治疗过程中需服用其他药物，请咨询专科医师或药师，避免药物相互作用引起不良反应。

四、专家点评——王传跃（主任医师）

该例患者男性，26岁，3～5年前起病，持续病程，最初表现情绪不稳、低级意向亢进和阴性症状，充分发展为被洞悉、被害妄想等精神病发作和阴性症状加重，入院诊断精神分裂症。入院前1年多开始抗精神病药治疗，服用氨磺必利日最大剂量600mg和氯氮平日最大剂量，出现锥体外系不良反应，甚至是急性肌张力障碍。这是后续住院治疗药物耐受性不佳或易于出现迟发性运动障碍的高危因素。

该患者住院第1天以及后续多次记录了"嘴部可见不自主运动"，已表明患者至少有轻微迟发性运动障碍。在此基础上，无论是肌内注射氟哌啶醇，还是口服帕利哌酮治疗，均为不合理用药选择。住院1个月，才意识到患者符合迟发性运动障碍，并给予银杏叶提取物滴剂治疗（2018年美国神经病学学会《迟发性运动障碍临床实践指南》的B级推荐）以及异丙嗪对抗肌张力障碍，同时帕利哌酮逐渐减量至停用和换用氯氮平。

根据美国神经病学学会建议，出现迟发性运动障碍时停止当时所用的抗精神病药，换成另一种药物，如首选氯氮平，其次为喹硫平；备选方案为奥氮平和阿立哌唑。不过，在合并普萘洛尔的基础上，氯氮平导致了严重直立性低血压，被迫放弃。因喹硫平也易产生直立性低血压，故而选用抗精神病作用相对较强的奥氮平治疗。但奥氮平在日剂量20mg下血药浓度偏低，故后续剂量甚至超过剂量上限达到日最大剂量25mg。住院一共2个多月，病情得到一定缓解，但嘴部不自主运动依然存在。在条件许可时，可选用美国神经病学学会《迟发性运动障碍临床实践指南》的A级推荐药物氘丁苯那嗪或缬苯那嗪。

五、拓展阅读——关于迟发性运动障碍与抗精神病药的合理应用

1. 迟发性运动障碍与抗精神病药的关系 迟发性运动障碍（TD）的风险可能与D_2受体占有程度相关，占有率越高，风险越高。第二代抗精神病药发生迟发性运动障碍的风险较第一代抗精神病药小。在药物治疗初期，出现急

性运动障碍和静坐不能的患者意味着更高的 TD 发生风险。对于抗精神病药诱发 TD 的风险，美国神经病学学会曾认为利培酮和奥氮平可减少患者 TD 的风险，氯氮平目前关于引发 TD 的证据有冲突之处，因此无法评价其风险高低。而《Maudsley 精神科处方指南（第 12 版）》则认为氯氮平用于 TD 患者的证据最充分，除外可考虑喹硫平、奥氮平和阿立哌唑。

2. 抗精神病药引起迟发性运动障碍患者的处理 综合既往指南及相关文献，当患者出于治疗精神疾病目的而使用抗精神病药，出现了迟发性运动障碍的，停药或由典型抗精神病药换为非典型抗精神病药，对 TD 的改善并无足够的证据支持。结合指南的处理意见，无论 TD 症状是否对患者造成了影响，首先需确定抗精神病药处于最小有效剂量，在此剂量下若症状有所改善，则保持密切规律的监测和症状评估即可。若患者的症状处理非常棘手，且低剂量给药对 TD 症状无改善时，可依次尝试使用囊泡单胺转运体 -2（vesicular monoamine transporter-2，VMAT-2）受体抑制剂或丁苯那嗪、氯硝西泮或银杏叶提取物制剂、金刚烷胺及深部脑刺激疗法。

在依次使用前述四种疗法时，若患者无改善且症状仍处理棘手，则进行下一步治疗；若有所改善，则不再进行下一步治疗，维持当前方案并保持密切规律的监测和症状评估即可。

3. 迟发性运动障碍的药物治疗 《美国精神分裂症患者治疗实践指南（2020 版）》中推荐 TD 患者使用选择性 VMAT-2 受体抑制剂来治疗（1B 级推荐），如氘丁苯那嗪。美国神经病学学会也做了相关药物治疗推荐，建议患者尝试氘丁苯那嗪（level A）、缬苯那嗪（level A）、氯硝西泮（level B）、银杏叶提取物制剂（level B）和金刚烷胺（level C）来改善 TD 症状，也曾推荐 β 受体拮抗剂，但证据相对缺乏。

六、小测试

1. 以下药物引起体重增加的风险较低的是（　　　　）

A. 喹硫平　　　　　　B. 氯氮平　　　　　　C. 阿立哌唑

D. 喹硫平　　　　　　E. 奥氮平

2. 以下奥氮平的医嘱符合药品说明书的是（　　　　）

A. 30mg q.o.d. 口服　　B. 15mg q.n. 口服　　C. 10mg b.i.d. 静脉注射

D. 30mg q.d. 口服　　　E. 10mg t.i.d. 口服

3. 患者 A 用药后出现了药物性肝损伤，生化结果为谷丙转氨酶（GPT）

167.2U/L（9～50U/L）、碱性磷酸酶（ALP）63U/L（30～100U/L）、总胆红素（TBIL）4μmol/L（0～6.8μmol/L），其余无异常。依据《药物性肝损伤基层诊疗指南（2019年）》，请问患者的药物性肝损伤属于的类型是（　　　）

提示：R 值 = 血清（GPT 实测值/GPT 的 ULN）/（ALP 实测值/ALP 的 ULN）

A. 肝细胞损伤型　　　B. 胆汁淤积型　　　C. 混合型

D. 肝血管损伤型　　　E. 线粒体损伤型

4. 以下药物不易引起催乳素水平升高的是（　　　）

A. 氨磺必利　　　B. 阿立哌唑　　　C. 利培酮

D. 帕利哌酮　　　E. 棕榈酸帕利哌酮

5. 针对本例患者的出院带药方案，以下不良反应有可能发生的是（　　　）

①体重增加　②困倦　③锥体外系不良反应　④糖脂代谢异常

A. ②　　　B. ③④　　　C. ①②③

D. ①②③④　　　E. ①③

答案：1.C；　2.B；　3.A；　4.B；　5.D

（董　芳　牛梦溪）

参考文献

[1] 中国医药教育协会临床合理用药专业委员会，中国医疗保健国际交流促进会高血压分会，中国妇幼保健协会围产营养与代谢专业委员会，等. 中国临床合理补充叶酸多学科专家共识[J]. 医药导报，2021，40（1）：1-19.

[2] 李东晓，张尧，张宏武，等. 高同型半胱氨酸血症的诊断、治疗与预防专家共识[J]. 罕少疾病杂志，2022，29（6）：1-4.

[3] 中国营养学会骨健康与营养专业委员会，中华医学会肠外肠内营养学分会，中国老年医学学会北方慢性病防治分会. 高同型半胱氨酸血症诊疗专家共识[J]. 肿瘤代谢与营养电子杂志，2020，7（3）：283-288.

[4] 中华医学会，中华医学会杂志社，中华医学会消化病学分会，等. 药物性肝损伤基层诊疗指南（2019年）[J]. 中华全科医师杂志，2020，19

（10）：868-875.

[5] 中国神经科学学会精神病学基础与临床分会精神分裂症临床研究联盟 . 抗精神病药所致高泌乳素血症干预对策的专家共识 [J]. 中华精神科杂志,2021,54（3）：163-169.

[6] 中华医学会神经外科学分会,中华医学会妇产科学分会,中华医学会内分泌学分会 . 高催乳素血症诊疗共识 [J]. 中华医学杂志,2011,91（3）：147-154.

[7] TAYLOR D,PATON C,KAPUR S. Maudsley 精神科处方指南：第 12 版 [M]. 司天梅,译 . 北京:人民卫生出版社,2017.

[8] HIEMKE C,BERGEMANN N,CLEMENT H W,等 . 神经精神药理学治疗药物监测共识指南:2017 版 [J]. 实用药物与临床,2022,25（1）：1-20.

案例 4

一例注意缺陷多动障碍儿童患者，用药后出现肝功能异常，经个体化治疗好转出院

一、药学查房案例概况

病历摘要：患者，男，11岁。身高150cm，体重56kg。入院时间：2022年12月30日。

主诉：自幼多动、注意力不集中，情绪不稳、厌学1年余。

现病史：自幼多动、注意力不集中，喜欢的玩具不能长时间坚持玩，做事不专心，上幼儿园困难、适应困难，自上小学后上课坐不住、爱动。2020年四年级开始不愿上学，不愿做作业，作业无法完成，告诉家人在学校与同学有矛盾，上学不开心，送其到学校就说肚子疼、呕吐，家属带其至北京某医院就诊，行相关检查均未见异常，不上学在家时则肚子疼、呕吐消失，在家看电视，但不能安静地坐着看，时常跑动，不看书，与家人对立，让他做什么偏不做，丢三落四，经常丢失书本、作业本、钥匙。2020年9月家属带其至北京某医院就诊，诊断"抑郁状态"，给予舍曲林50mg q.d.（早），服药1年，病情未见明显改善，仍断续上学，在家什么都不想做，不爱活动，认为什么都没意思，存在轻生想法，用易拉罐划手腕，父亲不在家时，一旦母亲不满足他的要求，便情绪激动，冲动发脾气，骂人，在学校因小事与老师、同学发生冲突，多次被学生家长告到学校，在学校撞墙、爬窗户、扬言要跳楼，玩游戏、看视频时能开心。否认兴奋话多的表现。2022年10月13日于我院门诊就诊，诊断"情绪冲动、注意缺陷多动障碍（attention deficit and hyperactive disorder, ADHD）"，给予盐酸安非他酮缓释片0.15g b.i.d.（早、晚）、丙戊酸镁缓释片0.25g b.i.d.（早、晚）、碳酸锂缓释片0.3g q.d.（早）、盐酸鲁拉西酮片10mg q.d.（晚），服药后头晕，仍情绪不稳，心烦，在家多躺在床上，玩游戏，一直未上学。家属为求进一步诊治，门诊以"注意缺陷、情绪冲动"第1次非自愿收住院。

近2周患者无感冒、发热史，无头晕、头疼史，进食多，夜眠好，二便如常，

体重无明显增减。

既往史:2022 年 11 月肝功能异常,服用双环醇片保肝治疗,目前氨基转移酶高。

过敏史:无。

个人史:无特殊。

家族史:无。

入院查体:T 36.5℃,P 88 次 /min,R 20 次 /min,BP 124/91mmHg。

辅助检查:

急诊生化十项:谷草转氨酶 98.0U/L↑,α- 羟丁酸脱氢酶 189U/L↑,尿素氮 7.67mmol/L↑,乳酸脱氢酶 314.2U/L↑。

全血细胞分析:淋巴细胞计数 4.63×10^9/L↑,白细胞计数 11.4×10^9/L↑。

CT:胸部 CT 平扫示右肺中叶外段、左肺下叶胸膜下小结节。

精神检查:意识清,定向力完整,接触被动,问话切题,语速、语量未见明显异常,注意力不集中,坐不住,坐下很难受,自诉在学校与同学有矛盾,不想上学。在病房情绪激动,冲动,不服从管理。情感反应协调,缺乏自知力。

入院诊断:抑郁状态;情绪冲动;肝功能异常。

> 问题 1:患者入院时出现肝功能异常,最可能的原因是什么? 为什么?

住院期间主要治疗药物

用药起止时间	药品名称	用法用量
2022 年 12 月 30 日—2023 年 1 月 6 日	丙戊酸镁缓释片	0.25g b.i.d.(早、晚)口服
2023 年 1 月 7 日—2023 年 1 月 21 日		0.25g q.d.(晚)口服
2022 年 12 月 30 日	盐酸鲁拉西酮片	10mg q.d.(晚)口服
2022 年 12 月 30 日	盐酸安非他酮缓释片	0.15g b.i.d.(早、晚)口服
2022 年 12 月 30 日—2023 年 1 月 3 日	氟哌啶醇注射液	5mg q.d.(晚)肌内注射
2022 年 12 月 31 日—2023 年 1 月 21 日	复方甘草酸苷胶囊	1 粒 t.i.d. 口服
2022 年 12 月 31 日—2023 年 1 月 21 日	枸橼酸坦度螺酮胶囊	10mg t.i.d. 口服
2022 年 12 月 31 日—2023 年 1 月 21 日	酒石酸美托洛尔片	12.5mg b.i.d.(早、晚)口服

续表

用药起止时间	药品名称	用法用量
2023 年 1 月 2 日	氢溴酸东莨菪碱注射液	0.3mg st. 肌内注射
2023 年 1 月 4 日—2023 年 1 月 21 日	盐酸托莫西汀胶囊	25mg q.d.（早）口服
2023 年 1 月 7 日—2023 年 1 月 21 日	葡醛内酯片	100mg t.i.d. 口服

诊治过程：

2022 年 12 月 30 日（入院当天）

一般情况：今日护士让患者回病房，患者不听从，情绪冲动，动手打人，劝说不听，给予冲动行为干预，并保护约束于床。

初始治疗方案：

丙戊酸镁缓释片 0.25g b.i.d.（早、晚）口服。

盐酸鲁拉西酮片 10mg q.d.（晚）口服。

盐酸安非他酮缓释片 0.15g b.i.d.（早、晚）口服。

氟哌啶醇注射液 5mg q.d.（晚）肌内注射。

2022 年 12 月 31 日（入院后第 2 天）

一般情况：静息时查体心率 120 次 /min，否认心慌、胸闷不适。

精神检查：意识清，定向力完整，接触主动，切题回答，可引出情绪不稳、冲动，在学校总是发脾气，称同学嘲笑他是怪物，跟老师有矛盾是因为老师不清楚原因就骂他、打他，所以才不愿意上学，在学校撞墙、划手也是因为不想上学，自诉在家踢妈妈是因为不小心。对住院不安心，反复要求出院，不能满足便情绪失控，跪地哭闹，冷静后哭闹自行缓解，对住院事项商讨，问 1 周后是否可以出院等。与医生交谈时抖腿，爱插嘴，情绪不稳，情感反应协调，存在部分自知力。

辅助检查：

血生化：谷丙转氨酶 107.3U/L↑，谷草转氨酶 79.3U/L↑，γ- 谷氨酰转肽酶 66.0U/L↑，乳酸脱氢酶 281.3U/L↑，尿酸 514μmol/L↑，α- 羟丁酸脱氢酶 186U/L↑，总胆红素 17.9μmol/L↑，直接胆红素 3.1μmol/L，白蛋白 53.2g/L。

凝血：凝血酶原时间 11.4 秒，国际标准化比值 0.97。

心电图:窦性心律,窦性心动过速。

腹部超声:脂肪肝。

超声心动图:心动过速。

脑电图:正常。

红外热成像及血流图:抑郁状态。

事件相关电位:正常。

补充诊断:窦性心动过速。

医嘱调整:

停用:盐酸鲁拉西酮片 10mg q.d.(晚)口服。

盐酸安非他酮缓释片 0.15g b.i.d.(早、晚)口服。

加用:复方甘草酸苷胶囊 1 粒 t.i.d. 口服。

枸橼酸坦度螺酮胶囊 10mg t.i.d. 口服。

> **问题 2**:2022 年 12 月 31 日加用坦度螺酮是否合理? 为什么?

酒石酸美托洛尔片 12.5mg b.i.d.(早、晚)口服。

> **问题 3**:2022 年 12 月 31 日加用美托洛尔是否合理? 为什么?

2023 年 1 月 1 日(入院后第 3 天)

精神检查:意识清,定向力完整,接触被动,问话可切题回答,自诉"不开心,总是发脾气,同学嘲笑是怪物,打人、骂人也是急了,老师骂我、打我、不让我上学,在家哭闹是因为不想上学,上学坐不住,小动作多,注意力不集中,总是跑神"。自诉"不开心也是不想上学,一上学就紧张,在家玩游戏的时候也挺开心的"。交谈情绪不稳,情感反应协调,存在部分自知力。

辅助检查:

血药浓度:安非他酮 + 羟基安非他酮 1 578.49ng/ml↑,安非他酮 41.26ng/ml,羟基安非他酮 1 537.23ng/ml;丙戊酸 71.91μg/ml。

> **问题 4**:计算 2023 年 1 月 1 日安非他酮剂量相关浓度范围及代谢产物浓度与母药浓度比值(MPR),分析患者安非他酮浓度异常的原因可能是什么。

确定诊断:注意缺陷多动障碍;情绪冲动。

> **问题 5：**注意缺陷多动障碍的诊断标准是什么？患者症状表现是否符合该诊断标准？

2023 年 1 月 2 日（入院后第 4 天）

一般情况：患者眼睑上翻,查体肌张力高,余未见异常,考虑锥体外系综合征。

医嘱调整：

加用：氢溴酸东莨菪碱注射液 0.3mg st. 肌内注射。

> **问题 6：**该患者 2023 年 1 月 2 日使用氢溴酸东莨菪碱注射液的原因是什么？该药有何常见不良反应需要关注？

2023 年 1 月 4 日（入院后第 6 天）

精神检查：意识清,定向力完整,接触被动,交谈中情绪平稳,情感反应协调,自知力缺乏,余大致同前。

辅助检查：

心电图：窦性心律,窦性心律不齐,大致正常心电图。

头颅 MRI 平扫：未见明显异常。

医嘱调整：

停用：氟哌啶醇注射液 5mg q.d.（晚）肌内注射。

加用：盐酸托莫西汀胶囊 25mg q.d.（早）口服。

> **问题 7：**2023 年 1 月 4 日加用托莫西汀是否合理？为什么？

2023 年 1 月 7 日（入院后第 9 天）

一般情况：进食少,有恶心不适。

精神检查：大致同前。

辅助检查：

MRI：双侧海马萎缩（MTA=1 级）；眼动检查有明显神经心理异常；儿童焦虑量表筛查阳性,儿童社交焦虑量表正常；EPQ 内向情绪不稳定；瑞文智力中等；躁狂量表正常；儿童自我意识 28 分；儿童抑郁障碍自评量表正常；心境障碍问卷未见异常。

血生化:谷丙转氨酶 134.1U/L↑,谷草转氨酶 79.9U/L↑,γ- 谷氨酰转肽酶 56.4U/L,总胆红素 9.0μmol/L,直接胆红素 1.6μmol/L,白蛋白 47.9g/L。

医嘱调整:

停用:丙戊酸镁缓释片 0.25g b.i.d.(早、晚)口服。

加用:丙戊酸镁缓释片 0.25g q.d.(晚)口服。

葡醛内酯片 100mg t.i.d. 口服。

> **问题 8:该患者在进行保肝治疗的过程中加用复方甘草酸苷胶囊和葡醛内酯片是否合理?为什么?**

2023 年 1 月 10 日(入院后第 12 天)

精神检查:意识清,定向力完整,接触被动,问话应答切题,主动言语量适中。自诉"我现在感觉好多了,心情好多了,不那么难受了,吃饭也好多了",否认坐立不安,与病友存在冲突的情况。交谈中情绪平稳,情感反应协调,自知力部分。

辅助检查:

血药浓度:丙戊酸 49.6μg/ml↓。

2023 年 1 月 13 日(入院后第 15 天)

精神检查:意识清,定向力完整,接触好,自诉情绪较前好转,余大致同前。

辅助检查:

血生化:谷丙转氨酶 81.2U/L↑,谷草转氨酶 49.4U/L↑,总胆红素 7.7μmol/L,直接胆红素 1.5μmol/L,白蛋白 46g/L。

凝血:凝血酶原时间 11.6 秒,国际标准化比值 0.99。

血药浓度:丙戊酸 42.34μg/ml↓。

注意力测试:存在严重注意力不集中、注意力明显缺陷。

眼动检查有明显神经心理异常;脑电图正常;事件相关电位异常。

2023 年 1 月 20 日(入院后第 22 天)

精神检查:意识清,定向力完整,接触好,问话应答切题,自述目前不怎么抖腿了,余大致同前。

辅助检查：

血生化：谷丙转氨酶 70.9U/L↑，谷草转氨酶 55.0U/L↑，γ-谷氨酰转肽酶 75.0U/L↑，总胆红素 8.3μmol/L，直接胆红素 1.8μmol/L，白蛋白 45.1g/L。

血药浓度：丙戊酸 34.48μg/ml↓。

韦氏智力测试智力：中等。

红外热成像：MD 可能性大。

2023 年 1 月 21 日（入院后第 23 天）

精神检查：意识清，定向力完整，接触好，问话应答切题，语速、语量未见明显异常。交谈中情绪平稳，情感反应协调，存在部分自知力。

出院诊断：注意缺陷多动障碍；情绪冲动；肝功能异常；窦性心动过速；锥体外系综合征；感冒。

出院带药：

> **问题 9：**结合患者出院用药方案，对患者进行出院用药教育。

枸橼酸坦度螺酮胶囊 10mg t.i.d. 口服。

酒石酸美托洛尔片 12.5mg b.i.d.（早、晚）口服。

盐酸托莫西汀胶囊 25mg q.d.（早）口服。

丙戊酸镁缓释片 0.25g q.d.（晚）口服。

治疗特点与难点——医师视角

患者为少年男性，慢性持续病程，诊断注意缺陷多动障碍明确。同时伴有情绪冲动的表现，增加了识别和治疗难度。根据 ADHD 防治指南，针对 ADHD 的核心症状，可选择盐酸托莫西汀胶囊作为首选药；对于共患病，根据病情有针对性地选择相应的治疗方案，如合并用药。对于儿童用药，治疗期间要尤其关注患儿对药物的耐受性和安全性。此患儿在使用药物控制情绪期间出现肝功能异常，予以积极治疗肝损伤并调整用药方案，最终达到良好的治疗效果。

二、个体化药物治疗分析

(一)患者药物治疗过程总结

入院后给予氟哌啶醇注射液 5mg q.d.(晚)肌内注射控制情绪冲动,后出现眼睑上翻,查体肌张力高,考虑锥体外系综合征,临时给予氢溴酸东莨菪碱注射液对症治疗;给予盐酸托莫西汀胶囊 25mg q.d.(早)18 天改善注意缺陷多动障碍,枸橼酸坦度螺酮胶囊 10mg t.i.d. 22 天改善焦虑,复方甘草酸苷胶囊 22 天改善肝功能异常,酒石酸美托洛尔片 22 天控制窦性心动过速;给予丙戊酸镁缓释片 0.25g b.i.d.(早、晚)控制情绪冲动,治疗期间丙戊酸血药浓度处于治疗参考浓度范围内,后因氨基转移酶持续升高,加用葡醛内酯片治疗肝功能异常,同时降低丙戊酸镁缓释片的剂量至 0.25g q.d.(晚)。在上述药物治疗下,患者情绪、多动症状好转。

(二)患者药学画像

儿童;注意缺陷多动障碍;肝功能异常。

(三)个体化药物治疗相关图表

根据本书绪论治疗药物监测部分介绍的结果解释方法,绘制了患者住院期间的丙戊酸血药浓度曲线及药物浓度与剂量比值曲线,见图 4-1。对于每条曲线上突然上升或下降的点,且超过了该指标的合理范围的都应展开详细分析。具体可参见本案例第三部分药物治疗学分析。

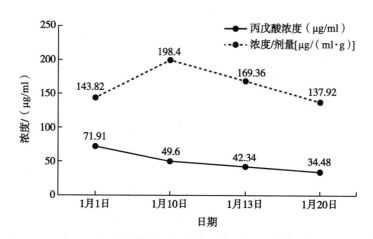

图 4-1　丙戊酸血药浓度、浓度与剂量比值变化曲线

注:丙戊酸治疗参考浓度范围 50～100μg/ml,实验室警戒浓度 120μg/ml;丙戊酸浓度/剂量范围 62.2～134.8μg/(ml·g)。

三、药物治疗学分析

> **问题1:患者入院时出现肝功能异常,最可能的原因是什么? 为什么?**

1. 该患者入院时谷草转氨酶 98.0U/L↑,入院后第 2 天谷丙转氨酶 107.3U/L↑、谷草转氨酶 79.3U/L↑,在院期间谷丙转氨酶最高 134.1U/L↑、谷草转氨酶 79.9U/L↑,均高于正常值,但未超过正常值上限 3 倍,符合肝功能异常。但该患者总胆红素略偏高,且 INR < 1.5,并伴有恶心、厌食的症状,因此仅为轻度肝损伤。

2. 依据《肝脏炎症及其防治专家共识》,肝脏炎症是指肝脏因病毒、药物、酒精或代谢异常等损伤引起的炎症改变,几乎见于各种肝病。依病因不同,肝脏炎症疾病可分为病毒性肝炎、自身免疫性肝病、药物性肝病、酒精性肝病、非酒精性脂肪性肝病等。

3. 依据《药物性肝损伤基层诊疗指南(2019 年)》,药物性肝损伤诊断的基本条件有:①药物暴露史;②排除其他原因或疾病所致的肝损伤;③可能有危险因素和药品说明书含有肝毒性信息;④肝脏损伤在相应的潜伏期,通常为 1～4 周;⑤停药后,肝功能指标有所改善;⑥偶尔再次给药,迅速激发肝损伤。其中①和②是诊断 DILI 的必要条件,③～⑥是非必要条件。

4. 该患者乙肝两对半、丙肝抗体阴性,无饮酒史,其他指标未见明显异常。该患者从 2022 年 10 月 13 日起给予盐酸安非他酮缓释片 0.15g b.i.d.(早、晚)、丙戊酸镁缓释片 0.25g b.i.d.(早、晚)、碳酸锂缓释片 0.3g q.d.(早)、盐酸鲁拉西酮片 10mg q.d.(晚)服用至本次入院,自 2022 年 11 月出现肝功能异常。因此,考虑该患者最有可能为药物引起的肝功能异常。

5. 在患者服用的上述药物中,碳酸锂缓释片不经肝脏代谢,药品说明书及相关文献中未发现其对肝脏有影响,故排除。而安非他酮和鲁拉西酮在入院停药后,患者的肝功能持续异常,且 GPT 和 GOT 存在升高的趋势,总胆红素略有偏高,INR < 1.5,且出现恶心、进食少的症状,依据不良反应关联性评价,安非他酮和鲁拉西酮造成该患者肝功能异常的评价结果为可能。而该患者在入院期间减少丙戊酸的剂量后,同时丙戊酸的血药浓度也相应降低,氨基转移酶也有所下降,总胆红素恢复正常,进食好转,依据不良反应关联性评价,丙戊酸造成该患者肝功能异常的评价结果为很可能。

6. 长期使用丙戊酸存在潜在不良反应,临床上常见的不良反应主要有胰腺炎、致畸性和肝毒性,其中最严重的不良反应就是肝毒性,严重时甚至可发生急性肝坏死。患者在使用丙戊酸 1 ～ 3 个月内肝毒性的发生率最高,随着用药时间延长,肝毒性的发生率反而降低。丙戊酸的肝毒性与其体内代谢特征相关,丙戊酸及其代谢产物所诱导的线粒体功能障碍与肝毒性相关,且肝毒性与丙戊酸浓度及其毒性代谢产物(2- 丙基 -4- 五烯酸、3- 羟基丙戊酸、5- 羟基丙戊酸)浓度密切相关。因此,对于服用丙戊酸的患者,应密切监测其血药浓度及肝功能指标。

> **问题 2:2022 年 12 月 31 日加用坦度螺酮是否合理? 为什么?**

1. 不合理。

2. 患者在精神检查中有担心、焦虑的症状表现,同时儿童焦虑量表筛查阳性,因此考虑该患者为焦虑状态。

3. 依据 2010 年《中国焦虑障碍防治指南》,治疗焦虑障碍的主要药物包括具有抗焦虑作用的抗抑郁药(SSRI、SNRI)、苯二氮䓬类抗焦虑药、5-HT$_{1A}$ 受体部分激动剂(坦度螺酮、丁螺环酮)及其他药物。SSRI 和 SNRI 类药物无成瘾性,整体不良反应较轻,常被推荐为治疗广泛性焦虑障碍的一线药物。而苯二氮䓬类抗焦虑药起效快、疗效确切,在临床上为快速控制焦虑症状,早期可合并使用苯二氮䓬类抗焦虑药,但其最大的缺点是存在耐受性,长期使用有成瘾风险,因此应使用最小有效剂量、持续最短时间(通常不超过 4 周)。而 5-HT$_{1A}$ 受体部分激动剂的不良反应较小,具有无成瘾性、镇静作用轻、不易引起运动障碍的特点,但该类药物起效较慢。

4.《CANMAT 焦虑障碍指南(2014)》将 SSRI、SNRI 等列为高证据等级支持的成人广泛性焦虑障碍的一线治疗药物,而丁螺环酮等阿扎哌隆类药物列为二线治疗药物。

5. 依据枸橼酸坦度螺酮的药品说明书,坦度螺酮可用于各种神经症所致的焦虑状态。通常成人每次口服 10mg,每日 3 次,随患者年龄、症状等不同可适当增减,日最大剂量不得超过 60mg。对于儿童患者,尚无安全性用药的资料,剂量参考成人,因此该患者坦度螺酮 10mg t.i.d. 剂量合理,但每日 3 次服药,对患者依从用药存在考验。而同为 5-HT$_{1A}$ 受体部分激动剂的丁螺环酮,其药品说明书指出儿童禁用。

6. 由于该患者存在焦虑症状需尽快控制,因此应使用起效较快的苯二氮草类抗焦虑药如劳拉西泮、阿普唑仑、奥沙西泮等对症治疗，如焦虑持续存在，还应加用 SSRI 或 SNRI 类药物作为主要治疗用药，并适时停用苯二氮䓬类药物。

综上，该患者使用坦度螺酮在药物选择方面不合理。

> **问题 3：2022 年 12 月 31 日加用美托洛尔是否合理？为什么？**

1. 合理。

2. 该患者 2022 年 12 月 31 日静息时查体心率 120 次 /min，查心电图提示窦性心动过速，超声心动图显示心动过速。补充诊断：窦性心动过速。

3. 依据《室上性心动过速诊断及治疗中国专家共识（2021）》，窦性心动过速的定义为窦性心律 > 100 次 /min。窦性心动过速可能是对生理刺激或其他外源性因素的适当反应，或当心率超过体力活动预期或其他情况时的不适当反应。窦性心动过速分为生理性窦性心动过速和不恰当窦性心动过速。当窦性心动过速是由于自主神经适当调节的结果时，则被认为是生理性的。不恰当窦性心动过速定义为静息或轻微活动时的快速窦性心律（> 100 次 /min），24 小时内平均心率 > 90 次 /min。心律与身体、情绪、病理或药理负荷水平不成比例。心动过速往往为持续的，多好发于年轻人和女性，但不仅仅限于该人群。焦虑也是一种重要的触发因素，不恰当窦性心动过速患者可能有相关的焦虑障碍。根据该患者的病史及精神检查，该患者确实存在焦虑情绪，可能与窦性心动过速相关。

4. 依据《室上性心动过速诊断及治疗中国专家共识（2021）》和《抗心律失常药物临床应用中国专家共识》，窦性心动过速的主要治疗药物为 β 受体拮抗剂，包括选择性 β_1 受体拮抗剂美托洛尔、非选择性 β 受体拮抗剂普萘洛尔及兼有 β 和 α_1 受体拮抗作用的卡维地洛等。此类药物的作用机制为拮抗 β_1 受体、降低腺苷酸环化酶活性和细胞内环磷酸腺苷（cAMP）浓度，从而降低窦房结自律性。其中美托洛尔选择性作用于 β_1 受体，美托洛尔对心脏的作用如减慢心率、抑制心肌收缩力、降低自律性和延缓房室传导时间等与普萘洛尔相似，但其对血管和支气管平滑肌的收缩作用较非选择性 β 受体拮抗剂普萘洛尔弱，对呼吸道的影响也较小。因此，选用美托洛尔治疗窦性心动过速合理。

5. 根据酒石酸美托洛尔片说明书，在治疗心律失常时推荐剂量为每次

25 ～ 50mg, 每日 2 ～ 3 次。该患者为 11 岁儿童, 体重 56kg 与成人接近, 初始使用剂量为 12.5mg b.i.d.(早、晚), 剂量在合理范围内。

> **问题 4:** 计算 2023 年 1 月 1 日安非他酮剂量相关浓度范围及代谢产物浓度与母药浓度比值(MPR), 分析患者安非他酮浓度异常的原因可能是什么。

1. 依据 AGNP 指南 2017 版, 安非他酮的半衰期为 1 ～ 15 小时, 羟基安非他酮的半衰期为 17 ～ 47 小时。安非他酮 + 羟基安非他酮的治疗参考浓度范围为 850 ～ 1 500ng/ml, 实验室警戒浓度为 2 000ng/ml; 安非他酮的 DRC 因子为 0.12 ～ 0.27ng/(ml·mg), 羟基安非他酮的 DRC 因子为 1.32 ～ 4.60ng/(ml·mg); 羟基安非他酮 / 安非他酮(MPR)的范围为 11.2 ～ 21.0。

2. 该患者从 2022 年 10 月 13 日起服用盐酸安非他酮缓释片 0.15g b.i.d., 2023 年 1 月 1 日测定浓度时血药浓度已达稳态。因此该患者安非他酮 DRC 值为 36 ～ 81ng/ml, 羟基安非他酮 DRC 值为 396 ～ 1 680ng/ml。

3. 该患者 2023 年 1 月 1 日安非他酮血药浓度检测结果为 41.26ng/ml, 在 DRC 内; 羟基安非他酮检测结果为 1 537.23ng/ml, 在 DRC 内; 安非他酮 + 羟基安非他酮的结果为 1 578.49ng/ml, 略高于治疗参考浓度范围上限, 但低于实验室警戒浓度。

4. 该患者羟基安非他酮 / 安非他酮 =37.26, 高于正常范围。

5. 安非他酮的主要代谢酶为 CYP2B6, 安非他酮经 CYP2B6 代谢生成活性代谢产物羟基安非他酮。羟基安非他酮是主要活性代谢产物, 其活性约为安非他酮的 50%; 其他代谢产物的活性只有不到安非他酮的 20%。安非他酮在室温下不稳定, 因此可能造成羟基安非他酮 / 安非他酮(MPR)比值偏高。

6. 安非他酮的代谢因素(如肝脏疾病、充血性心力衰竭、年龄和联合用药等)和排泄因素可影响安非他酮活性代谢产物的蓄积程度和范围。由于安非他酮的主要活性代谢产物羟基安非他酮具有一定的极性, 且在从尿中排泄之前会在肝脏进一步代谢或结合, 所以肝肾功能降低可影响安非他酮主要活性代谢产物的消除。

7. 该患者入院时谷草转氨酶 98.0U/L↑, 12 月 31 日谷丙转氨酶 107.3U/L↑、谷草转氨酶 79.3U/L↑、γ- 谷氨酰转肽酶 66.0U/L↑, 提示患者肝功能异常。同时总胆红素 17.9μmol/L↑, 直接胆红素 3.1μmol/L, 白蛋白 53.2g/L, 凝血酶原时间 11.4 秒, 无肝性脑病和腹水。因此该患者的 Child-Pugh 评分为 5 分, 即

Child-Pugh A 级,属于轻度肝功能异常,可能导致安非他酮 + 羟基安非他酮浓度升高,略高于治疗参考浓度范围上限。

> 问题 5:注意缺陷多动障碍的诊断标准是什么？患者症状表现是否符合该诊断
> 标准?

1. 符合诊断标准。

2. DSM-5 中注意缺陷多动障碍的诊断标准　一种持续的注意缺陷和 / 或多动 - 冲动的模式,干扰了功能或发育,以下列(1)和 / 或(2)为特征。

(1)注意障碍:下列症状有 6 项(或更多)持续至少 6 个月,且达到与发育水平不相符的程度,并直接负性地影响社会和学业 / 职业活动。需要说明的是,这些症状不仅仅是对立行为、违拗、敌意的表现,或不能理解任务或指令；年龄较大(17 岁及 17 岁以上)的青少年和成人至少需要符合下列症状中的5 项。

①经常不能密切关注细节,或者在作业、工作或其他活动中犯粗心大意的错误(例如忽视或遗漏细节、工作不精确)。

②在任务或游戏活动中经常难以维持注意力(例如在听课、对话或长时间的阅读中难以维持注意力)。

③当别人对其直接讲话时,经常看起来没有在听(例如即使在没有任何明显干扰的情况下,也会显得心不在焉)。

④经常不遵循指示以至于无法完成作业、家务或工作中的职责(例如可以开始执行任务但很快就失去注意力,容易分神)。

⑤经常难以组织任务和活动(例如难以管理有条理的任务；难以把材料和物品放得整整齐齐；凌乱、工作没头绪；不良的时间管理；不能遵守截止日期)。

⑥经常回避、厌恶或不情愿从事需要精神上持续努力的任务(例如学校作业或家庭作业；对于年龄较大的青少年和成人,则为准备报告、完成表格或阅读冗长的文章)。

⑦经常丢失任务或活动所需的物品(例如学校的资料、铅笔、书、工具、钱包、钥匙、文件、眼镜、手机)。

⑧经常容易被外界的刺激影响而分神(对于年龄较大的青少年和成人,可能包括不相关的想法)。

⑨经常在日常活动中忘记事情(例如做家务、外出办事；对于年龄较大的

青少年和成人,则为回电话、付账单、约会)。

(2)多动和冲动:下列症状有 6 项(或更多)持续至少 6 个月,且达到与发育水平不相符的程度,并直接负性地影响社会和学业 / 职业活动。需要说明的是,这些症状不仅仅是对立行为、违拗、敌意的表现,或不能理解任务或指令;年龄较大(17 岁及 17 岁以上)的青少年和成人至少需要符合下列症状中的 5 项。

①经常手脚动个不停或在座位上扭动。

②当被期待坐在座位上时却经常离座(例如离开他 / 她在教室、办公室或其他工作的场所,或是在其他情况下需要保持原地的位置)。

③经常在不适当的场合跑来跑去或爬上爬下(注:对于青少年或成人,可以仅限于感到坐立不安)。

④经常无法安静地玩耍或从事休闲活动。

⑤经常"忙个不停",好像"被发动机驱动着"(例如在餐厅、会议中无法长时间保持不动或觉得不舒服;可能被他人感受为坐立不安或难以跟上)。

⑥经常讲话过多。

⑦经常在提问讲完之前就把答案脱口而出(例如接别人的话、不能等待交谈的顺序)。

⑧经常难以等待轮到他 / 她(例如当排队等待时)。

⑨经常打断或侵扰他人(例如插入别人的对话、游戏或活动;没有询问或未经允许就开始使用他人的东西;对于青少年和成人,可能是侵扰或接管他人正在做的事情)。

3. 该患者自幼多动,注意力不集中,喜欢的玩具不能长时间坚持玩,做事不专心,上幼儿园困难、适应困难,自上小学后上课坐不住、爱动。2020 年四年级开始不愿上学,作业无法完成,不愿意做作业;在家看电视,但不能安静地坐着看,时常跑动;丢三落四,经常丢失书本、作业本、钥匙。住院期间进行精神检查显示坐不住,小动作多,注意力不集中,总是跑神,与医生交谈时抖腿,控制不住,爱插嘴。满足注意障碍中的②③④⑥⑦⑧症状及多动和冲动中的①②③④⑤⑦⑨症状,同时上述症状持续时间超过 6 个月,且影响了该患者相应的社会和学业活动,因此满足注意缺陷多动障碍的诊断标准。

4. 排除标准　目前无证据支持脑器质性疾病或精神活性物质所致精神和行为障碍。该患者 1 月 4 日头颅 MRI 平扫未见明显异常,既往无精神活性物质使用史。抑郁发作:患者病史中存在情绪低、少语少动的表现,但精神检查未见明显情感低落的体验，故可排除该诊断。

> **问题6：该患者2023年1月2日使用氢溴酸东莨菪碱注射液的原因是什么？该药有何常见不良反应需要关注？**

1. 患者入院时因"情绪冲动，动手打人"给予氟哌啶醇注射液肌内注射治疗。氟哌啶醇注射液肌内注射可迅速控制兴奋躁动、敌对情绪和攻击行为。氟哌啶醇属于高效价的第一代抗精神病药，其最突出的不良反应为锥体外系不良反应，在肌内注射、首次使用的年轻患者中较易出现。锥体外系不良反应出现的顺序依次为肌张力障碍、震颤、静坐不能、迟发性运动障碍。注射使用氟哌啶醇的过程中需注意急性锥体外系不良反应的发生，如肌张力障碍。

2. 该患者在1月2日出现了眼睑上翻，查体肌张力高，常用干预药物为抗胆碱药如盐酸苯海索和东莨菪碱。该类药物对于急性肌张力障碍、帕金森综合征的疗效突出，但其对于静坐不能和迟发性运动障碍的疗效相对较差。

3. 氢溴酸东莨菪碱注射液的常见不良反应包括便秘、口干、尿潴留、眩晕、视物模糊，严重时瞳孔散大、皮肤潮红、灼热、兴奋、烦躁、谵语、惊厥和心率加快等抗胆碱能相关药物不良反应。应密切监测上述不良反应。

4. 该患者2022年12月31日查心电图提示窦性心动过速，超声心动图显示心动过速，静息时查体心率120次/min。因氢溴酸东莨菪碱注射液会导致心率加快，有加剧患者心动过速的风险，但氢溴酸东莨菪碱注射液在肌内注射给药时的消除半衰期较短，仅为1～4小时，作用时间短，因此在注射氢溴酸东莨菪碱注射液的过程中及注射后1天内需密切监测患者心电图的变化。

> **问题7：2023年1月4日加用托莫西汀是否合理？为什么？**

1. 合理。

2. 依据《中国注意缺陷多动障碍防治指南》(第二版)，注意缺陷多动障碍的药物治疗主要推荐药物为中枢兴奋剂(哌甲酯)和选择性去甲肾上腺素再摄取抑制剂(托莫西汀)；其他推荐药物为中枢去甲肾上腺素调节药物(可乐定)和抗抑郁药(三环类抗抑郁药、安非他酮、SSRI、SNRI)。

3. 该患者确定诊断为注意缺陷多动障碍，依据《中国注意缺陷多动障碍防治指南》(第二版)，首选中枢兴奋剂(哌甲酯)和选择性去甲肾上腺素再摄取抑制剂(托莫西汀)。由于该患者在精神检查中出现明显焦虑症状，根据哌甲酯的药品说明书,有明显焦虑、紧张及激越的患者禁用哌甲酯,因此该患者不宜选用哌甲酯治疗。

4. 托莫西汀治疗注意缺陷多动障碍的确切作用机制可能与其对突触前膜去甲肾上腺素转运体的强效抑制作用有关。依据《中国注意缺陷多动障碍防治指南》(第二版),对于共患焦虑障碍的 ADHD 儿童,可选择托莫西汀治疗,托莫西汀是一个能够改善 ADHD 和焦虑障碍两组症状的有效药物。另外,该患者既往病史中曾有情绪低落的表现,托莫西汀作为治疗 ADHD 的非中枢兴奋剂类药物,可能具有抗抑郁作用,但疗效有待于进一步的研究探讨。

5. 依据《中国注意缺陷多动障碍防治指南》(第二版)和托莫西汀的药品说明书,对于体重不足 70kg 的儿童及青少年患者,每日起始剂量约为 0.5mg/kg,服用至少 3 天后增加剂量,逐步至目标剂量,约为每日总量 1.2mg/kg,可每日早晨单次服用或早晨和傍晚平均分为 2 次服用,日最大剂量不可超过 1.4mg/kg 或 100mg,应选择其中一个较小的剂量。

6. 该患者体重 56kg,经计算,起始剂量应为 28mg,适宜服用 25mg 规格的托莫西汀,因此本案例中该患者起始剂量服用 25mg q.d.(早)治疗合理。依据指南,对于肝功能不全的 ADHD 患者,建议谨慎增加托莫西汀直至产生期望的临床反应,在肝功能不全患者中托莫西汀的清除率可能降低。依据托莫西汀的药品说明书,对于中度肝功能不全患者(Child-Pugh B 级),初始的目标剂量应降至常规用量的 50%;对于重度肝功能不全患者(Child-Pugh C 级),初始的目标剂量应降至常规用量的 25%。该患者为轻度肝功能不全患者(Child-Pugh A 级),因此无须调整剂量,但仍应在使用托莫西汀治疗的过程中密切监测疗效及不良反应。本例患者在 25mg q.d.(早)剂量治疗下,抖腿等多动症状好转,因此后续没有增加托莫西汀的剂量。

> **问题 8:**该患者在进行保肝治疗的过程中加用复方甘草酸苷胶囊和葡醛内酯片是否合理?为什么?

1. 合理。

2. 依据《药物性肝损伤诊治指南》,无症状的血清 GPT 和 GOT 升高且 GPT/GOT < 3 倍 ULN 并不能作为停药指征。该患者在院期间谷丙转氨酶最高 134.1U/L↑,因此可以在当前治疗的基础上加用保肝药治疗。

3. 依据《肝脏炎症及其防治专家共识》,保肝药主要包括抗炎类药物(甘草酸制剂）、肝细胞膜修复保护剂（多烯磷脂酰胆碱）、解毒类药物（还原型谷胱甘肽、N- 乙酰半胱氨酸、葡醛内酯、硫普罗宁）、抗氧化类药物（水飞蓟素类、双环醇）、利胆类药物（S- 腺苷蛋氨酸、熊去氧胆酸）。

4. 依据《药物性肝损伤基层诊疗指南（2019 年）》，炎症较轻者可试用抗氧化类药物如水飞蓟素，炎症较重者可试用双环醇和甘草酸制剂。

5. 该患者 2022 年 11 月肝功能异常，服用双环醇片保肝治疗，但氨基转移酶依然高，因此在 2022 年 12 月 31 日考虑换用甘草酸制剂，即复方甘草酸苷胶囊 1 粒 t.i.d.。该类药物可针对炎症通路，广泛抑制各种病因介导的相关炎症反应，减轻肝脏病理损害，改善受损的肝细胞功能。《肝脏炎症及其防治专家共识》指出，该类药物可改善各类肝炎所致的血清氨基转移酶升高等生化异常，明显减轻肝脏病理损害，改善受损的肝细胞功能，对慢性药物性肝损伤均有较好作用（Ⅰ级推荐）。

6. 依据复方甘草酸苷胶囊说明书，小儿用药为每次 1 粒，每日 3 次，因此该患者服用复方甘草酸苷胶囊 1 粒 t.i.d. 治疗合理。

7.《肝脏炎症及其防治专家共识》指出，不同药物其作用机制和作用位点不同，合理搭配可望更好地起到保肝作用。应根据患者不同的病因、病期和病情，有针对性地选择 2 ～ 3 种药物联用。该患者在使用复方甘草酸苷胶囊足剂量治疗后，氨基转移酶未见明显下降，因此在此基础上合并使用解毒类药物葡醛内酯片 100mg t.i.d. 治疗。依据《肝脏炎症及其防治专家共识》和葡醛内酯的药品说明书，葡醛内酯进入机体后可与含有羟基或羧基的毒物结合，形成低毒或无毒的结合物由尿排出，有保护肝脏及解毒作用。而本案例中患者服用的丙戊酸产生与肝毒性相关的毒性代谢产物 2- 丙基 -4- 五烯酸、3- 羟基丙戊酸、5- 羟基丙戊酸，推断葡醛内酯在体内可能与其结合而产生解毒保肝作用。因此葡醛内酯片和复方甘草酸苷胶囊联用可从不同环节起到保肝作用，两药配合使用可减少炎症因子的继续产生，避免肝损伤继续加重。

8. 依据葡醛内酯片说明书，5 岁以上儿童每次 100mg，每日 3 次，因此该患者服用葡醛内酯片 100mg t.i.d. 治疗合理。

> **问题 9：结合患者出院用药方案，对患者进行出院用药教育。**

1. 患者出院用药方案

枸橼酸坦度螺酮胶囊 10mg t.i.d. 口服。

酒石酸美托洛尔片 12.5mg b.i.d.(早、晚)口服。

盐酸托莫西汀胶囊 25mg q.d.(早)口服。

丙戊酸镁缓释片 0.25g q.d.(晚)口服。

2. 对患者进行出院用药教育

(1)枸橼酸坦度螺酮胶囊用于治疗焦虑,酒石酸美托洛尔片用于治疗窦性心动过速,盐酸托莫西汀胶囊用于治疗注意缺陷多动障碍,丙戊酸镁缓释片用于稳定情绪。请按照医嘱规律服药,不得自行更改用药次数、剂量和用药间隔,不可擅自停药。如果错过用药时间,应在记起时立即补服。但若已接近下一次用药时间,则无须补服,按平常的规律服药,请勿一次使用双倍剂量。

(2)注意药品规格。枸橼酸坦度螺酮胶囊有 5mg 和 10mg 两个规格,目前该患者服用的为 5mg 规格,每次服用 2 粒(10mg),每日 3 次;酒石酸美托洛尔片有 25mg 和 50mg 两个规格,目前该患者服用的为 25mg 规格,每次服用半片(12.5mg),每日 2 次;盐酸托莫西汀胶囊有多种规格,目前该患者服用的为 25mg 规格,每次服用 1 片,总量为 25mg,每日早晨服用。服用前需注意药盒上的规格。

(3)盐酸托莫西汀胶囊在早晨,丙戊酸镁缓释片在晚上服用 1 次,两者均应整粒/片服下,避免分开、压碎、咀嚼。

(4)定期复查丙戊酸的血药浓度情况。建议早晨来院检查,每次进行血药浓度检测之前请勿服用药物。

(5)因患者存在窦性心动过速,应每日监测心率和血压,如出现心率和血压过低情况应及时来院就诊调整酒石酸美托洛尔片的剂量。定期复查心电图。

(6)因丙戊酸对于肝功能的影响较大,该患者存在肝功能异常,因此患者应定期复查肝功能情况。

(7)服药期间如需服用其他药物,请咨询专科医师或药师,避免药物相互作用引起的不良反应。

四、专家点评——果伟(主任药师)

本例是一名儿童注意缺陷多动障碍患者,同时伴有冲动情绪。因患者焦虑,与哌甲酯缓释片存在用药禁忌,且该药有潜在的药物管理问题,转而选用另一种一线药物托莫西汀治疗。药物治疗过程中患者先后出现了肝功能异常、心动过速等药物不良反应,这些不良反应尽管常见,但却不容小视,临床药师在精神科常见躯体疾病规范治疗方面应该发挥重要作用。临床药师对安非他酮TDM异常结果的解释非常专业，并且通过详细分析将安非他酮活性成分异常升高确定为轻度肝功能异常所致。遗憾的是，当时已经决定停用安非他酮，换用其他药物治疗，如临床药师能提供及时的解释，可能安非他酮仍可继续使用。

儿童患者并不是成人的缩小版，药物治疗过程如履薄冰，TDM让儿童精神科医师在用药过程中多了两处光亮，希望这样的光亮越来越多。

五、拓展阅读——指南中关于注意缺陷多动障碍药物治疗的流程

以下参考中华医学会精神科分会发表的《中国注意缺陷多动障碍防治指南》（第二版）。根据临床相，任何阶段都可跳过。

阶段0—符合ADHD诊断，治疗中最好始终合并心理治疗和行为治疗。

阶段1—单一药物治疗：哌甲酯、托莫西汀。若有效则继续，直至维持治疗；若无效或效果不明显，则进入阶段2。

阶段2—单一药物治疗：在阶段1没有用过的中枢兴奋剂（右哌甲酯等）。若有效则继续，直至维持治疗；若无效或效果不明显，则进入阶段3。

阶段3—单一药物治疗：中枢去甲肾上腺素调节药物（可乐定、胍法辛）。若有效则继续，直至维持治疗；若无效或效果不明显，则进入阶段4。

阶段4—单一药物治疗：安非他酮、SSRI、丙米嗪、文拉法辛。若有效则继续，直至维持治疗；若无效或效果不明显，则进入阶段5。

阶段5—合并使用丙戊酸盐等制剂。若有效则继续，直至维持治疗；若无效或效果不明显，则进入阶段6。

阶段6—合并使用锂盐、坦度螺酮等。若有效则继续，直至维持治疗；若无效或效果不明显，则探索其他综合治疗方法。

指南中关于注意缺陷多动障碍的综合治疗方法见表4-1。

表4-1　指南中关于注意缺陷多动障碍的综合治疗方法

治疗目标	综合治疗方法
ADHD的慢性状态	家庭治疗：对患儿父母或患者家属进行治疗知识的培训团体治疗；强化儿童、青少年或成人患者对治疗合作的自我管理；对治疗目标和计划实施的监测
ADHD的核心症状（注意缺陷、冲动、多动）	中枢兴奋剂或托莫西汀治疗（主要推荐药物）；有效的行为治疗；安非他酮或三环类抗抑郁药（TCA）治疗；个体化教育项目

续表

治疗目标	综合治疗方法
对立违抗行为、严重的品行问题或人格缺陷	行为矫正和控制:包括对父母或其他家庭成员的训练及学校或单位表现的行为管理;给予适合的药物治疗;个体化教育训练
抑郁、焦虑和情绪失控问题	认知行为治疗;选择性 5- 羟色胺再摄取抑制剂或其他抗抑郁药
家庭功能明显缺陷	家庭治疗
学习、工作或语言障碍	个体化训练:特殊教育或技能训练;创造轻松的学习或工作环境;强调个体化学习,包括语言能力培养、学习或人际交流技巧训练

六、小测试

1. 依据《中国注意缺陷多动障碍防治指南》(第二版),注意缺陷多动障碍的主要推荐药物包括(　　)

　　A. 托莫西汀　　　　　B. 可乐定　　　　　　C. 安非他酮

　　D. 舍曲林　　　　　　E. 文拉法辛

2. 安非他酮代谢生成主要代谢产物羟基安非他酮,其主要代谢酶是(　　)

　　A. CYP1A2　　　　　B. CYP2B6　　　　　C. CYP2C9

　　D. CYP2D6　　　　　E. CYP3A4

3. 以下保肝药属于抗炎类的是(　　)

　　A. 甘草酸制剂　　　　B. 多烯磷脂酰胆碱　　C. 双环醇

　　D. 葡醛内酯　　　　　E. 熊去氧胆酸

4. 治疗抗精神病药导致的急性肌张力障碍,首选药包括(　　)

　　A. 东莨菪碱　　　　　B. 普萘洛尔　　　　　C. 金刚烷胺

　　D. 地西泮　　　　　　E. 氯硝西泮

5. 依据《中国注意缺陷多动障碍防治指南》(第二版),托莫西汀用于 70kg 以下儿童的目标剂量是(　　)

　　A. 0.5mg/kg　　　　　B. 1.2mg/kg　　　　　C. 1.4mg/kg

　　D. 80mg　　　　　　E. 100mg

　　答案:1. A;　2. B;　3. A;　4. A;　5. B

（陈　旭　臧彦楠）

参考文献

[1] HIEMKE C, BERGEMANN N, CLEMENT H W, et al. Consensus guidelines for therapeutic drug monitoring in neuropsychopharmacology: update 2017[J]. Pharmacopsychiatry, 2018, 51 (1-2): 9-62.

[2] HIEMKE C, BERGEMANN N, CLEMENT H W, 等 . 神经精神药理学治疗药物监测共识指南：2017 版 [J]. 实用药物与临床, 2022, 25 (1): 1-20.

[3] HIEMKE C, BERGEMANN N, CLEMENT H W, 等 . 神经精神药理学治疗药物监测共识指南：2017 版 [J]. 实用药物与临床, 2022, 25 (2): 97-118.

[4] 中华医学会心电生理和起搏分会, 中国医师协会心律学专业委员会 . 室上性心动过速诊断及治疗中国专家共识（2021) [J]. 中华心律失常学杂志, 2022, 26 (3): 202-262.

[5] 中华医学会心血管病学分会, 中国生物医学工程学会心律分会 . 抗心律失常药物临床应用中国专家共识 [J]. 中华心血管病杂志, 2023, 51 (3): 256-269.

[6] 中华医学会感染病学分会, 肝脏炎症及其防治专家共识专家委员会 . 肝脏炎症及其防治专家共识 [J]. 中华传染病杂志, 2014, 32 (2): 65-75.

[7] 中华医学会, 中华医学会杂志社, 中华医学会消化病学分会, 等 . 药物性肝损伤基层诊疗指南（2019 年) [J]. 中华全科医师杂志, 2020, 19 (10): 868-875.

[8] 中华医学会肝病学分会药物性肝病学组 . 药物性肝损伤诊治指南 [J]. 临床肝胆病杂志, 2015, 31 (11): 1752-1769.

[9] 郑毅, 刘靖 . 中国注意缺陷多动障碍防治指南 [M]. 2 版 . 北京：中华医学电子音像出版社, 2015.

案例 5

一例备孕双相障碍患者,综合使用药物基因组学和治疗药物监测技术,实现疗效与安全性的平衡

一、药学查房案例概况

病历摘要:患者,女,32 岁。身高 165cm,体重 73kg。入院日期:2023 年 1 月 17 日。

主诉:间断情绪不稳、睡眠差 5 年,加重伴疑心半年。

现病史:患者 2018 年 4 月自觉压力过大出现情绪不稳定,易激惹,话多,爱管闲事,和他人吵架,急躁,言语夸大,怀疑自己被针对,乱花钱,言语乱,睡眠差,每日只睡 1～2 小时,住院治疗 1 个月,诊断为"精神分裂症",予以利培酮、富马酸喹硫平(具体剂量不详)治疗。出院后情绪稳定,未再胡言乱语,规律服药复诊。

患者出院半年后结婚,2019 年 3 月回原单位继续工作,8 月因计划备孕咨询医师后逐渐减药,病情基本稳定。2020 年 1 月患者在使用丙戊酸钠缓释片和阿立哌唑片治疗时怀孕,具体剂量不详。2020 年 5 月因担心药物影响胎儿自行减药。2020 年 12 月患者生产一子,情绪尚平稳。2021 年 3 月患者逐渐出现情绪不稳,易急躁,因小事与丈夫吵架,睡眠差,每日只睡 2～3 小时,在当地医院复诊,先后给予阿立哌唑、利培酮、氨磺必利、富马酸喹硫平、齐拉西酮等药物治疗,具体剂量及服用时间不详。服药治疗后患者情绪渐稳定,不再与人吵架,但睡眠变多,反应变慢,显呆愣。2021 年 7 月当地医院调整治疗为富马酸喹硫平片 0.3g/d、齐拉西酮胶囊 80mg/d、氯硝西泮、佐匹克隆等药物治疗。患者兴奋不眠,此后加用奥氮平 15mg/d,睡眠多,反应慢。2021 年 7 月 16 日—2021 年 8 月 31 日于我院首次住院治疗,诊断"双相障碍,目前为不伴有精神病性症状的躁狂发作",予以 7 次改良电休克治疗及富马酸喹硫平 500mg/d、丙戊酸钠缓释片 750mg/d、碳酸锂 0.5g/d、阿普唑仑 0.8mg/d,好转出院。

出院后患者规律服药、复诊，情绪尚平稳，日常生活及工作能力尚可，但因睡眠问题反复门诊就诊。2022年6月23日患者开始情绪不稳定，容易生气，夜眠差，敏感，话少，情绪低落，高兴不起来，哭泣，想问题总是往相反的方向想，疑心，走路的时怀疑有人跟踪自己，怀疑被领导针对。复诊时加用碳酸锂及帕利哌酮缓释片。具体服药情况：帕利哌酮缓释片3mg/d，富马酸喹硫平100mg/d，碳酸锂0.25g/d，丙戊酸钠缓释片750mg/d，右佐匹克隆3mg/d。加用帕利哌酮缓释片后患者敏感多疑症状明显减轻，但闭经4个月；有时存在入睡困难，需加睡眠药物辅助。因患者计划2023年生育，停用帕利哌酮缓释片，药物调整为碳酸锂0.5g/d、丙戊酸钠缓释片750mg/d、富马酸喹硫平0.1g/d，此后月经恢复，规律服药至2023年1月11日。因家务事患者与丈夫发生争吵后，频繁怀疑别人琢磨自己，别人与其打招呼不回应，疑心被其他亲戚、同事议论，被监控。现为进一步诊治，门诊以"双相障碍"第2次收入院治疗。目前服药：丙戊酸钠缓释片250mg/d，碳酸锂0.5g/d，富马酸喹硫平0.1g/d。

近2周患者无感冒、发热、抽搐、昏迷等，进食少，偶有便秘，服用通便药物，小便情况不详。

既往史：无。

过敏史：无。

个人史：无吸烟、饮酒史。

家族史：患者二姨、外婆精神异常，具体不详。

入院查体：T 36.2℃，P 82次/min，R 22次/min，BP 112/71mmHg。余查体未见明显异常。

辅助检查：

血常规：白细胞计数4.8×10^9/L，中性粒细胞计数2.52×10^9/L，嗜酸性粒细胞计数0.12×10^9/L，嗜碱性粒细胞计数0.01×10^9/L，中性粒细胞百分比53.10%，红细胞计数4.06×10^{12}/L，血红蛋白133g/L，血小板计数218×10^9/L。

血生化：谷丙转氨酶8.6U/L，谷草转氨酶14.8U/L，总蛋白72.4g/L，白蛋白45.1g/L，乳酸脱氢酶125.8U/L，碱性磷酸酶57U/L，肌酸激酶63U/L，葡萄糖5.12mmol/L，尿素5.55mmol/L，尿酸289μmol/L，肌酐67μmol/L，钾3.70mmol/L，钠142.6mmol/L，钙2.33mmol/L，总胆固醇3.76mmol/L，甘油三酯0.98mmol/L，高密度脂蛋白胆固醇1.33mmol/L，低密度脂蛋白胆固醇2.67mmol/L。

激素五项：孕酮0.55ng/ml，雌二醇16.60pg/ml，催乳素21.1ng/ml，皮质醇

19.49μg/dl,睾酮 29.54ng/ml。

β- 人绒毛膜促性腺激素:0.75mIU/ml。

糖化血红蛋白 A1c:5.10%。

甲状腺功能:游离三碘甲状腺原氨酸 5.90pmol/L,游离甲状腺素 11.53pmol/L,血清总 T_3 1.67pmol/L,血清总 T_4 128.96pmol/L,促甲状腺激素 4.18mIU/L。

心电图、胸部 CT、颅脑 CT:均未见明显异常。

精神检查:患者意识清,定向力完整,接触欠佳,情绪不稳,急躁易怒,语量多,语速快,言语挑剔,思维加速,可引出情绪差、兴趣减退、精力和体力下降、悲观、夜眠差等抑郁综合征体验,可查及关系妄想、被害妄想(被跟踪、被监视),承认院外存在情绪不稳、急躁、冲动、易怒、管闲事、睡眠减少、冲动消费等情况。患者在病房内感坐立不安,不愿与周围病友接触,自知力不存在。

入院诊断:妄想状态;便秘。

住院期间主要治疗药物

用药起止时间	药品名称	用法用量
2023 年 1 月 17 日—2023 年 1 月 18 日	氟哌啶醇注射液	5mg b.i.d.(午、晚)肌内注射
2023 年 1 月 19 日—2023 年 1 月 20 日		5mg(午)、10mg(晚)肌内注射
2023 年 1 月 21 日—2023 年 1 月 23 日		5mg b.i.d.(午、晚)肌内注射
2023 年 2 月 11 日—2023 年 2 月 16 日		5mg b.i.d.(午、晚)肌内注射
2023 年 1 月 17 日—2023 年 1 月 20 日	氢溴酸东莨菪碱注射液	0.3mg b.i.d.(午、晚)肌内注射
2023 年 1 月 21 日—2023 年 1 月 23 日		0.3mg q.d.(晚)肌内注射
2023 年 2 月 11 日—2023 年 2 月 16 日		0.3mg b.i.d.(午、晚)肌内注射
2023 年 1 月 19 日—2023 年 1 月 30 日	奥沙西泮片	30mg b.i.d.(午、晚)口服
2023 年 2 月 11 日—2023 年 2 月 21 日		15mg(早)、30mg(午)、30mg(晚)口服
2023 年 2 月 26 日—2023 年 3 月 2 日		15mg(午)、30mg(晚)口服
2023 年 1 月 19 日—2023 年 1 月 22 日	盐酸鲁拉西酮片	40mg q.d.(晚)口服
2023 年 1 月 23 日—2023 年 1 月 25 日		60mg q.d.(晚)口服
2023 年 1 月 26 日—2023 年 2 月 12 日		80mg q.d.(晚)口服

续表

用药起止时间	药品名称	用法用量
2023 年 1 月 19 日—2023 年 1 月 22 日	丙戊酸钠缓释片（I）	500mg q.d.（晚）口服
2023 年 1 月 23 日—2023 年 2 月 6 日		250mg（早）、500mg（晚）口服
2023 年 2 月 7 日—2023 年 3 月 2 日		500mg b.i.d.（早、晚）口服
2023 年 1 月 23 日—2023 年 3 月 2 日	佐匹克隆片	7.5mg q.d.（晚）口服
2023 年 1 月 28 日—2023 年 1 月 29 日	碳酸锂片	0.25g b.i.d.（早、晚）口服
2023 年 1 月 30 日—2023 年 3 月 2 日		0.25g t.i.d. 口服
2023 年 1 月 30 日—2023 年 2 月 11 日	劳拉西泮片	0.5mg（早）、0.5mg（午）、1mg（晚）口服
2023 年 1 月 30 日—2023 年 2 月 18 日	普萘洛尔片	10mg q.d.（晚）口服
2023 年 2 月 7 日—2023 年 2 月 10 日	乳果糖口服溶液	30ml q.d.（早）口服
2023 年 2 月 11 日—2023 年 2 月 20 日	多库酯钠片	200mg q.d.（早）口服
2023 年 2 月 13 日—2023 年 2 月 15 日	帕利哌酮缓释片	3mg q.d.（早）口服
2023 年 2 月 16 日—2023 年 3 月 2 日		6mg q.d.（早）口服
2023 年 2 月 16 日—2023 年 2 月 21 日	盐酸二甲双胍片	0.25g b.i.d.（早、晚）口服
2023 年 2 月 22 日—2023 年 3 月 2 日		0.25g t.i.d. 口服
2023 年 2 月 19 日—2023 年 2 月 21 日	盐酸苯海索片	2mg b.i.d.（早、午）口服
2023 年 2 月 22 日—2023 年 3 月 2 日		4mg b.i.d.（早、午）口服
2023 年 2 月 19 日—2023 年 3 月 2 日	酒石酸美托洛尔片	12.5mg b.i.d.（早、午）口服
2023 年 2 月 22 日—2023 年 2 月 25 日	艾司唑仑片	1mg（午）、2mg（晚）口服

诊治过程：

2023 年 1 月 17 日（入院当天）

查体: 四肢肌张力稍高,双手细颤,自觉坐立不安,否认饮水呛咳及吞咽困难。

补充诊断: 锥体外系综合征。

初始治疗方案:

氟哌啶醇注射液 5mg b.i.d.(午、晚)肌内注射。

氢溴酸东莨菪碱注射液 0.3mg b.i.d.(午、晚)肌内注射。

2023 年 1 月 19 日(入院后第 3 天)

精神检查: 患者表情愁苦,提到家属和儿子哭泣,可以引出被害妄想及关系妄想,其余大致同前。诉入院前睡眠差、脾气大,目前想要继续备孕。情感反应协调,自知力缺乏。

补充诊断: 双相障碍,目前为混合发作。

> **问题 1:** 请分析该患者诊断为双相障碍混合发作的依据。

> **问题 2:** 患者有怀孕诉求,未来药物调整的总体原则上应注意哪些问题?

> **问题 3:** 双相障碍混合发作的药物治疗原则是什么?

> **问题 4:** 患者双相障碍混合发作的口服用药方案是否合理?

医嘱调整:

加量:氟哌啶醇注射液至 5mg(午)、10mg(晚)肌内注射。

加用:盐酸鲁拉西酮片 40mg q.d.(晚)口服(随餐)。

丙戊酸钠缓释片(Ⅰ)500mg q.d.(晚)口服。

奥沙西泮片 30mg b.i.d.(午、晚)口服。

2023 年 1 月 21 日(入院后第 5 天)

精神检查: 患者情绪不稳,烦躁明显,表情愁苦,偶有哭泣,行为冲动,劝说无效。其余大致同前。

医嘱调整:

减量:氢溴酸东莨菪碱注射液至 0.3mg q.d.(晚)肌内注射。

氟哌啶醇注射液至 5mg b.i.d.(午、晚)肌内注射。

2023 年 1 月 23 日(入院后第 7 天)

精神检查:患者情绪显低落,对现有治疗配合。其余大致同前。

医嘱调整:

加量:盐酸鲁拉西酮片至 60mg q.d.(晚)口服(随餐)。

丙戊酸钠缓释片(Ⅰ)至 250mg(早)、500mg(晚)口服。

加用:佐匹克隆片 7.5mg q.d.(晚)口服。

停用:氟哌啶醇注射液、氢溴酸东莨菪碱注射液。

2023 年 1 月 26 日(入院后第 10 天)

精神检查:患者接触好,语速、语量适中,情绪稳定,否认幻觉妄想,治疗护理配合,住院服药依从性佳,否认躁狂表现。其余同前。

辅助检查:

心电图:窦性心律正常心电图。

医嘱调整:

加量:盐酸鲁拉西酮片至 80mg q.d.(晚)口服(随餐)。

2023 年 1 月 28 日(入院后第 12 天)

精神检查:患者饮食、睡眠可,问话可答,语速、语量较前增多,情绪不稳,与病房病友发生言语冲动,稍显冲动,早醒。其余同前。

医嘱调整:

加用:碳酸锂片 0.25g b.i.d.(早、晚)口服。

2023 年 1 月 30 日(入院后第 14 天)

一般情况:P 109 次/min,律齐,瓣膜未闻及病理性杂音。

精神检查:患者情绪较为稳定,治疗护理能合作,与人交往较少,食欲可,排便较前好转。其余同前。

补充诊断:窦性心动过速。

辅助检查:

心电图:窦性心律,窦性心动过速。

血药浓度:鲁拉西酮 12.17ng/ml。

医嘱调整:

加量:碳酸锂片至 0.25g t.i.d. 口服。

加用:劳拉西泮片 0.5mg(早)、0.5mg(午)、1mg(晚)口服。

普萘洛尔片 10mg q.d.(晚)口服。

停用:奥沙西泮片。

2023 年 2 月 7 日(入院后第 22 天)

精神检查:患者诉想出院后备孕,担心药物影响妊娠。易激惹,情绪欠稳定,与病友发生口角冲突。睡眠可,存在便秘。其余同前。

> **问题 5:**患者担心药物影响妊娠,药师应如何开展用药教育?

> **问题 6:**引起该患者便秘的原因可能有哪些?当前药物治疗方案是否合理?

辅助检查:

心电图:窦性心律,大致正常心电图。

医嘱调整:

加量:丙戊酸钠缓释片(Ⅰ)至 500mg b.i.d.(早、晚)口服。

加用:乳果糖口服溶液 30ml q.d.(早)口服。

2023 年 2 月 10 日(入院后第 25 天)

辅助检查:

血药浓度:丙戊酸 88.70μg/ml;鲁拉西酮:6.40ng/ml↓。

> **问题 7:**2 月 10 日患者鲁拉西酮血药浓度 6.40ng/ml,低于治疗参考浓度范围,
> 请分析原因。

医嘱调整:

停用:乳果糖口服溶液。

2023 年 2 月 11 日(入院后第 26 天)

精神检查:患者不安心住院,情绪欠稳定,交谈时态度差,易激惹,不配合治疗,否认自己患病。

医嘱调整:

加用:氟哌啶醇注射液 5mg b.i.d.(午、晚)肌内注射。

氢溴酸东莨菪碱注射液 0.3mg b.i.d.(午、晚)肌内注射。

多库酯钠片 200mg q.d.（早）口服。

奥沙西泮片 15mg（早）、30mg（午）、30mg（晚）口服。

停用：劳拉西泮片。

2023 年 2 月 13 日（入院后第 28 天）

精神检查: 患者接触较前主动,情绪不稳定,言语显挑剔,住院不安心,劝说不能改善,与家人打电话时声音大、态度激动。其余同前。

医嘱调整:

加用：帕利哌酮缓释片 3mg q.d.（早）口服。

> **问题 8:** 盐酸鲁拉西酮片换为帕利哌酮缓释片的理由有哪些? 换药过程中应注意哪些问题?

停用：盐酸鲁拉西酮片。

2023 年 2 月 16 日（入院后第 31 天）

一般情况: 患者自诉胸部有轻度胀痛感,无其他明显异常。

补充诊断: 高催乳素血症。

辅助检查: 锂血药浓度 0.82mmol/L;血常规、尿常规大致正常。

激素五项:孕酮 0.55ng/ml,雌二醇 16.60pg/ml,催乳素 60ng/ml↑,皮质醇 19.49μg/dl,睾酮 29.54ng/ml。

心电图:窦性心律,非特异性 T 波异常。

医嘱调整:

加量：帕利哌酮缓释片至 6mg q.d.（早）口服。

加用：盐酸二甲双胍片 0.25g b.i.d.（早、晚）口服。

> **问题 9:** 患者当前高催乳素血症加用二甲双胍是否合理? 对备孕计划有何影响?

停用：氟哌啶醇注射液、氢溴酸东莨菪碱注射液。

2023 年 2 月 19 日（入院后第 34 天）

精神检查: 患者挑剔较前改善,情绪仍欠稳定,自诉坐立不安,夜间睡眠差,白日困倦。其余同前。

辅助检查:

心电图:窦性心动过速。

血药浓度:9-羟基利培酮 13.9ng/ml↓;丙戊酸 80.01μg/ml。

医嘱调整:

加用:酒石酸美托洛尔片 12.5mg b.i.d.(早、午)口服。

盐酸苯海索片 2mg b.i.d.(早、午)口服。

停用:盐酸普萘洛尔片。

2023 年 2 月 20 日(入院后第 35 天)

一般情况:T 38℃。患者今日出现鼻塞、咽痛、发热,无流涕、咳嗽、咳痰。查体咽部略充血、扁桃体无肿大,双肺呼吸音清。

精神检查:同前,未见明显变化。

辅助检查:

胸部 CT 平扫:未见明显异常。

血常规:白细胞计数 4.0×10^9/L,中性粒细胞计数 4.52×10^9/L,淋巴细胞百分比 13.6%↓,淋巴细胞计数 0.82×10^9/L↓,中性粒细胞百分比 74.70%。

甲型流感病毒抗原:阳性。

乙型流感病毒抗原:阴性。

补充诊断:感冒。

> **问题 10:患者感冒期间使用精神药物应注意哪些方面?**

医嘱调整:

临时给予:对乙酰氨基酚片 0.5g st. 口服。

停用:多库酯钠片 200mg q.d.(早)口服。

2023 年 2 月 22 日(入院后第 37 天)

精神检查:同前,未见明显变化。

辅助检查:

血药浓度:9-羟基利培酮 27.1ng/ml;丙戊酸 96.1μg/ml。

医嘱调整：

加量：盐酸二甲双胍片至 0.25g t.i.d. 口服。

　　　盐酸苯海索片至 4mg b.i.d.（早、午）口服。

加用：艾司唑仑片 1mg（午）、2mg（晚）口服。

停用：奥沙西泮片。

2023 年 2 月 26 日（入院后第 41 天）

精神检查：意识清，定向力完整，主、被动接触可，对答切题。患者未诉特殊不适，否认幻觉及妄想等精神病性症状，对护理及治疗尚合作，在病房内与人交流可，情绪较前改善。情感反应尚协调，意志活动减退，具有部分自知力。

医嘱调整：

加用：奥沙西泮片 15mg（午）、30mg（晚）口服。

停用：艾司唑仑片。

出院诊断：双相障碍，目前为混合发作；便秘；锥体外系综合征；窦性心动过速；感冒；高催乳素血症。

出院带药：

> **问题 11：**结合患者出院用药，您将如何为患者及家属进行出院用药教育？

佐匹克隆片 7.5mg q.n.（睡前）口服。

丙戊酸钠缓释片（Ⅰ）500mg b.i.d.（早、晚）口服。

盐酸二甲双胍片 0.25g t.i.d. 口服（三餐前）。

酒石酸美托洛尔片 12.5mg b.i.d.（早、晚）口服。

帕利哌酮缓释片 6mg q.d.（早）口服。

盐酸苯海索片 4mg b.i.d.（早、午）口服。

奥沙西泮片 15mg（午）、30mg（晚）口服。

治疗特点与难点——医师视角

患者为青年女性，病程 6 年，多次发作，几乎每年发作 1 次，临床表现为情绪低落、兴趣减退、精力和体力下降与兴奋话多、易激惹、行为冲动交替或同时出现，有时伴有被害妄想等精神病性症状。患者本次发作为混合发作，情绪起伏大、变化快,既往服用药物种类多,治疗依从性差,服药不规律,这是本病例的治疗难点之一。此外本患者为年轻女性,有生育需求,想要再次备孕,这是本病例在治疗中需要考虑的因素。因此,针对患者情绪起伏大、变化快,并且当前为混合发作的特点,予以丙戊酸钠缓释片及碳酸锂片稳定情绪,同时联合第二代抗精神病药改善症状。考虑高催乳素血症对年轻女性的影响,本患者优先选择鲁拉西酮协助稳定情绪并改善精神病性症状,但患者疗效不佳,后更换为既往服用有效的帕利哌酮缓释片,但帕利哌酮对催乳素水平影响较大,因此进一步加用二甲双胍片降低患者催乳素水平。并对患者进行疾病教育及妊娠期用药教育,减少患者焦虑情绪。

二、个体化药物治疗分析

(一)患者药物治疗过程总结

患者因"妄想状态"收治入院,给予氟哌啶醇注射液控制兴奋冲动,加用氢溴酸东莨菪碱注射液治疗锥体外系不良反应。使用鲁拉西酮片和丙戊酸钠缓释片控制患者双相障碍发作,后加用碳酸锂片稳定患者情绪,同时辅助使用奥沙西泮、劳拉西泮和艾司唑仑改善患者焦虑情绪,短期给予佐匹克隆改善睡眠问题。患者住院期间出现窦性心动过速,先后使用普萘洛尔和酒石酸美托洛尔降低心率。住院期间曾患感冒,临时给予对乙酰氨基酚片对症治疗。患者住院期间便秘加重,先后使用乳果糖口服液和多库酯钠片改善便秘。经鲁拉西酮联合丙戊酸钠缓释片和碳酸锂治疗后,症状改善不明显,于是将鲁拉西酮换为帕利哌酮缓释片。治疗期间给予盐酸二甲双胍片缓解高催乳素血症、盐酸苯海索片缓解锥体外系不良反应。最终经过系统治疗,患者病情较前改善,予以出院。

(二)患者药学画像

双相混合发作;备孕女性;高催乳素血症。

(三)个体化药物治疗相关图表

根据本书绪论治疗药物监测部分介绍的结果解释方法,绘制了患者住院期间的鲁拉西酮、帕利哌酮和丙戊酸钠血药浓度曲线、药物浓度与剂量比值曲线,分别见图 5-1 ~ 5-3。对于每条曲线上突然上升或下降的点,且超过了该指标的合理范围的都应展开详细分析。具体可参见本案例第三部分药物治疗学分析。

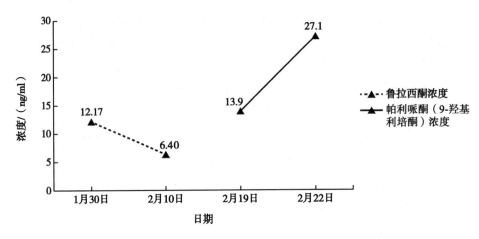

图 5-1 鲁拉西酮和帕利哌酮血药浓度变化曲线

注：鲁拉西酮浓度范围 15 ～ 40ng/ml，实验室警戒浓度 120ng/ml；帕利哌酮浓度范围 20 ～ 60ng/ml，实验室警戒浓度 120ng/ml。

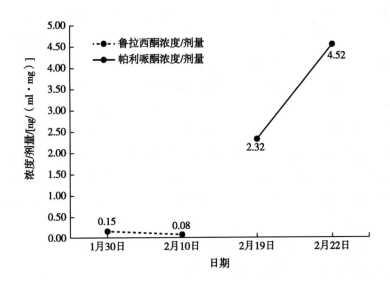

图 5-2 鲁拉西酮和帕利哌酮浓度与剂量比值变化曲线

注：鲁拉西酮浓度/剂量范围 0.09 ～ 0.13ng/（ml·mg）；帕利哌酮浓度/剂量范围 2.06 ～ 5.90ng/（ml·mg）。

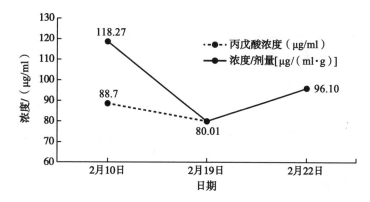

图 5-3　丙戊酸血药浓度、浓度与剂量比值变化曲线

注：丙戊酸浓度范围 50 ～ 100μg/ml，实验室警戒浓度 120μg/ml；丙戊酸浓度/剂量范围 62.2 ～ 134.8μg/(ml·g)。

（四）药物基因组学检测结果

患者住院期间进行了药物基因组学检测，检测结果（表 5-1 和表 5-2）对药物选择、药物治疗期间的代谢问题有提示作用。具体可参见本案例第三部分药物治疗学分析。

表 5-1　药物代谢酶基因型及代谢表型

代谢酶	基因型	代谢表型
CYP1A2	*1L/*1F	正常
CYP2B6	*1/*6	中间
CYP2C19	*1/*2	中间
CYP2C9	*1/*1	正常
CYP2D6	*1/*10+*36	正常
CYP3A4	*1/*1	正常
CYP3A5	*3/*3	正常

表 5-2　药物疗效和不良反应相关基因检测结果及相关药物

基因名称	基因位点	结果	基因表型	相关药物
HLA-B*15:02	rs144012689	T/T	阴性	苯妥英钠、卡马西平、拉莫
	rs10484555	T/T		三嗪、奥卡西平
HLA-A*31:01	rs1061235	A/A	阳性	卡马西平
	rs3823318	C/G		

续表

基因名称	基因位点	结果	基因表型	相关药物
HLA-B*13:01	rs2844586	G/G	阴性	苯妥英钠
	rs707913	A/A		
HLA-A*11:01	rs2517722	C/T	阳性	左乙拉西坦
	rs2517754	G/G		

重要提示,患者使用卡马西平可能引起严重皮肤相关不良反应,请务必慎重选择!

三、药物治疗学分析

> 问题1:请分析该患者诊断为双相障碍混合发作的依据。

依据《国际疾病分类(第10版)》,双相障碍混合发作的诊断标准为患者过去至少有过1次躁狂、轻躁狂或混合性情感发作,目前或表现为混合性状态,或表现为躁狂、轻躁狂及抑郁症状的快速转换。诊断要点为:①反复(至少2次)出现心境和活动水平明显紊乱的发作;②躁狂/轻躁狂相表现为心境高涨、精力和活动增加;③抑郁相表现为心境低落、精力降低和活动减少;④在目前的疾病发作中,两组症状在大部分时间内都很突出,且发作持续至少2周,则应作出混合性双相障碍的诊断。

该患者病史中存在情感高涨、精力充沛、行为冲动、情绪不稳、易激惹和话多,为明确躁狂表现,曾有1次出现明显情绪低落、兴趣减退、精力和体力下降的抑郁表现,因此可考虑诊断为双相障碍。此次发作患者既有易激惹、兴奋冲动、躁闹、坐立不安表现,同时也有情绪差、开心不起来、悲观自责、经常哭泣等抑郁样表现,躁狂和抑郁表现均存在并且突出,且本次起病时间超过2周,因此考虑为双相障碍混合发作。

> 问题2:患者有怀孕诉求,未来药物调整的总体原则上应注意哪些问题?

1. 患者有备孕计划,但当前处于急性发作期,因此总体治疗原则以稳定症状、调整治疗方案为主要目的,优先选择对胎儿影响较小的非药物治疗手段,待病情稳定后根据患者诉求和疾病情况调整用药方案。

2. 患者诊断为双相障碍,在未来治疗中可能使用心境稳定剂、抗抑郁药、镇静催眠药及其他针对不良反应的药物。依据《英国精神药理学协会妊娠和产后应用精神病药物共识指南》,治疗药物应尽量选择对胎儿影响小的品种,或急性期药物对胎儿明确存在致畸作用时(如丙戊酸)应做相关检验确保患者当前并未怀孕,并告知暂时避孕。治疗方案应避免治疗不足或低于治疗剂量给药,最大限度地减少药物的种类和剂量,优先选择疗效确切或既往使用疗效已知的药物。

3. 如果患者在治疗中发现意外怀孕,不建议此时突然停药,因为并不能消除胎儿畸形的风险,同时增加停药反应和疾病波动的风险。

4. 从安全性和有效性两个角度考虑,患者未来,特别是在怀孕前,药物治疗应避免使用致畸风险高的药物如碳酸锂、丙戊酸盐、卡马西平和帕罗西汀等,宜选择致畸风险低且不良反应相对较小的抗精神病药如鲁拉西酮、喹硫平等作为基础用药。

问题 3：双相障碍混合发作的药物治疗原则是什么？

1. 中华医学会《中国双相障碍防治指南》(第二版)指出,对于具有混合特征的双相障碍,奥氮平、丙戊酸、阿立哌唑和齐拉西酮有一定疗效,可作为推荐药物。

2. 当上述药物单药疗效欠佳时,具有混合特征的躁狂发作可以采用奥氮平联合丙戊酸治疗,也推荐心境稳定剂联合富马酸喹硫平治疗。

3. 三环类抗抑郁药、文拉法辛、度洛西汀、瑞波西汀不建议用于混合状态。

问题 4：患者双相障碍混合发作的口服用药方案是否合理？

1. 患者确诊后,针对双相障碍的用药方案为氟哌啶醇注射液增加给药剂量至 15mg/d,分 2 次肌内注射;加用鲁拉西酮片 40mg q.d. 口服、丙戊酸钠缓释片 500mg q.d. 口服、奥沙西泮片 30mg b.i.d. 口服。其中,鲁拉西酮和丙戊酸钠为双相障碍的主要治疗药物。

2. 患者既往曾使用阿立哌唑联合丙戊酸钠缓释片并获得较好疗效,但停药后再次发作,经多次药物调整,最终治疗方案为富马酸喹硫平联合丙戊酸钠缓释片与碳酸锂片。本次为患者在药物治疗下出现突破发作,因此依据中华医学会《中国双相障碍防治指南》(第二版),使用药物最大剂量 1～2 周后仍无明显效果,应对药物方案进行调整,可将药物选择更换为次选药物,或在此基础上联合其他药物治疗。

3. 加拿大情绪和焦虑治疗网络 / 国际双相情感障碍联盟发布的《双相障

碍伴混合特征患者的管理》建议,患者当前为伴抑郁特征的混合发作,心境稳定剂仍是混合发作的常规治疗药物之一,并且推荐丙戊酸的使用,第二代抗精神病药逐渐被视为与心境稳定剂并重的药物。加拿大《双相障碍伴混合特征患者的管理》中,对于伴抑郁的混合发作无一线推荐药物,二线推荐药物为卡利拉嗪、鲁拉西酮,三线推荐药物为奥氮平、奥氟合剂、喹硫平、拉莫三嗪、齐拉西酮,以及电休克治疗。

4. 根据加拿大《双相障碍伴混合特征患者的管理》推荐,鲁拉西酮和卡利拉嗪对于抑郁发作伴混合发作的患者是二线推荐药物。卡利拉嗪国内未上市,无法使用。患者当前的 BMI 为 $26.81kg/m^2$,根据既往研究结果,鲁拉西酮对患者体重影响较小,同时能够改善双相患者的抑郁症状,PGx 报告无鲁拉西酮的严重不良反应提示,因此患者换用鲁拉西酮片合理。同时,患者的PGx 报告提示使用卡马西平可能出现严重皮肤相关不良反应,因此应避免使用。而患者鲁拉西酮片联合丙戊酸钠缓释片不符合加拿大《双相障碍伴混合特征患者的管理》推荐,但根据既往用药史,单一用药无法控制患者病情,治疗存在一定难度,因此鲁拉西酮片联合丙戊酸钠缓释片的用药方案有一定的合理性。

> **问题 5:患者担心药物影响妊娠,药师应如何开展用药教育?**

1. 中华医学会《中国双相障碍防治指南》(第二版)指出,双相障碍是一种慢性发作性疾病,患者经过治疗可以达到功能痊愈,但复发率高。患者本次住院为第 4 次发作,复发风险高于首发患者,过早停药、不规范治疗、服药不依从都将增加复发风险。

2.《英国精神药理学协会妊娠和产后应用精神病药物共识指南》提示,怀孕会增加精神疾病复发的风险,双相障碍患者受孕前停药,复发风险高出 2 倍,复发时间缩短 4 倍,患者的患病时间增加 4 ~ 5 倍,怀孕期间需要用药的时间比坚持药物治疗者多 4 ~ 5 倍,产后复发风险也明显高于未服药患者。孕期精神疾病发作也会增加婴儿早产或低体重的风险。

3. 患者孕期的用药可以有以下几种选择:①在确认当前药物对胎儿和或母体影响较小时,可考虑继续当前治疗方案;②改用其他对胎儿和 / 或母体不良反应较小的治疗方案;③完全停止治疗,但应缓慢进行,避免停药症状,监控胎儿情况,监测孕妇病情变化。同时整个围产期也应该尽可能地降低所有导致不良妊娠结果的风险,应戒烟、适当减重、改善营养状况、补充叶酸、进行糖尿病筛查、戒酒以及其他精神活性物质。

4. 若用药期间出现意外怀孕,应尽快与医师沟通决定未来治疗计划,且患者不宜立刻停用所有药物,因为停药并不一定能消除已经对胎儿造成的不良影响,反而因为停药会导致病情波动,导致引起疾病复发相关的不良妊娠后果。

5. 因此综合来看,当前应以治疗患者急性期症状为主要目的,待病情稳定后再进行备孕。使用双丙戊酸盐、锂盐期间应严格执行避孕,若发现怀孕,应尽快就医沟通。

问题 6:引起该患者便秘的原因可能有哪些? 当前药物治疗方案是否合理?

1. 患者便秘病史较长,考虑为慢性便秘。中华医学会《慢性便秘基层诊疗指南(2019 年)》中,便秘的原因包括诱因(生活习惯及不合理使用泻药)和病因(包括功能性疾病、器质性疾病和药物)。

2. 结合患者治疗情况和病史,考虑药源性便秘可能性大。患者使用的抗精神病药具有中枢性抗胆碱能作用,间接引起肠道蠕动减慢,进而导致便秘。患者入院期间短期使用的氟哌啶醇注射液、氢溴酸东莨菪碱注射液及主要治疗药物鲁拉西酮都具有抗胆碱能作用,三药均先后用于患者,因此接力引起便秘或加重便秘程度。

3. 对于慢性便秘的治疗,中华医学会《中国慢性便秘专家共识意见(2019,广州)》强烈推荐以增加膳食纤维和水的摄入、增加运动等生活方式调整作为基础治疗措施。对于轻、重度便秘,强烈推荐使用容积性泻药和渗透性泻药。医师开具乳果糖口服溶液 30ml q.d. 口服,乳果糖为渗透性泻药,符合《中国慢性便秘专家共识意见(2019,广州)》推荐意见,给药剂量符合乳果糖口服溶液说明书中的用法用量。因此,医师当前对患者便秘情况的处理是合理的。

问题 7:2 月 10 日患者鲁拉西酮血药浓度 6.40ng/ml,低于治疗参考浓度范围,
请分析原因。

1. 依据《神经精神药理学治疗药物监测共识指南:2017 版》,鲁拉西酮的治疗参考浓度范围为 15 ~ 40ng/ml。患者当前服用鲁拉西酮 80mg,已达稳态,

但采血时间为早晨非谷浓度时间,因此理论谷浓度应低于 6.40ng/ml。计算患者的剂量相关浓度范围,患者当前给药剂量的理论浓度范围为 7.2 ～ 10.4ng/ml,高于当前实际浓度和理论谷浓度,考虑原因可能为鲁拉西酮的代谢酶受到诱导、患者服用鲁拉西酮时摄入的食物热量低于 350kcal(1kcal=4.184kJ)或患者服药不依从。

2. 鲁拉西酮主要经 CYP3A4 酶代谢,根据基因检测结果,患者为 *CYP3A4* 正常代谢型,因此不考虑基因型异常引起的浓度过低。经排查患者合并用药,未发现有该酶的诱导剂,因此排除药物相互作用引起的浓度过低。

3. 患者既往存在自行停药的情况,且当前对住院不安心,自知力部分存在,否认自己生病,但住院期间患者药品服用处于严格监督下,因此藏药的可能性较小。

4. 患者当前肝肾及躯体情况无明显异常,因此不考虑躯体疾病引起的浓度过低。

5. 患者若未与食物同服鲁拉西酮或摄入的食物热量低于 350kcal,则会减少鲁拉西酮的吸收,同样使浓度低于治疗参考浓度范围和剂量相关浓度范围。但该名患者在院内的给药与进食均在医务人员的监督下进行,因此鲁拉西酮吸收减少导致浓度降低的可能性较小。

6. 暂无法通过现有信息准确判断导致患者浓度异常的原因,且鲁拉西酮已用至足剂量,治疗效果不明显,建议换用其他药物。

> **问题 8:盐酸鲁拉西酮片换为帕利哌酮缓释片的理由有哪些? 换药过程中应注意哪些问题?**

1. 盐酸鲁拉西酮片换为帕利哌酮缓释片的理由有两点。首先患者使用鲁拉西酮共 25 天,足剂量80mg 使用 18 天,但根据精神检查,患者精神病性症状及躁狂症状并未得到明显改善,仍存在明显的情绪不稳定、言语挑剔、情绪激动和妄想症状。因此依据中华医学会《中国双相障碍防治指南》(第二版),患者可以更换治疗药物。其次鲁拉西酮血药浓度已使用至国内药品说明书中的最大剂量,仍无法达到治疗参考浓度范围,疗效不佳可能与浓度低有关。但目前无法确定浓度异常的原因,超说明书剂量存在用药风险,因此建议换用其他药物。

2. 换药策略上,患者既往用过多种抗精神病药稳定心境,其中下一级推荐奥氮平片引起患者代谢综合征的风险较高,当前患者超重,因此不作为备选药物。梳理患者既往用药史,患者曾先后使用过《中国双相障碍防治指南》(第二版)中推荐的阿立哌唑、利培酮、富马酸喹硫平、齐拉西酮,但治疗效果不稳定。根据病史,患者既往使用帕利哌酮缓释片后妄想症状有明显改善,疗效相对确切,因此作为备选药物替代鲁拉西酮。

3. 交叉换药期间需关注患者病情是否出现波动,以及是否出现药物相互作用和不良反应。鲁拉西酮当前浓度未到达治疗参考浓度,因此可直接停用。经查询药品说明书,未发现盐酸鲁拉西酮片和帕利哌酮缓释片之间存在明显相互作用,因此停用盐酸鲁拉西酮片后可直接以低剂量帕利哌酮缓释片起始。交叉换药时应密切监测患者精神及躯体情况,关注患者是否出现肌强直、高热、精神状态改变、自主神经功能紊乱等,预防恶性综合征。

> **问题 9:患者当前高催乳素血症加用二甲双胍是否合理? 对备孕计划有何影响?**

1. 患者入院时催乳素水平 21.1ng/ml,在正常范围内,经过药物治疗后催乳素水平 60ng/ml,依据中华医学会《高催乳素血症诊疗共识》,考虑为高催乳素血症。结合患者既往检查结果和病史,考虑与盐酸鲁拉西酮片、帕利哌酮缓释片有关,帕利哌酮缓释片引起的可能性大。患者当前催乳素水平轻微升高且无躯体表现,依据中国神经科学学会《抗精神病药所致高泌乳素血症干预对策的专家共识》,应 3 个月后复测血清催乳素。但结合患者病史,曾使用帕利哌酮缓释片出现闭经,将影响患者后续备孕计划,因此应积极处理。

2. 根据《抗精神病药所致高泌乳素血症干预对策的专家共识》建议,当患者血清催乳素水平逐渐升高且出现相关症状时,可采取减少现有药物剂量;联合其他药物,如阿立哌唑、二甲双胍、中成药等;换用其他抗精神病药。患者当前换药选择较少,且频繁换药不利于双相障碍的治疗,因此考虑加用二甲双胍改善高催乳素血症。

3. 高催乳素血症可能导致患者出现功能失调性子宫出血、月经稀发或闭经,降低患者怀孕的概率。同时患者孕期催乳素水平升高也可能引起反复自然流产。除对备孕计划有影响外,还可能导致患者体重增加、多毛、多囊卵巢综合征、乳房胀痛、泌乳等躯体疾病,不利于患者坚持药物治疗,因此建议进行药物干预。

问题10:患者感冒期间使用精神药物应注意哪些方面?

1. 患者甲型流感病毒抗原检测阳性,血常规结果显示患者当前存在病毒感染,无细菌或非典型病原体感染。根据国家卫生健康委员会《流行性感冒诊疗方案(2020年版)》,甲流的治疗主要为抗病毒和对症治疗。流感治疗药物可能与抗精神病药产生相互作用,同时流感期间体内的炎症因子可能抑制肝药酶活性,影响精神药物的药代动力学表现。

2. 依据《药物相互作用基础与临床》(第3版),奥司他韦为抗流感病毒药,与精神药物无明显相互作用,可以安全合用。解热镇痛药布洛芬可能与碳酸锂产生相互作用,导致碳酸锂排泄减少,增加锂的血药浓度,短期使用时监测浓度变化和不良反应即可。布洛芬和对乙酰氨基酚与5-羟色胺受体作用相关的抗抑郁药合用可能轻微增加出血风险,短期合用应关注患者是否有出血表现,如牙龈出血、黑便。若患者流感期间出现咳嗽的症状,镇咳药不建议选择具有轻微中枢抑制作用的右美沙芬,可能加重镇静催眠作用,导致患者嗜睡或乏力。针对患者的流涕症状,抗过敏药宜选择对中枢神经系统影响较小的氯雷他定或西替利嗪,避免选择马来酸氯苯那敏。

3.《中国精神科治疗药物监测临床应用专家共识(2022年版)》提示,当患者出现病毒导致的感染或炎症指标升高时,可能影响氯氮平、奥氮平和利培酮在肝脏的代谢。患者当前并未使用这三种药物,但不排除炎症对其他药物的影响,因此建议监测血药浓度,同时关注患者感冒期间是否出现不良反应,并及时处理。

问题11:结合患者出院用药,您将如何为患者及家属进行出院用药教育?

1. 患者当前使用的佐匹克隆片和奥沙西泮片为镇静催眠药,主要改善患者睡眠和焦虑发作。丙戊酸钠缓释片(Ⅰ)和帕利哌酮缓释片为治疗双相障碍的心境稳定剂,可以稳定患者情绪,同时帕利哌酮缓释片还可以改善患者的妄想症状。盐酸二甲双胍片虽然是一种降血糖药,但也可以改善患者使用抗精神病药引起的高催乳素血症。酒石酸美托洛尔片可以降低心率。盐酸苯海索片主要改善服用抗精神病药引起的锥体外系不良反应。

2. 酒石酸美托洛尔片需要空腹服用,建议餐前半小时服药。盐酸二甲双胍片需要随餐服用,其他药物的服用不受进餐的影响。

3. 帕利哌酮缓释片为特殊构造的缓释剂型,服药时需保证药片完整。丙戊酸钠缓释片当前剂量不需要掰开服药,也应保证药片完整吞服;若药片过大,仅可沿中线掰开。

4. 出院后需要定期监测丙戊酸钠和帕利哌酮的血药浓度。若用药期间出现严重不良反应,应及时就医。

5. 用药期间应严格避孕,若意外怀孕也不要自行停药,需尽快就诊与医师沟通后续治疗。

6. 患者当前体重较大,出院后应注意加强体育锻炼,增加富含膳食纤维的食物摄入,控制进食量,保持合适的体重。

7. 应避免吸烟和饮酒。由于服用镇静催眠药,应避免驾车或操作大型机械。

四、专家点评——果伟(主任药师)

女性在人生中几个重要的生理期常伴随着体内激素的大幅波动,是精神系统疾病的高发期。本例是一名育龄期且有备孕计划的女性患者,其药物治疗既应关注有效性,又应兼顾治疗方案对备孕及孕期的影响。药师综合运用治疗药物监测和药物基因组学技术,基于循证证据和患者的疾病特点,与医师讨论后确定为帕利哌酮治疗,患者最终好转出院。尽管单纯从用药安全角度来看,使用帕利哌酮后有较高的概率出现高催乳素血症,不利于患者备孕,甚至存在停药风险,但是从患者治疗获益角度考虑,医师和药师一致选择了这一治疗方案,同时对患者进行疾病教育和用药指导,使患者理解急性期首先以缓解症状为主要治疗原则,辅助使用二甲双胍可以降低相关风险,并制订下一步药物治疗计划。医师与药师建立了良好的沟通关系,使得面临特殊人群患者如何选择药物、如何平衡疗效与安全性、如何处理近期与远期治疗矛盾、如何解决疾病治疗与繁衍后代之间的矛盾等多个难题时也能从容应对。该病例体现了医师-药师协作在精神疾病患者长期管理上的优势。

最后,该病例患者的长期预后需要引起重视,同时存在的多种药源性不良反应以及较快发作的频次均提示预后不良,对于如何在未来治疗中为此类患者提供更优质的药学和医学监护值得进一步思考。

五、拓展阅读——指南中关于孕期女性使用精神药物的安全性探讨

1. 总体处理原则 女性患者孕前或孕期停药并不一定导致原患精神疾病复发,但孕期的精神状态不佳则强烈预示着产后精神疾病复发的可能性。依据《英国精神药理学协会妊娠和产后应用精神病药物共识指南》,孕期精神疾病控制不佳可能与不良妊娠结果有关,后果也因疾病种类和严重程度而有所不同,因此孕期的治疗和评估应当更加个体化。

2. 药物使用原则

(1)应针对个体选择疗效确切、已知或既往疗效好的药物,但疗效不确切而安全性更好的药物可以作为更优选择,尽可能减少联合用药的数量和剂量。药物选择也应尽可能梳理清所有精神用药和孕期用药之间的相互作用,如叶酸会降低拉莫三嗪的疗效。在怀孕的不同时期,患者的生理变化如激素水平、体液量或代谢酶活性的变化也会对药物的药代动力学过程产生影响。依据《妊娠与哺乳期用药指南(第 2 版)》,在妊娠后期 3 个月 CYP1A2 酶活性会被抑制,而 CYP2D6 酶则可能在整个孕期被诱导,由于精神药物的代谢较复杂,因此最为直观辅助决策孕期给药剂量的方法是进行血药浓度监测。

(2)服药期间意外怀孕时,患者不应自行停药,因为突然停药通常无法消除已经对胎儿造成的影响(丙戊酸除外),同时会因停药反应导致孕妇不适或出现病情波动。患者应尽快与医师沟通,根据受精卵着床和药物使用的时间,评估病情和用药安全,决定下一步治疗方案。当决定继续妊娠同时坚持药物治疗时,有两种方案是可供选择的:① 当确定当前用药的收益大于风险后,继续当前治疗方案;②若当前用药存在风险,更换疗效不确定但安全性更好的药物,但若无法确定换药后收益绝对大于风险时应避免更换。同时需要注意,某一药物表现为致畸风险较低,但这可能是缺乏数据造成的,并不意味着该药物安全性好。如果患者和医师经沟通和评估后决定停药,也应缓慢停药。

3. 不同妊娠时期的用药注意事项

(1)妊娠早期(前 3 个月)是胎儿神经发育的关键时期,碳酸锂禁用,丙戊酸用于治疗精神疾病通常全程禁用。早期时替换掉不安全的药物会为患者和胎儿带来收益。

(2)妊娠中期更换药物治疗方案通常不会再因为药物品种的变化对患者和胎儿带来获益,丙戊酸除外。

(3)妊娠晚期时确定分娩日期是很重要的,因为一些药物建议于分娩前

停用以避免导致新生儿适应不良综合征,严重时可能出现新生儿持续性肺动脉高压。美国围术期评估和质量改进学会的《精神疾病药物的术前管理》建议碳酸锂于重要的手术前 72 小时停药,也有学者认为精神药物可以在分娩前 14 天开始停药。但过早停药可能会导致妊娠期患者病情复发,因此考虑到新生儿适应不良综合征通常是温和而短暂的,除碳酸锂外坚持用药到最后也可视为一种选择,但应依具体情况而定。

4. 药物的安全性

(1)抗精神病药:在非典型抗精神病药中,富马酸喹硫平、奥氮平、利培酮的生殖安全性数据是最多的,氯氮平虽然在 FDA 过去的妊娠安全性分级中是 B 级,但数据相对有限。在典型抗精神病药中,氟哌啶醇的安全性数据最多。由于缺乏相关数据,通常建议孕期使用对妊娠期患者最有效的抗精神病药,可预防复发,但不建议换药。氯氮平在哺乳期不可以使用。

(2)心境稳定剂:锂盐对于胎儿的影响数据是有限的,目前无法将碳酸锂和特定的新生儿畸形关联,但国内药品说明书中明确妊娠前 3 个月禁用碳酸锂。丙戊酸明确会导致胎儿先天畸形,特别是神经管缺陷。补充叶酸不能降低丙戊酸或其他心境稳定剂的安全风险,但仍然建议常规性补充叶酸。拉莫三嗪和卡马西平在乳汁中的浓度较高,哺乳期患者用药期间应慎重选择母乳喂养。

(3)抗抑郁药:其安全性受到很多混杂因素影响,因此对于胎儿的安全性影响无法得出相对确切的结论。不过妊娠晚期使用选择性 5- 羟色胺再摄取抑制剂或选择性 5- 羟色胺与去甲肾上腺素再摄取抑制剂可能增加新生儿持续性肺动脉高压(PPHN)风险,可能会引起新生儿适应不良综合征,需要在出生后密切监测新生儿的表现。此外生产前 1 个月暴露于 SSRI/SNRI,产后出血风险增加(不到 2 倍)。

六、小测试

1. 依据《抗精神病药所致高泌乳素血症干预对策的专家共识》推荐,除了二甲双胍外,以下药物可以改善抗精神病药引起的高催乳素血症的是(　　　　)

    A. 阿立哌唑　　　　　　B. 苯巴比妥　　　　　　C. 美金刚

    D. 盐酸苯海索　　　　　E. 多巴丝肼

2. 以下药物不可以掰成两半服用的是(　　　　)

    A. 维生素 B_6　　　　　　B. 帕利哌酮缓释片　　　C. 奥氮平片

D. 丙戊酸钠缓释片（I）　　　　　　　　　E. 盐酸舍曲林片

3. 一般情况下，双相障碍混合发作患者使用以下抗抑郁药转躁风险最低的是（　　）

A. 阿米替林　　　　　B. 硫利达嗪　　　　　C. 氯米帕明

D. 阿戈美拉汀　　　　E. 吗氯贝胺

4. 依据《中国精神科治疗药物监测临床应用专家共识（2022 年版）》，锂的实验室警戒浓度是（　　）

A. 1.2mmol/L　　　　B. 0.8mmol/L　　　　C. 1.3mmol/L

D. 1.6mmol/L　　　　E. 0.5mmol/L

5. 依据《神经精神药理学治疗药物监测共识指南：2017 版》，以下药物不会对 CYP3A4 产生诱导或抑制作用的是（　　）

A. 伏立康唑　　　　B. 圣·约翰草　　　　C. 苯巴比妥

D. 利福平　　　　　E. 帕利哌酮缓释片

答案：1. A；　2. B；　3. D；　4. C；　5. E

（赵　茜　牛梦溪）

参考文献

[1] MCALLISTER-WILLIAMS R H, BALDWIN D S, CANTWELL R, et al. British Association for Psychopharmacology consensus guidance on the use of psychotropic medication preconception, in pregnancy and postpartum 2017[J]. Journal of psychopharmacology, 2017, 31（5）: 519-552.

[2] 于欣, 方贻儒. 中国双相障碍防治指南 [M]. 2 版. 北京：中华医学电子音像出版社, 2015.

[3] YATHAM L N, CHAKRABARTY T, BOND D J, et al. Canadian Network for Mood and Anxiety Treatments（CANMAT）and International Society for Bipolar Disorders（ISBD）recommendations for the management of patients with bipolar disorder with mixed presentations[J]. Bipolar disorders, 2021, 23（8）: 767-788.

[4] 中华医学会,中华医学会杂志社,中华医学会消化病学分会,等.慢性便秘基层诊疗指南(2019 年)[J].中华全科医师杂志,2020,19(12):1100-1107.

[5] 中华医学会消化病学分会胃肠动力学组,中华医学会消化病学分会功能性胃肠病协作组.中国慢性便秘专家共识意见(2019,广州)[J].中华消化杂志,2019,39(9):577-598.

[6] HIEMKE C,BERGEMANN N,CLEMENT H W,等.神经精神药理学治疗药物监测共识指南:2017 版 [J].实用药物与临床,2022,25(1):1-20.

[7] 中华医学会神经外科学分会,中华医学会妇产科学分会,中华医学会内分泌学分会.高催乳素血症诊疗共识 [J].中华医学杂志,2011,91(3):147-154.

[8] 中国神经科学学会精神病学基础与临床分会精神分裂症临床研究联盟.抗精神病药所致高泌乳素血症干预对策的专家共识 [J].中华精神科杂志,2021,54(3):163-169.

[9] 中华人民共和国国家卫生健康委员会.流行性感冒诊疗方案(2020 年版)[J].全科医学临床与教育,2020,18(12):1059-1063.

[10] 中国药理学会治疗药物监测研究专业委员会,中国医师协会精神科医师分会,中国药理学会药源性疾病学委员会,等.中国精神科治疗药物监测临床应用专家共识(2022 年版)[J].神经疾病与精神卫生,2022,22(8):601-608.

[11] 刘治军,韩红蕾.药物相互作用基础与临床 [M].3 版.北京:人民卫生出版社,2019.

一例顽固性腹痛的抑郁障碍患者,药物基因组学个体化治疗显效

一、药学查房案例概况

病历摘要: 患者,女,23 岁。身高 170cm,体重 62kg。入院时间:2021 年 4 月 12 日。

主诉: 间断躯体不适、情绪差、轻生想法 6 年。

现病史: 2015 年患者高三时因学习压力大逐渐出现右下腹不适,逐渐发展至疼痛,并且疼痛逐渐严重,无恶心、呕吐,白天疼痛明显,夜间睡眠时缓解。疼痛会影响患者注意力。患者情绪不佳,至当地医院查妇科、消化科未见异常。高考后出现失眠、噩梦多,整日躺在家中,不愿出门,乏力懒动,对日常事物失去兴趣,时有哭泣。2015 年于当地医院就诊,考虑抑郁焦虑,规律服用氟哌噻吨美利曲辛等药物,情绪好转,仍有隐隐腹痛,服药约 10 天后自行停药。此后病情反复,服用西酞普兰等药物,病情改善,2 年后自行停药。

2018 年患者因和男友情感问题病情复发,情绪差,对日常事物提不起兴趣,腹痛加剧,门诊治疗,服药后效果不佳,腹痛持续,尚能正常生活与工作。

2020 年患者与男友分手后病情加重,情绪低落,有自杀想法,否认存在自杀行为,无法坚持工作,压力大的时候腹痛加重,在当时医院住院治疗,诊断为"复发性抑郁障碍、躯体化障碍",先后服用过利培酮、度洛西汀、氟伏沙明等药物治疗,曾行 9 次电休克治疗,出院后病情较前好转,但腹痛仍持续存在,多在情绪波动时加重。近 3 个月患者自觉腹痛强烈,情绪不稳,容易发脾气,经常有轻生观念,无法上班,睡眠差,服用催眠药后仍无法入睡。2021 年 2 月 8 日起开始服用度洛西汀 120mg q.d.(早)、阿立哌唑 10mg q.d.(早)、氯硝西泮 2mg q.d.(晚)、劳拉西泮 0.5mg t.i.d.,院外规律服药。今在家属陪同下来我院就诊,急诊以"抑郁状态"收入院。

近 2 周患者饮食正常,睡眠浅,二便正常、无明显变化,无发热、呕吐等症状。

既往史:2009 年外伤致右侧小腿骨折,行相关治疗已愈。

过敏史:无。

个人史:无特殊。

家族史:无。

入院查体:T 36.2℃,P 98 次/min,R 20 次/min,BP 117/81mmHg。

辅助检查:

血生化:葡萄糖 6.63mmol/L↑。

头部 MRI:未见明显异常。

其余检查:无特殊。

精神检查:患者意识清,定向力完整,接触合作,对答切题,面容忧愁,情绪差,焦虑不安,对周围的事情提不起兴趣,总觉得累,体力不支,精力不足,难以胜任工作。反复提及自己腹部不适及坐立不安的情况,可引出轻生观念。未引出感知觉障碍,否认幻觉妄想等精神病性症状。目前存在入睡困难,睡眠不实。情感反应尚协调,存在部分自知力。

入院诊断:抑郁状态;躯体化障碍。

> **问题1:躯体化障碍的诊断标准是什么?患者症状表现与该诊断是否一致?**

住院期间主要治疗药物

用药起止时间	药品名称	用法用量
2021 年 4 月 12 日	盐酸度洛西汀肠溶胶囊	120mg q.d.(早)口服
2021 年 4 月 13 日—2021 年 4 月 15 日		60mg q.d.(早)口服
2021 年 4 月 12 日	阿立哌唑片	10mg q.d.(早)口服
2021 年 4 月 13 日		5mg q.d.(早)口服
2021 年 4 月 12 日—2021 年 4 月 20 日	艾司唑仑片	2mg q.d.(晚)口服
2021 年 4 月 21 日—2021 年 4 月 22 日		1mg q.d.(晚)口服
2021 年 4 月 13 日	富马酸喹硫平片	25mg q.d.(晚)口服
2021 年 4 月 14 日		100mg q.d.(晚)口服
2021 年 4 月 15 日—2021 年 4 月 19 日		200mg q.d.(晚)口服
2021 年 4 月 20 日—2021 年 5 月 17 日		400mg q.d.(晚)口服
2021 年 4 月 14 日—2021 年 4 月 25 日	酒石酸唑吡坦片	10mg q.d.(晚)口服

续表

用药起止时间	药品名称	用法用量
2021 年 4 月 15 日—2021 年 4 月 19 日	氟哌啶醇注射液	5mg q.d.（早）肌内注射
2021 年 4 月 15 日—2021 年 4 月 19 日	氢溴酸东莨菪碱注射液	0.3mg q.d.（早）肌内注射
2021 年 4 月 16 日	盐酸苯海索片	2mg st. 口服
2021 年 4 月 16 日—2021 年 4 月 19 日	盐酸文拉法辛缓释胶囊	75mg q.d.（早）口服
2021 年 4 月 20 日—2021 年 5 月 2 日		150mg q.d.（早）口服
2021 年 5 月 3 日—2021 年 5 月 17 日		225mg q.d.（早）口服

诊治过程：

2021 年 4 月 12 日（入院当天）

初始治疗方案：

盐酸度洛西汀肠溶胶囊 120mg q.d.（早）口服。

阿立哌唑片 10mg q.d.（早）口服。

艾司唑仑片 2mg q.d.（晚）口服。

2021 年 4 月 13 日（入院后第 2 天）

一般情况：查体未见明显异常。

辅助检查：

血生化：总胆固醇 5.59mmol/L↑，高密度脂蛋白胆固醇 1.27mmol/L↓，低密度脂蛋白胆固醇 3.84mmol/L↑，葡萄糖 5.44mmol/L。

度洛西汀血药浓度：12.25ng/ml↓。

> 问题 2：计算 4 月 13 日度洛西汀剂量相关浓度范围，结合患者的 PGx 报告结果，分析患者该值异常的可能原因。

阿立哌唑 + 脱氢阿立哌唑 134.60ng/ml↓，阿立哌唑 104.30ng/ml，脱氢阿立哌唑 30.30ng/ml。

> 问题 3：计算 4 月 13 日脱氢阿立哌唑与阿立哌唑浓度比值，结合患者的 PGx 报告结果，分析患者该值的影响因素。

医嘱调整：

停用：盐酸度洛西汀肠溶胶囊 120mg q.d.（早）口服。

　　　阿立哌唑片 10mg q.d.（早）口服。

加用：富马酸喹硫平片 25mg q.d.（晚）口服。

> **问题 4：4 月 13 日阿立哌唑换为喹硫平治疗的依据是什么？是否合理？**

　　　盐酸度洛西汀肠溶胶囊 60mg q.d.（早）口服。

　　　阿立哌唑片 5mg q.d.（早）口服。

　　　MECT f.i.w.。

2021 年 4 月 14 日（入院后第 3 天）

精神检查：大致同前。

辅助检查：糖化血红蛋白 5.50%。

医嘱调整：

停用：富马酸喹硫平片 25mg q.d.（晚）口服。

　　　阿立哌唑片 5mg q.d.（早）口服。

加用：富马酸喹硫平片 100mg q.d.（晚）口服。

　　　酒石酸唑吡坦片 10mg q.d.（晚）口服。

2021 年 4 月 15 日（入院后第 4 天）

精神检查：患者意识清，定向力完整，接触可，情绪差，表情愁苦，紧张不安。患者目前仍对躯体不适关注较严重，给予解释劝说，患者不能接受，情绪激动，不配合护理及治疗，反复要求出院。情感反应协调，自知力部分。

> **问题 5：4 月 15 日患者躯体不适、紧张焦虑，是否满足氟哌啶醇注射液的使用指征？快速氟哌啶醇治疗应注意哪些问题？**

医嘱调整：

停用：富马酸喹硫平片 100mg q.d.（晚）口服。

加用：氟哌啶醇注射液 5mg q.d.（早）肌内注射。

　　　氢溴酸东莨菪碱注射液 0.3mg q.d.（早）肌内注射。

　　　富马酸喹硫平片 200mg q.d.（晚）口服。

2021 年 4 月 16 日（入院后第 5 天）

一般情况：患者诉手抖，坐立不安。查体：双手震颤，双臂肌张力增高。

精神检查：患者可引出情感低落、兴趣减退、精力和体力下降、悲观自责等抑郁综合征体验，同时可引出躯体不适、疼痛体验，未引出幻觉妄想等精神病性症状。情感反应协调，存在部分自知力。

医嘱调整：

停用：盐酸度洛西汀肠溶胶囊 60mg q.d.（早）口服。

加用：盐酸苯海索片 2mg st. 口服。

盐酸文拉法辛缓释胶囊 75mg q.d.（早）口服。

> **问题 6：4 月 16 日度洛西汀换为文拉法辛治疗的依据是什么？是否合理？**

2021 年 4 月 17 日（入院后第 6 天）

精神检查：患者意识清晰，定向准确，主、被动接触好。患者报告自己腹部难受及坐立不安的情况较前有所减轻，夜间安静时疼痛感及坐立不安的情况明显一些。情绪稍显急躁，饮食正常，存在部分自知力。

辅助检查：

眼动检查：有异常心理学表现。

心率变异趋势图：自主神经功能衰退。

红外热成像及血流图检查：抑郁障碍可能性大，与临床相符。

事件相关电位测试报告：总体认知（记忆、注意力、智力）功能异常、基本听觉功能异常、感觉记忆功能异常，与临床相符。

心电图、脑电图、经颅多普勒超声（TCD）：未见明显异常。

2021 年 4 月 20 日（入院后第 9 天）

精神检查：患者意识清，定向准确，主、被动接触可。患者自述自己现在右腹部只有一些痒感，无疼痛感了，希望出院。告知患者目前病情可能存在波动，需要巩固，患者表示理解，负面情绪较前有改善，稍显焦虑，睡眠与饮食正常，存在部分自知力。

辅助检查：

血生化：高密度脂蛋白胆固醇 0.98mmol/L↓，低密度脂蛋白胆固醇 3.75mmol/L↑，总胆固醇 5.25mmol/L↑，葡萄糖 5.25mmol/L。

血药浓度:文拉法辛 +O- 去甲文拉法辛 113.07ng/ml，O- 去甲文拉法辛 89.89ng/ml，文拉法辛 23.18ng/ml。喹硫平 47.47ng/ml↓，脱烷基喹硫平 78.82ng/ml↓。

> **问题 7:** 计算 4 月 20 日文拉法辛剂量相关浓度比值及代谢产物浓度与母药浓度比值(MPR)，该值有哪些临床意义?

医嘱调整:

停用:氟哌啶醇注射液 5mg q.d.(早)肌内注射。
　　　氢溴酸东莨菪碱注射液 0.3mg q.d.(早)肌内注射。
　　　富马酸喹硫平片 200mg q.d.(晚)口服。
　　　盐酸文拉法辛缓释胶囊 75mg q.d.(早)口服。
　　　MECT f.i.w.。

加用:富马酸喹硫平片 400mg q.d.(晚)口服。
　　　盐酸文拉法辛缓释胶囊 150mg q.d.(早)口服。
　　　MECT t.i.w.。

2021 年 4 月 21 日(入院后第 10 天)

精神检查:患者意识清，定向准确，主、被动接触可。患者自述睡眠较前明显改善，存在部分自知力。

医嘱调整:

停用:艾司唑仑片 2mg q.d.(晚)口服。

加用:艾司唑仑片 1mg q.d.(晚)口服。

2021 年 4 月 23 日(入院后第 12 天)

精神检查:大致同前。

医嘱调整:

停用:艾司唑仑片 1mg q.d.(晚)口服。

2021 年 4 月 26 日(入院后第 15 天)

精神检查:患者意识清，定向准确，主、被动接触可，未见焦虑情绪，未再主诉躯体不适，住院不安心，劝说尚能理解，睡眠与饮食正常，存在部分自知力。

医嘱调整：

停用：酒石酸唑吡坦片 10mg q.d.（晚）口服。

2021 年 4 月 29 日（入院后第 18 天）

精神检查：大致同前。

辅助检查：

血生化：高密度脂蛋白胆固醇 0.93mmol/L↓，低密度脂蛋白胆固醇 3.60mmol/L↑，总胆固醇 5.09mmol/L，葡萄糖 4.91mmol/L。

血药浓度：喹硫平 81.39ng/ml↓，脱烷基喹硫平 111.12ng/ml；文拉法辛 + O- 去甲文拉法辛 253.55ng/ml，O- 去甲文拉法辛 210.25ng/ml，文拉法辛 43.30ng/ml。

2021 年 4 月 30 日（入院后第 19 天）

一般情况：患者入院后至今共行 11 次 MECT，术中发作良好，术后呼吸及意识恢复可，病情较前好转，情绪较前稳定，存在轻度记忆力下降，不记得入院当时的表现。

> **问题 8：患者症状是否满足 MECT 的适应证？患者 MECT 的疗效与不良反应有哪些？药学监护应关注哪些内容？**

医嘱调整：

停用：MECT t.i.w.。

2021 年 5 月 3 日（入院后第 22 天）

精神检查：患者意识清晰，定向力完整，主、被动接触可，表情自然。患者自述现在哪里也不疼了，心情也很好，睡觉也都挺好的，希望早点出院，和病友相处好，情绪稳定，二便正常，存在部分自知力。

医嘱调整：

停用：文拉法辛缓释胶囊 150mg q.d.（早）口服。

加用：文拉法辛缓释胶囊 225mg q.d.（早）口服。

2022 年 5 月 9 日（入院后第 28 天）

精神检查：患者意识清，定向准确，主、被动接触好。患者自述现在身上哪里都不疼了,觉得自己完全好了,现在也不胡思乱想了,希望医生让自己早点出院,想和男友过"520"。能和病友友好相处,情绪稳定,表情自然,情感反应协调,存在部分自知力。

> 问题 9:5 月 9 日患者自述"现在身上哪里都不疼了,觉得自己完全好了",所述
> 症状改善与药物治疗效果是否一致? 简述其原因。

辅助检查:

血生化:高密度脂蛋白胆固醇 1.01mmol/L↓,低密度脂蛋白胆固醇 2.88mmol/L,总胆固醇 4.43mmol/L,葡萄糖 4.46mmol/L。

血药浓度:喹硫平 92.23ng/ml↓,脱烷基喹硫平 147.23ng/ml;文拉法辛 + O- 去甲文拉法辛 344.46ng/ml,O- 去甲文拉法辛 281.76ng/ml,文拉法辛 62.70ng/ml。

2022 年 5 月 15 日(入院后第 34 天)

精神检查:大致同前。

辅助检查:

血生化:高密度脂蛋白胆固醇 1.44mmol/L,低密度脂蛋白胆固醇 3.88mmol/L↑,总胆固醇 5.91mmol/L↑。

血药浓度:喹硫平 92.53ng/ml↓,脱烷基喹硫平 144.15ng/ml;文拉法辛 + O- 去甲文拉法辛 370.23ng/ml,O- 去甲文拉法辛 296.70ng/ml,文拉法辛 73.53ng/ml。

2022 年 5 月 17 日(入院后第 36 天)

精神检查:患者目前意识清,定向力完整,主、被动接触良好,言谈切题,表情自然,否认存在幻觉,否认疑心被害、被关注等,情绪平稳,情感反应协调。患者目前病情好转,同意出院。

出院诊断:复发性抑郁障碍;持续的躯体形式的疼痛障碍;锥体外系综合征;高脂血症。

出院带药:

> 问题 10:对患者进行出院用药教育。

富马酸喹硫平片 400mg q.d.（晚）口服。

盐酸文拉法辛缓释胶囊 225mg q.d.（早）口服。

治疗特点与难点——医师视角

患者为青年女性,23 岁,病程 6 年,3 次发作,主要表现为情绪差、开心不起来,对周围的事情提不起兴趣,存在轻生观念,伴有躯体疼痛,焦虑不安。先后使用氟哌噻吨美利曲辛、西酞普兰、度洛西汀、氟伏沙明、利培酮等药物治疗。患者服药依从性差,对多种药物治疗效果不佳,有明显的躯体疼痛,这是本病例的治疗难点。患者存在自杀观念并存在顽固性腹痛,故考虑进行 MECT 以快速缓解症状。针对患者抑郁情绪及躯体疼痛,优先予以度洛西汀治疗。但度洛西汀治疗药物监测浓度偏低,经 PGx 检测显示该患者属于度洛西汀超快代谢型,于是果断更换为文拉法辛治疗,同时联合富马酸喹硫平改善症状,患者好转出院。

二、个体化药物治疗分析

（一）患者药物治疗过程总结

入院后给予盐酸度洛西汀肠溶胶囊、阿立哌唑片改善情绪和躯体化障碍,艾司唑仑片 2mg q.d.（晚）治疗失眠。后因该患者为 CYP1A2 超快代谢型,度洛西汀血药浓度偏低且疗效不佳,换为文拉法辛缓释胶囊治疗;因该患者睡眠差的主诉强烈且阿立哌唑疗效不佳,遂将阿立哌唑换为富马酸喹硫平片治疗;因失眠控制不佳,在艾司唑仑的基础上加用酒石酸唑吡坦片 10mg q.d.（晚）治疗。住院期间共行 11 次 MECT,文拉法辛与喹硫平分别逐渐加量至治疗剂量 225mg q.d.（早）与 400mg q.d.（晚）,加至治疗剂量后两者的血药浓度处于或接近治疗参考浓度范围。在上述药物治疗下,患者情绪和躯体化症状好转。

（二）患者药学画像

伴有躯体化症状的抑郁障碍;CYP1A2 超快代谢型;久治不愈。

（三）个体化药物治疗相关图表

根据本书绪论治疗药物监测部分介绍的结果解释方法,绘制了患者住院期间的喹硫平和文拉法辛血药浓度曲线、药物浓度与剂量比值曲线、代谢产物浓度与母药浓度比值曲线,分别见图 6-1 ～ 6-3。对于每条曲线上突然上升或下降的点,且超过了该指标的合理范围的都应展开详细分析。具体可参见本案例第三部分药物治疗学分析。

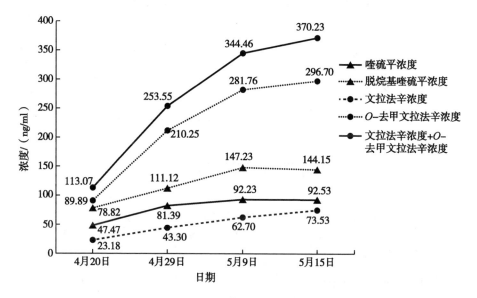

图 6-1　血药浓度变化曲线

注:喹硫平治疗参考浓度范围 100 ～ 500ng/ml,实验室警戒浓度 1 000ng/ml;脱烷基喹硫平治疗参考浓度范围 100 ～ 250ng/ml;文拉法辛 +O- 去甲文拉法辛治疗参考浓度范围 100 ～ 400ng/ml,实验室警戒浓度 800ng/ml。

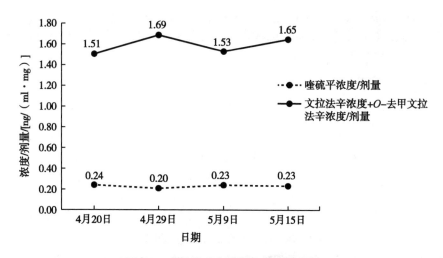

图 6-2　药物浓度与剂量比值变化曲线

注:喹硫平浓度 / 剂量范围 0.31 ～ 0.78[ng/(ml·mg)];文拉法辛 +O- 去甲文拉法辛浓度 / 剂量范围 0.9 ～ 1.67[ng/(ml·mg)]。

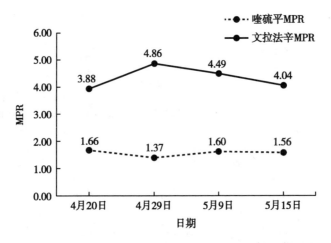

图 6-3　代谢产物浓度与母药浓度比值（MPR）变化曲线

注：喹硫平 MPR 范围 0.54 ～ 3.10（脱烷基喹硫平 / 喹硫平）；文拉法辛 MPR 范围 2.7 ～ 7.7（O- 去甲文拉法辛 / 文拉法辛）。

（四）药物基因组学检测结果

患者住院期间进行了药物基因组学检测，检测结果（表 6-1 和表 6-2）对药物选择、药物治疗期间的代谢问题有提示作用。具体可参见本案例第三部分药物治疗学分析。

表 6-1　药物代谢酶基因型及代谢表型

代谢酶	基因型	代谢表型
CYP1A2	*1F/*1F	超快
CYP2B6	*1/*1	正常
CYP2C19	*1/*1	正常
CYP2C9	*1/*1	正常
CYP2D6	*10/*10+*36+*38	中间
CYP3A4	*1/*1	正常
CYP3A5	*3/*3	慢

表 6-2　药物疗效和不良反应相关基因检测结果及相关药物

基因名称	基因位点	结果	基因表型	相关药物
*HLA-B*15:02*	rs2844682	G/G	阳性	苯妥英钠、卡马西平、
	rs3909184	C/G		拉莫三嗪、奥卡西平

基因名称	基因位点	结果	基因表型	相关药物
*HLA-A*31:01*	rs1061235	A/T	阳性	卡马西平
	rs3823318	C/G		
*HLA-B*13:01*	rs2844586	G/G	阴性	苯妥英钠
	rs707913	A/A		
*HLA-A*11:01*	rs2517722	C/T	阳性	左乙拉西坦
	rs2517754	A/G		

重要提示，患者使用拉莫三嗪、苯妥英钠、卡马西平、奥卡西平可能会引起严重皮肤相关不良反应，请务必慎重选择！

三、药物治疗学分析

问题 1：躯体化障碍的诊断标准是什么？患者症状表现与该诊断是否一致？

1. 符合诊断标准。

2. ICD-10 中躯体化障碍的诊断标准 ①存在各式各样、变化多端的躯体化症状至少 2 年，且未发现任何恰当的躯体解释；②不断拒绝多名医生关于其症状没有躯体疾病解释的忠告与保证；③症状及其所致行为造成一定程度的社会功能损害。

3. 躯体化障碍包括持续的躯体形式的疼痛障碍。ICD-10 中持续的躯体形式的疼痛障碍的诊断标准：突出的特点是患者有持续、严重、令人痛苦的疼痛，不能用生理过程或躯体障碍完全加以解释；情绪冲突或心理社会问题与疼痛的发生有关。

4. 该患者存在 1 个明显的躯体症状，即腹痛，病程持续时间为 6 年，查妇科、消化科未见异常，不能用生理过程或躯体障碍完全加以解释。该患者腹痛仍持续存在，多在情绪波动时加重，情绪冲突或心理社会问题与疼痛的发生有关。另外，该患者在工作和生活中压力增大就疼痛加重，导致无法上班，因此该躯体症状造成患者一定程度的社会功能损害。同时精神检查患者可引出躯体不适感、焦虑、烦躁、情绪不稳、睡眠障碍。因此，该患者考虑持续的躯体形式的疼痛障碍可能性大。

5. 排除标准 基本排除脑器质性及精神活性物质所致精神障碍。该患者 4 月 12 日头部 MRI 未见明显异常，既往无精神活性物质使用史。

> 问题 2：计算 4 月 13 日度洛西汀剂量相关浓度范围，结合患者的 PGx 报告结果，分析患者该值异常的可能原因。

1. 依据《神经精神药理学治疗药物监测共识指南：2017 版》，度洛西汀的半衰期为 12 小时，治疗参考浓度范围为 30 ～ 120ng/ml，实验室警戒浓度为 240ng/ml，剂量相关浓度（DRC）因子为 0.28 ～ 0.58ng/（ml·mg）。

2. 该患者自 2021 年 2 月 8 日起服用度洛西汀 120mg/d，4 月 13 日患者血药浓度已达稳态，且院外规律服药，排除依从性不佳的情况。经计算其治疗参考浓度范围应为 33.6 ～ 69.6ng/ml。

3. 该患者 4 月 13 日度洛西汀血药浓度检测结果为 12.25ng/ml，远低于治疗参考浓度范围，远低于 DRC 理论值范围。

4. 度洛西汀主要经 CYP1A2 代谢，根据 PGx 报告结果，该患者的 *CYP1A2* 基因型为 *1F/*1F，表型为超快代谢型，导致度洛西汀代谢速率大幅增加、血药浓度降低。因此，该患者的度洛西汀血药浓度低与 *CYP1A2* 基因型为超快代谢型有关。

> 问题 3：计算 4 月 13 日脱氢阿立哌唑与阿立哌唑浓度比值，结合患者的 PGx 报告结果，分析患者该值的影响因素。

1. 依据《神经精神药理学治疗药物监测共识指南：2017 版》，阿立哌唑的半衰期为 70 小时，脱氢阿立哌唑的半衰期为 94 小时。阿立哌唑治疗参考浓度范围为 100 ～ 350ng/ml，DRC 因子为 8.15 ～ 15.29ng/（ml·mg）；脱氢阿立哌唑的 DRC 因子为 3.04 ～ 6.60ng/（ml·mg），阿立哌唑 + 脱氢阿立哌唑治疗参考浓度范围为 150 ～ 500ng/ml，实验室警戒浓度为 1 000ng/ml，DRC 因子为 11.19 ～ 21.89ng/（ml·mg）。脱氢阿立哌唑浓度与阿立哌唑浓度比值范围为 0.3 ～ 0.5。

2. 该患者自 2021 年 2 月 8 日起服用阿立哌唑 10mg/d，4 月 13 日患者血药浓度已达稳态，且院外规律服药，排除依从性不佳的情况。经计算，阿立哌唑的 DRC 值为 81.5 ～ 152.9ng/ml，脱氢阿立哌唑的 DRC 值为 30.4 ～ 66ng/ml，阿立哌唑 + 脱氢阿立哌唑的 DRC 值为 111.9 ～ 218.9ng/ml。

3. 该患者 4 月 13 日阿立哌唑血药浓度检测结果为 104.30ng/ml，在治疗参考浓度范围内，在 DRC 内；脱氢阿立哌唑血药浓度检测结果为 30.30ng/ml，略低于 DRC;阿立哌唑 + 脱氢阿立哌唑为 134.60ng/ml,略低于治疗参考浓度范围,但在 DRC 内。

4. 该患者脱氢阿立哌唑浓度 / 阿立哌唑浓度 =0.291,略低于正常范围。显示阿立哌唑代谢为脱氢阿立哌唑的过程可能被抑制。

5. 阿立哌唑的主要代谢酶为 CYP2D6 和 CYP3A4,CYP2D6 和 CYP3A4 参与脱氢和羟基化,CYP3A4 参与 N- 脱烷基。根据 PGx 报告结果,该患者为 *CYP2D6* 中间代谢型、*CYP3A4* 正常代谢型。

6. 该患者合并使用阿立哌唑和度洛西汀。依据《神经精神药理学治疗药物监测共识指南:2017 版》,度洛西汀为 CYP2D6 抑制剂,可能会抑制阿立哌唑向脱氢阿立哌唑的代谢转化,导致脱氢阿立哌唑浓度偏低,致使脱氢阿立哌唑浓度与阿立哌唑浓度比值偏低。但由于该患者为 *CYP1A2* 超快代谢型,其体内度洛西汀浓度较低,因此度洛西汀对 CYP2D6 的抑制作用减弱,该患者脱氢阿立哌唑浓度与阿立哌唑浓度比值略微偏低。

> **问题 4:4 月 13 日阿立哌唑换为喹硫平治疗的依据是什么? 是否合理?**

1. 合理。

2. 小剂量抗精神病药联合抗抑郁药可显著提高躯体化障碍患者的疗效,改善患者躯体化症状和情绪水平,且不明显增加不良反应。阿立哌唑是一种非典型抗精神病药,依据 2016 版 CANMET 抑郁症指南,阿立哌唑可以作为难治性抑郁症的辅助用药。

3. 喹硫平同样属于非典型抗精神病药,其与脑内的 5-HT 受体亲和力较高,可有效拮抗 5-HT 受体,有一定的 5-HT 再摄取抑制作用,能增强抗抑郁作用。依据 2016 版 CANMET 抑郁症指南,喹硫平被推荐为抑郁症的二线治疗用药。喹硫平与抗抑郁药联合应用,在抗抑郁及改善情感方面能够协同起效,对于伴有抑郁、焦虑情绪的躯体化障碍患者可有效改善病情。

4. 目前患者主诉集中在躯体不适和睡眠障碍两个方面,而喹硫平对改善失眠和焦虑情绪具有一定的优势。依据 2016 版 CANMET 抑郁症指南,喹硫平被推荐为伴有睡眠障碍的抑郁症患者的辅助用药(Ⅱ级证据),而阿立哌唑没有改善睡眠方面的作用。

5. 但是在不良反应方面,阿立哌唑对于对糖脂代谢基本无影响,而喹硫平对于糖脂代谢方面的影响较大。该患者存在脂代谢方面的异常(总胆固醇和低密度脂蛋白胆固醇水平较高,而高密度脂蛋白胆固醇水平较低),使用喹硫平可能会加剧该患者糖脂代谢方面的负担,因此使用过程中需密切监测该患者血脂的变化。

问题 5:4 月 15 日患者躯体不适、紧张焦虑,是否满足氟哌啶醇注射液的使用指征? 快速氟哌啶醇治疗应注意哪些问题?

1. 满足氟哌啶醇注射液的使用指征。

2. 氟哌啶醇注射液的适应证为用于急、慢性各型精神分裂症、躁狂症,肌内注射可迅速控制兴奋躁动、敌对情绪和攻击行为。

3. 该患者在 4 月 15 日出现了情绪激动,不配合护理及治疗等情况,且患者有兴奋、激越等表现满足氟哌啶醇注射液的使用指征。

4. 氟哌啶醇属于高效价的第一代抗精神病药,其最突出的不良反应为锥体外系不良反应,在肌内注射、首次使用的年轻患者中较易出现。锥体外系不良反应出现的顺序依次为肌张力障碍、震颤、静坐不能、迟发性运动障碍。注射使用氟哌啶醇的过程中需注意急性锥体外系不良反应的发生,如肌张力障碍。

5. 针对锥体外系不良反应,常用干预药物为抗胆碱药如苯海索和东莨菪碱。该类药物对于急性肌张力障碍、帕金森综合征的疗效突出,但其对于静坐不能和迟发性运动障碍的疗效相对较差。

6. 患者注射氟哌啶醇后,随即出现手抖、坐立不安,查体显示双手震颤、双臂肌张力增高。补充诊断锥体外系综合征,在肌内注射东莨菪碱注射液治疗的基础上予以口服苯海索治疗。不存在预防性用药情况,用药规范。

问题 6:4 月 16 日度洛西汀换为文拉法辛治疗的依据是什么? 是否合理?

1. 合理。

2. 依据《综合医院焦虑、抑郁与躯体化症状诊断治疗的专家共识》中躯体化障碍的药物治疗的一般推荐建议:SNRI、NaSSA、SSRI 被证实对情感症状和躯体化症状均有显著疗效。针对躯体合并症多的患者,应优先考虑艾司西酞普兰、文拉法辛、度洛西汀、米氮平等(I 级证据 /A 级推荐)。

3. 该患者主要表现为躯体化障碍,以疼痛为主要表现。对于躯体化障碍的发病机制,目前比较公认的是中枢神经系统 5- 羟色胺(5-HT)能和去甲肾上腺素（NE）能通路功能障碍学说。研究认为导致患者出现各种情绪异常和躯体不适及疼痛与 5-HT 和 NE 神经元功能异常影响其上、下传导途径有关。

4. SNRI（度洛西汀、文拉法辛、米那普仑）是 5-HT 与 NE 再摄取抑制剂，能使患者大脑和脊髓中的 5-HT 和 NE 浓度升高，阻断两者的吸收及转运结合过程。5-HT 及 NE 通过下行脊髓通路抑制疼痛，调控情感和对疼痛的敏感程度，提高机体对疼痛的耐受性，能明显改善抑郁及疼痛症状。

5. 该患者为 *CYP1A2* 超快代谢型，度洛西汀在体内不能达到治疗参考浓度范围，且该患者经过度洛西汀足剂量、足疗程治疗后疗效欠佳。而该患者为 *CYP2D6* 中间代谢型、*CYP2C19* 正常代谢型，文拉法辛主要经 CYP2D6 和 CYP2C19 代谢，因此可考虑换为文拉法辛治疗。

6. 该患者入院时血压 117/81mmHg，无癫痫、惊厥史，无心脏病病史，因此无文拉法辛的使用禁忌证，可以选用文拉法辛。

> **问题 7：计算 4 月 20 日文拉法辛剂量相关浓度比值及代谢产物浓度与母药浓度比值（MPR），该值有哪些临床意义？**

1. 依据《神经精神药理学治疗药物监测共识指南：2017 版》，文拉法辛的半衰期为 14 ～ 18 小时，*O-* 去甲文拉法辛的半衰期为 10 ～ 17 小时。文拉法辛 +*O-* 去甲文拉法辛治疗参考浓度范围为 100 ～ 400ng/ml，实验室警戒浓度为 800ng/ml。对于缓释剂型，文拉法辛的 DRC 因子为 0.12 ～ 0.36ng/（ml·mg），*O-* 去甲文拉法辛的 DRC 因子为 0.78 ～ 1.30ng/（ml·mg），文拉法辛 +*O-* 去甲文拉法辛的 DRC 因子为 0.90 ～ 1.67ng/（ml·mg），*N-* 去甲文拉法辛的 DRC 因子为 0.15 ～ 1.33ng/（ml·mg）。*O-* 去甲文拉法辛 / 文拉法辛（MPR）的范围为 2.7 ～ 7.7，*N-* 去甲文拉法辛 / 文拉法辛的范围为 0.28 ～ 0.85。

2. 该患者从 4 月 16 日起服用文拉法辛缓释胶囊 75mg，4 月 20 日测定血药浓度已达稳态。因此该患者的文拉法辛 DRC 值为 9 ～ 27ng/ml，*O-* 去甲文拉法辛 DRC 值为 58.5 ～ 97.5ng/ml，文拉法辛 +*O-* 去甲文拉法辛 DRC 值为 67.5 ～ 125.25ng/ml。

3. 该患者 4 月 20 日文拉法辛血药浓度检测结果为 23.18ng/ml，在 DRC 内；*O-* 去甲文拉法辛检测结果为 89.89ng/ml，在 DRC 内；文拉法辛 +*O-* 去甲文拉法辛为 113.07ng/ml，在治疗参考浓度范围内，在 DRC 内。

4. 该患者的 *O-* 去甲文拉法辛浓度与文拉法辛浓度比值 =3.88，在正常范围内。显示该患者体内文拉法辛代谢为 O- 去甲文拉法辛的过程正常，未存在抑制或者诱导情况。

5. 文拉法辛的主要代谢酶为 CYP2D6 和 CYP2C19，文拉法辛经 CYP2D6 代谢生成活性代谢产物 O- 去甲文拉法辛，文拉法辛经 CYP2C19 代谢生成 N- 去甲文拉法辛。通过 O- 去甲文拉法辛浓度与文拉法辛浓度比值（MPR），可以直观地预测出患者的 CYP2D6 拟表型情况。根据 PGx 报告结果，该患者为 $CYP2D6$ 中间代谢型、$CYP2C19$ 正常代谢型。因此对于该患者，文拉法辛属于正常的药物代谢过程，与 O- 去甲文拉法辛浓度与文拉法辛浓度比值 =3.88 在正常范围内的结果提示一致。

> **问题 8：患者症状是否满足 MECT 的适应证？患者 MECT 的疗效与不良反应有哪些？药学监护应关注哪些内容？**

1. 患者症状满足 MECT 的适应证。

2. 依据《改良电休克治疗专家共识（2019 版）》，MECT 的一般适应证包括：

（1）抑郁障碍伴强烈自伤、自杀企图及行为，有明显自责、自罪情况者为首选。

（2）精神分裂症具有急性病程、分裂情感性症状或紧张症表现者，抗精神病药无效或效果较差者，有明显拒食、违拗、紧张性木僵和典型精神病性症状者为首选。

（3）躁狂发作，当原发性躁狂发作伴兴奋、躁动、易激惹、极度不配合治疗者为首选，同时注意配合药物治疗。

（4）其他精神障碍者药物治疗无效或无法耐受，如焦虑障碍、焦虑色彩突出的强迫症、人格解体综合征、冲动行为突出的反社会人格障碍等。

（5）顽固性疼痛，如躯体化障碍、幻肢痛等。

3. 根据该患者的病史情况及诊断，该患者诊断为复发性抑郁障碍、躯体化障碍，存在自杀观念及顽固性腹痛，且经过多种药物治疗疗效欠佳，因此符合 MECT 的适应证。

4. 依据《改良电休克治疗专家共识（2019 版）》，MECT 的有效率 ＞ 80%，有抑郁情绪者有效率更高。一般情况下，抑郁发作时治疗次数为 6 ～ 8 次，躁狂发作时治疗次数为 8 ～ 10 次，精神分裂症治疗次数为 8 ～ 12 次。该患者于 4 月 13 日起行 MECT,于 4 月 30 日停止,共进行了 11 次治疗,治疗疗程足够。患者在进行 MECT 的过程中发作良好,术后呼吸及意识恢复可,病情较前好转,情绪较前稳定,疼痛状况较前好转,睡眠也有明显改善,因此该患者进行 MECT 的治疗疗效较好。

5. 该患者进行 MECT 后存在轻度记忆力下降,不记得入院当时的表现。MECT 最常见的反应即为认知损害,几乎所有接受 MECT 的患者在近期内均有不同程度的认知损害,如抽搐发作的即刻损害、脑电图改变及记忆障碍等。而有关 MECT 对患者认知功能的长期影响,国内外的报道并不十分一致,但绝大多数研究都倾向于 MECT 可以改善精神疾病患者的精神症状,也可以改善精神分裂症患者的认知功能,其带来的负面影响基本上都是一过性的,随着治疗结束,患者的认知功能也将得到逐渐恢复。此外,不同麻醉药的选择也可能对患者的认知功能造成影响,MECT 的麻醉诱导药如丙泊酚、依托咪酯及硫喷妥钠等虽不良反应较少,但仍可能造成躯体或认知障碍,如一些患者在 MECT 中使用全身麻醉药后可出现记忆障碍,对时间、地点、人物的辨别力下降,理解力、注意力下降,行为性格改变等,其原因可能是麻醉药抑制中枢的结果。

6. 除了认知损害外,MECT 对临床常见生化指标的不良影响包括:① MECT 有可能会导致 T_3 水平下降;② MECT 可以直接刺激促性腺激素分泌,从而造成男性雌二醇分泌增加;③ MECT 可导致机体交感神经系统-肾上腺系统及迷走神经系统激活,从而促进内源性儿茶酚胺大量释放,进而促使血压升高、心率加快及心律失常的发生;④接受 MECT 的患者往往会出现不同程度的发热,其机制也可能与 MECT 诱导的前列腺素、多巴胺及 5-羟色胺释放增加有关;⑤ MECT 可以提高机体内的 CRP 浓度,提示接受 MECT 的患者往往处于高应激状态,容易合并感染及出现应激抵抗力下降。此外,MECT 还可能引起其他不良反应,如头痛、恶心、头晕、骨折、便秘、呕吐、焦虑、药物过敏等。上述不良反应该患者均未出现。

7. 一些合并严重躯体疾病(如缺血性心肌梗死、高钾血症及阿托品诱导的心动过速)的患者在接受 MECT 后会出现严重的致死性不良反应,如心律失常或心搏骤停。某些患者在接受 MECT 后会出现呼吸暂停时间延长,其原因可能与舌后倒、中枢抑制、呼吸道阻塞及镇静药的过度使用有关。另外,MECT 有可能造成患者窒息或吸入性肺炎,这是因为呼吸中枢受到抑制或腺体分泌紊乱会导致分泌物增多,而 MECT 对免疫功能的抑制作用也可能是其发病机制之一。

8. 依据《改良电休克治疗专家共识(2019 版)》，尽管 MECT 的并发症较少，但仍需给予患者密切的药学监护，包括：①密切关注治疗后的呼吸情况，如出现呼吸明显抑制或恢复延迟，给予加压给氧，保证氧合；关注气道情况，避免反流及误吸。②使用肌松药氯化琥珀胆碱，有个别患者可能会引起恶性高热，应给予监护。③ MECT 最常见的不良反应为认知损害，一般停止治疗后记忆力会恢复。应密切监测患者认知功能改变的状况。

> **问题 9:** 5 月 9 日患者自述"现在身上哪里都不疼了，觉得自己完全好了"，所述症状改善与药物治疗效果是否一致？简述其原因。

1. 一致。

2. MECT　依据《改良电休克治疗专家共识(2019 版)》，MECT 的有效率 > 80%，有抑郁情绪者有效率更高，治疗次数倾向于每个疗程 8 ~ 12 次，可以根据病情适当调整。该患者于 4 月 13 日起进行 MECT，于 4 月 30 日停止，共进行了 11 次治疗，疗程足够。患者在进行 MECT 的过程中发作良好，术后呼吸及意识恢复可，病情较前好转，情绪较前稳定，疼痛状况较前好转，睡眠也有了明显改善，因此 MECT 有助于该患者病情好转。

3. 药物治疗　依据《中国抑郁障碍防治指南》(第二版)，抗抑郁药的起效时间一般为 2 ~ 4 周，因此药物治疗与患者病情改善一致。该患者于 4 月 16 日起服用文拉法辛治疗，于 5 月 3 日起加至 225mg/d，维持此剂量至出院；于 4 月 13 日起服用喹硫平治疗，于 4 月 20 日起加至 400mg/d，维持此剂量至出院。患者在住院过程中规律服药，自 4 月 20 日起文拉法辛血药浓度一直处于治疗参考浓度范围内，药物治疗对患者病情改善起到了很大的帮助。

> **问题 10:** 对患者进行出院用药教育。

1. 患者出院用药方案

富马酸喹硫平片 400mg q.d.(晚)口服。

盐酸文拉法辛缓释胶囊 225mg q.d.(早)口服。

2. 对患者进行出院用药教育

(1)请按照医嘱规律服药，不得自行更改用药次数、剂量和用药间隔，不可擅自停药。如果错过用药时间，应在记起时立即补服。但若已接近下一次用药时间,则无须补服,按平常的规律服药,请勿一次使用双倍剂量。

(2)盐酸文拉法辛缓释胶囊应在早晨服用 1 次,胶囊应整粒服下,避免分开、压碎、咀嚼。同时注意药品规格,有 150mg 和 75mg 两个规格,目前患者服用的为 75mg 规格,每次服用 3 粒,总量为 225mg。

(3)富马酸喹硫平片应晚上服用 1 次。同时注意药品规格,目前患者晚上服用的为 100mg 规格,每次服用 4 片,总量为 400mg。

(4)喹硫平易引起直立性低血压,患者院外服药期间注意坐躺后需缓慢起身,预防摔倒。

(5)因喹硫平对糖脂代谢方面的影响较大。该患者存在脂代谢方面的异常(总胆固醇和低密度脂蛋白胆固醇水平较高,而高密度脂蛋白胆固醇水平较低),因此患者应定期复查血生化水平。

(6)定期复查喹硫平和文拉法辛的血药浓度情况。建议早晨来院检查,每次进行血药浓度检测之前请勿服用药物。

(7)服药期间如需服用其他药物,请咨询专科医师或药师,避免药物相互作用引起的不良反应。

四、专家点评——李占江(主任医师)

抑郁症伴有躯体化症状在临床治疗上是一个难题,很多病例在药物治疗上尝试到挫败的味道,原因是药物治疗疗效不佳或明显的不良反应会进一步加重患者的抑郁情绪和躯体疼痛症状。

本例患者自 2021 年 2 月 8 日起服用度洛西汀 120mg/d,规律服药,4 月 13 日度洛西汀血药浓度检测结果为 12.25ng/ml,远低于治疗参考浓度范围。根据 PGx 报告结果,该患者为 *CYP1A2* 超快代谢型、*CYP2D6* 中间代谢型、*CYP2C19* 正常代谢型,这导致度洛西汀代谢速率大幅增加、血药浓度降低、治疗效果不佳。依据患者的基因型,文拉法辛主要经 CYP2D6 和 CYP2C19 代谢,故换为文拉法辛治疗。4 月 20 日文拉法辛 +*O*- 去甲文拉法辛为 113.07ng/ml,在治疗参考浓度范围内。5 月 3 日起加至 225mg/d,5 月 15 日文拉法辛 +*O*- 去甲文拉法辛为 370.23ng/ml,一直维持此剂量至出院。同时,在血药浓度监测指导下联合使用了富马酸喹硫平,甚至 MECT。经过系统的药物联合治疗,规律服药,药物浓度在合理范围内,患者病情逐渐改善,好转出院。

在这个病例的治疗过程中,对于疗效不佳、难治性病例,除了临床上全面评估明确诊断和有关心理社会因素外,定期监测患者的血药浓度和代谢类型来指导临床药物治疗也是有一定意义的。

五、拓展阅读——《神经精神药理学治疗药物监测共识指南：2017 版》中关于 DRC、MPR 在临床中应用的案例

患者：	70 岁 / 女性 / 住院患者 / 吸烟（＞ 10 支 /d）
诊断：	重度抑郁发作
检测目的：	药物不良反应和临床改善
疾病严重程度：	中度（CGI-S 4 分）
病情改善：	明显改善（CGI-I 2 分）
药物不良反应：	胃肠功能紊乱
待测药物 / 剂量：	文拉法辛缓释胶囊 225mg/d
用药开始时间：	3 周前
末次剂量调整时间：	1 周前
末次服药：	24 小时之前
合并用药：	左美丙嗪
实验室检查结果：	文拉法辛 168ng/ml
	O- 去甲文拉法辛 251ng/ml
	活性成分 419ng/ml（治疗参考浓度范围 100 ～ 400ng/ml）
	N- 去甲文拉法辛 143ng/ml

TDM 指征与本版共识指南相符。在 225mg 剂量下，尽管这名 70 岁的患者发生了药物不良反应，但依据 CGI-I 量表评分，她的病情得到了明显改善。TDM 必须阐明药物不良反应是否与文拉法辛活性成分的高浓度相关，能否在降低剂量的同时确保患者的疗效。

血药浓度测定结果显示，文拉法辛和 *O-* 去甲文拉法辛组成的活性成分总浓度为 419ng/ml，略高于 100 ～ 400ng/ml 的治疗参考浓度范围，同时也略高于剂量相关浓度范围。在 225mg/d 剂量下，预期剂量相关浓度范围（按照 DRC 因子的低值和高值计算）：文拉法辛为 $225 \times (0.12 \sim 0.36) = 27 \sim 81$ ng/ml，*O-* 去甲文拉法辛为 $225 \times (0.78 \sim 1.30) = 176 \sim 293$ ng/ml，因此预期的活性成分浓度应该在 203 ～ 374ng/ml。文拉法辛是 CYP2D6 和 CYP2C19 底物。该患者的 *O-* 去甲文拉法辛与文拉法辛浓度比值为 1.49，低于代谢产物与母药的预计比值（MPR=2.7 ～ 7.7），表明了该患者为 *CYP2D6* 慢代谢型。*N-* 去甲文拉法辛与文拉法辛浓度比值为 0.85，与正常 *CYP2C19* 表型一致。该

患者合并用药左美丙嗪,同时吸烟。左美丙嗪是 CYP2D6 抑制剂,而 CYP2D6 催化 *O*- 去甲文拉法辛的生成;吸烟会诱导 CYP1A2,但不会影响文拉法辛的代谢。因此,不良反应很有可能是由于左美丙嗪对 CYP2D6 的抑制作用造成高药物浓度导致的。另外,*N*- 去甲文拉法辛浓度为 143ng/ml,高于预期浓度范围(34 ～ 74ng/ml),因此进一步证明了该患者为 *CYP2D6* 慢代谢型。由于左美丙嗪是 CYP2D6 底物,其血药浓度可能也高,特别是对慢代谢者,对于不良反应可能也有贡献。

建议:该患者所报告的药物不良反应可以由文拉法辛和 *O*- 去甲文拉法辛的浓度过高来解释,引起浓度偏高的原因很可能是药物相互作用和衰老。该患者可能是由于左美丙嗪对 CYP2D6 的抑制作用而表现为慢代谢型。降低给药剂量有可能提高患者的耐受性,同时又不会降低疗效。另外,由于患者的胃肠道不良反应也可能是左美丙嗪引起的,因此也可以选用一种非 CYP 抑制剂替代左美丙嗪,例如可选用哌罗匹隆。

六、小测试

1. 度洛西汀在体内的主要代谢酶是(　　　　)

A. CYP1A2　　　　　B. CYP2C9　　　　　C. CYP2C19

D. CYP2D6　　　　　E. CYP3A4

2. 文拉法辛代谢生成主要代谢产物 *O*- 去甲文拉法辛,其主要代谢酶是(　　　　)

A. CYP1A2　　　　　B. CYP2C9　　　　　C. CYP2C19

D. CYP2D6　　　　　E. CYP3A4

3. 与阿立哌唑合用可能出现与代谢相关等药物相互作用的是(　　　　)

A. 艾司西酞普兰　　　B. 文拉法辛　　　　　C. 曲唑酮

D. 度洛西汀　　　　　E. 米氮平

4. 依据《综合医院焦虑、抑郁与躯体化症状诊断治疗的专家共识》,躯体化障碍应优先考虑的抗抑郁药不包括(　　　　)

A. 艾司西酞普兰　　　B. 文拉法辛　　　　　C. 曲唑酮

D. 度洛西汀　　　　　E. 米氮平

5. 依据 2016 版 CANMET 抑郁症指南,以下非典型抗精神病药被推荐作为伴有睡眠障碍的抑郁症患者的辅助用药的是(　　　　)

A. 氯氮平　　　　　　B. 奥氮平　　　　　　C. 利培酮

D. 喹硫平　　　　　　E. 阿立哌唑

答案:1. A；　2. D；　3. D；　4. C；　5. D

（赵　茜　臧彦楠）

参考文献

[1] KENNEDY S H, LAM R W, MCINTYRE R S, et al. Canadian Network for Mood and Anxiety Treatments（CANMAT）2016 clinical guidelines for the management of adults with major depressive disorder: section 3. pharmacological treatments[J]. Canadian journal of psychiatry, 2016, 61（9）: 540-560.

[2] 中华医学会神经病学分会神经心理学与行为神经病学组. 综合医院焦虑、抑郁与躯体化症状诊断治疗的专家共识 [J]. 中华神经科杂志, 2016,49（12）: 908-917.

[3] 中国医师协会神经调控专业委员会电休克与神经刺激学组, 中国医师协会睡眠专业委员会精神心理学组, 中国医师协会麻醉学医师分会. 改良电休克治疗专家共识（2019 版）[J]. 转化医学杂志,2019,8（3）: 129-134.

[4] HIEMKE C, BERGEMANN N, CLEMENT H W, et al. Consensus guidelines for therapeutic drug monitoring in neuropsychopharmacology: update 2017[J]. Pharmacopsychiatry, 2018, 51（1-2）: 9-62.

[5] HIEMKE C,BERGEMANN N,CLEMENT H W,等 . 神经精神药理学治疗药物监测共识指南:2017 版 [J]. 实用药物与临床,2022,25（1）: 1-20.

[6] HIEMKE C,BERGEMANN N,CLEMENT H W,等 . 神经精神药理学治疗药物监测共识指南:2017 版 [J]. 实用药物与临床,2022,25（2）: 97-118.

案例 7

一例顽固性失眠的女性抑郁症患者,药物耐受能力差,个体化药物治疗改善疗效与安全性

一、药学查房案例概况

病历摘要:患者,女,40 岁。身高 160cm,体重 52kg。入院时间:2020 年 9 月 5 日。

主诉:情绪低落,烦躁,失眠,伴自杀观念 8 个月余。

现病史:2020 年 1 月患者在疫情期间出现心情低落,紧张,焦虑,盗汗,怕被感染不敢出门,稍有不舒服就担心自己感染,频繁测体温,5 ～ 6 次 /d,买血氧仪测血氧,再加上孩子无法回到国外继续读书,每日忧心忡忡,精神高度紧张,逐渐加重。4 月开始身体一直有各种不适,主要感觉妇科出现问题,到综合医院就诊未发现明显异常。7 月开始出现懒动,乏力,干什么事情都提不起兴趣,出汗,睡眠不好,入睡困难,睡眠不实,有时整夜未睡。8 月 10 日到吉林省某医院心理卫生科就诊,诊断为抑郁状态。给予疏肝解郁胶囊和曲唑酮最大剂量 75mg/d 治疗,回家后仍有焦虑、担心、紧张,病情有加重趋势。24 日再次到吉林省某医院复诊,调整药物为曲唑酮 50mg/d、阿普唑仑 0.8mg/d、舍曲林 25mg/d,服药后病情未见明显好转,开始担心病好不了了,反复纠结是否能治好、是否会疯,没有食欲。31 日出现全身肌肉紧张,发声困难,濒死感,有轻生观念,但没有具体行动。自觉拖累家人,再次到医院复诊,调整药物为氯硝西泮 1mg/d,草酸艾司西酞普兰 10mg/d,米氮平 15mg/d,坦度螺酮早、晚各 1 片。病情略有好转,为求系统治疗,2020 年 9 月 5 日门诊以"抑郁状态"首次收入院。

近 2 周患者无高热、昏迷、四肢抽搐等表现,食欲可,夜眠欠佳,睡眠不实,二便可。

既往史:体健。

过敏史:无。

个人史：无。

家族史：无。

入院查体：T 36.5℃，P 85 次/min，R 20 次/min，BP 128/85mmHg。生命体征平稳，皮肤未见黄染，双侧瞳孔等大等圆、直径 3mm、对光反射灵敏，双肺呼吸音清，未闻及干、湿啰音，心律齐、未闻及杂音，腹软，无压痛、反跳痛，肌紧张，四肢肌力Ⅴ级，肌张力正常，腱反射存在，病理征（−），四肢活动自如。

精神检查：意识清，定向力完整，接触配合，语速适中，表情焦虑，眼含泪花；未引出幻觉妄想等精神病性症状，情绪低落，兴趣减退，自责，焦虑，总是担心各种事情，担心孩子是否适应国内学习生活，担心自己的病是否能好，担心未来生活，担心失眠，自觉拖累家人，做什么事都提不起兴趣，精力和体力下降，疲倦乏力，对未来感到迷茫，紧张害怕，悲观厌世，有轻生观念，但未采取措施。每次遇到刺激就会紧张，表现为全身肌肉僵硬、头晕、心慌，甚至曾有一次濒死感。注意力不集中，记忆力减退。曾和母亲谈心后有持续 6 小时左右的兴奋，开心以至于整夜未睡，觉得想通了，第 2 天上午睡一觉后又恢复至情绪低落状态。否认持续 4 天以上的情绪高涨、话多、活动多、夸大、思维奔逸等躁狂表现。治疗护理合作，存在部分自知力。

入院诊断：不伴有精神病性症状的重度抑郁发作。

> 问题1：抑郁发作的诊断标准是什么？患者症状表现与该诊断是否一致？

住院期间主要治疗药物

用药起止时间	药品名称	用法用量
2020 年 9 月 5 日—2020 年 9 月 6 日	草酸艾司西酞普兰片	10mg q.d.（早）口服
2020 年 9 月 7 日—2020 年 9 月 10 日		15mg q.d.（早）口服
2020 年 9 月 11 日—2020 年 9 月 24 日		20mg q.d.（早）口服
2020 年 9 月 25 日—2020 年 9 月 27 日		15mg q.d.（午）口服
2020 年 9 月 28 日—2020 年 9 月 30 日		5mg q.d.（午）口服
2020 年 10 月 16 日—2020 年 10 月 18 日		10mg q.d.（早）口服
2020 年 10 月 19 日—2020 年 10 月 22 日		15mg q.d.（早）口服
2020 年 10 月 22 日—2020 年 12 月 18 日		20mg q.d.（早）口服
2020 年 9 月 5 日—2020 年 9 月 7 日	米氮平片	15mg q.d.（晚）口服

续表

用药起止时间	药品名称	用法用量
2020 年 9 月 8 日—2020 年 9 月 14 日		7.5mg q.d.(晚)口服
2020 年 11 月 16 日—2020 年 11 月 30 日		7.5mg q.d.(晚)口服
2020 年 9 月 5 日—2020 年 9 月 7 日	枸橼酸坦度螺酮胶囊	5mg t.i.d. 口服
2020 年 9 月 5 日—2020 年 9 月 7 日	氯硝西泮片	1mg q.d.(晚)口服
2020 年 10 月 16 日—2020 年 10 月 21 日		2mg q.d.(晚)口服
2020 年 10 月 22 日—2020 年 11 月 16 日		3mg q.d.(晚)口服
2020 年 11 月 17 日—2020 年 11 月 23 日		2mg q.d.(晚)口服
2020 年 11 月 24 日—2020 年 11 月 29 日		1.5mg q.d.(晚)口服
2020 年 11 月 30 日—2020 年 12 月 18 日		2mg q.d.(晚)口服
2020 年 9 月 7 日	奥沙西泮片	7.5mg(早、午)、30mg(晚)口服
2020 年 9 月 8 日—2020 年 9 月 10 日		22.5mg q.d.(晚)口服
2020 年 9 月 11 日—2020 年 9 月 17 日		30mg q.d.(晚)口服
2020 年 9 月 18 日—2020 年 9 月 19 日		22.5mg q.d.(晚)口服
2020 年 9 月 20 日—2020 年 9 月 21 日		15mg q.d.(晚)口服
2020 年 9 月 22 日—2020 年 9 月 23 日		7.5mg q.d.(晚)口服
2020 年 9 月 27 日—2020 年 10 月 5 日		30mg q.d.(晚)口服
2020 年 9 月 7 日—2020 年 11 月 3 日	复方甘草酸苷胶囊	2 粒 t.i.d. 口服
2020 年 11 月 27 日—2020 年 12 月 18 日		2 粒 t.i.d. 口服
2020 年 9 月 14 日—2020 年 9 月 16 日	劳拉西泮片	0.5mg q.d.(午)口服
2020 年 9 月 17 日—2020 年 10 月 5 日		1mg q.d.(午)口服
2020 年 10 月 6 日—2020 年 10 月 16 日		0.5mg b.i.d.(早、午)口服
2020 年 9 月 14 日—2020 年 9 月 27 日	马来酸氯苯那敏片	4mg t.i.d. 口服
2020 年 9 月 15 日	富马酸喹硫平片	12.5mg q.d.(晚)口服
2020 年 9 月 16 日—2020 年 9 月 17 日		25mg q.d.(晚)口服
2020 年 9 月 18 日—2020 年 9 月 21 日		50mg q.d.(晚)口服
2020 年 9 月 22 日—2020 年 9 月 23 日		75mg q.d.(晚)口服
2020 年 9 月 24 日—2020 年 9 月 27 日		100mg q.d.(晚)口服

用药起止时间	药品名称	用法用量
2020 年 9 月 28 日—2020 年 9 月 29 日		50mg q.d.（晚）口服
2020 年 9 月 30 日		25mg q.d.（晚）口服
2020 年 9 月 17 日—2020 年 10 月 5 日	佐匹克隆片	7.5mg q.d.（晚）口服
2020 年 9 月 22 日—2020 年 9 月 30 日	葡醛内酯片	100mg t.i.d. 口服
2020 年 9 月 25 日—2020 年 9 月 27 日	盐酸文拉法辛缓释胶囊	75mg q.d.（早）口服
2020 年 9 月 28 日—2020 年 10 月 16 日		150mg q.d.（早）口服
2020 年 10 月 17 日—2020 年 10 月 21 日		75mg q.d.（早）口服
2020 年 9 月 30 日—2020 年 12 月 18 日	水飞蓟宾葡甲胺片	200mg t.i.d. 口服
2020 年 10 月 6 日—2020 年 10 月 11 日	艾司唑仑片	2mg q.d.（晚）口服
2020 年 10 月 6 日—2020 年 10 月 22 日	酒石酸唑吡坦片	10mg q.n.（睡前）口服
2020 年 10 月 12 日—2020 年 10 月 16 日	地西泮片	5mg q.d.（晚）口服
2020 年 10 月 15 日—2020 年 10 月 16 日	酒石酸美托洛尔片	12.5mg b.i.d.（早、晚）口服
2020 年 10 月 17 日—2020 年 10 月 21 日		12.5mg t.i.d. 口服
2020 年 10 月 22 日—2020 年 10 月 28 日		12.5mg b.i.d.（早、晚）口服
2020 年 10 月 29 日—2020 年 11 月 9 日		12.5mg（早）、25mg（晚）口服
2020 年 11 月 10 日—2020 年 12 月 18 日		12.5mg b.i.d.（早、晚）口服
2020 年 10 月 23 日—2020 年 12 月 18 日	右佐匹克隆片	3mg q.n.（睡前）口服
2020 年 12 月 8 日—2020 年 12 月 18 日	盐酸多塞平片	6.25mg q.d.（晚）口服

诊治过程：

2020 年 9 月 7 日（入院后第 3 天）

精神检查：意识清，定向力完整，接触被动，语速适中，表情愁苦；未引出幻觉妄想等精神病性症状，情绪低落，悲观绝望，自责，兴趣减退，总是担心各种事情，担心孩子是否适应国内学习生活，担心自己的病是否能好，担心未来生活，担心失眠，自觉拖累家人，做什么事都提不起兴趣，对未来感到迷茫，害怕，悲观厌世,有轻生观念,认为活着受罪、没有意思,但未采取措施。伴有头晕、心慌。注意力不集中,记忆力减退。未引出情绪高涨、兴奋话多等躁狂表现。治疗护理合作,存在部分自知力。

辅助检查:

血生化:尿酸 442μmol/L↑,甘油三酯 1.91mmol/L↑,高密度脂蛋白胆固醇 0.99mmol/L↓,总蛋白 62.5g/L↓,白蛋白 36.9g/L↓,谷丙转氨酶 168.1U/L↑,谷草转氨酶 77.8U/L↑,γ- 谷氨酰转肽酶 192.6U/L↑。

血常规:淋巴细胞百分比 43.70%↑,平均红细胞血红蛋白含量 32.3pg↑,嗜酸性粒细胞计数 0.04×10^9/L↓。

甲状腺功能:游离三碘甲状腺原氨酸 10.12pmol/L↑,促甲状腺激素 0.387 8mIU/L↓。

眼动检查:有异常神经心理异常表现。

血药浓度:艾司西酞普兰 10.07ng/ml↓;米氮平 14.86ng/ml↓。

医嘱调整:

补充诊断:慢性肝损伤,氨基转移酶升高;甲状腺功能异常,甲状腺功能亢进症可能性大,拟请内分泌科会诊。

> **问题 2:**若患者为药物性肝损伤,请分析 9 月 7 日患者肝损伤的分型和分级,以及当前治疗肝损伤药物的合理性。

> **问题 3:**甲状腺功能亢进症与患者当前症状是否存在因果关系? 请简要分析。

内分泌科会诊建议:复查甲状腺功能;低碘饮食,监测心率、体重;必要时完善甲状腺抗体、甲状腺 B 超、甲状腺 ECT 检查;保肝治疗;因本院不具备检查条件,暂监测甲状腺功能及心率,必要时外诊,密切观察。

加量:草酸艾司西酞普兰片至 15mg q.d.(早)口服。

停用:氯硝西泮片、枸橼酸坦度螺酮胶囊。

加用:复方甘草酸苷胶囊 150mg t.i.d. 口服。

奥沙西泮片 7.5mg(早、午)、30mg(晚)口服。

2020 年 9 月 8 日(入院后第 4 天)

精神检查:目前情绪较前好转,但有时会莫名焦虑,焦虑的时候还会伴有左侧肢体麻木感。尿频；大便稀，不成型，1～2 次 /d；余无明显不适主诉。在病房能参加文娱活动，情感反应协调，存在部分自知力。

医嘱调整：

减量：奥沙西泮片至 22.5mg q.d.（晚）口服。

米氮平片至 7.5mg q.d.（晚）口服。

2020 年 9 月 14 日（入院后第 10 天）

一般情况： 查体双前臂可见多处红色丘疹，部分呈暗紫色，患者自诉瘙痒明显，考虑为过敏性皮疹。

> **问题 4：9 月 14 日查体可见双前臂多处红色丘疹，若为药疹，请分析可能引起药疹的药物。**

精神检查： 情绪低落有好转，诉今日感觉情绪好一些，近 2 天下午偶有焦虑，焦虑的时候会手脚麻木，手上和前胸长了些疹子。情绪尚平稳，情感反应协调，入睡较前改善，存在部分自知力。

辅助检查：

脑功能：抑郁障碍可能性大。

超声心动图：二尖瓣反流（轻度）、三尖瓣反流（轻度），轻度异常。

CT：双侧额部脑沟轻度增宽。

血生化：白蛋白 38.2g/L↓，谷丙转氨酶 62.8U/L↑，谷草转氨酶 37.4U/L↑，γ- 谷氨酰转肽酶 158.4U/L↑，甘油三酯 2.72mmol/L↑，高密度脂蛋白胆固醇 0.89mmol/L↓。

艾司西酞普兰血药浓度：27.79ng/ml。

医嘱调整：

加用：劳拉西泮片 0.5mg q.d.（午）口服。

马来酸氯苯那敏片 4mg t.i.d. 口服。

> **问题 5：氯苯那敏的抗过敏作用机制是什么？请简要分析氯苯那敏的主要不良反应与患者失眠症状之间有何临床意义。**

停用：米氮平片。

2020 年 9 月 15 日(入院后第 11 天)

一般情况:查体双前臂皮疹。

精神检查:情绪低落及焦虑较前好转,睡眠维持困难,诉昨晚停用米氮平后后半夜容易醒,自知力大部分存在。

医嘱调整:

加用:富马酸喹硫平片 12.5mg q.d.(晚)口服。

2020 年 9 月 16 日(入院后第 12 天)

一般情况:查体双前臂皮疹。

精神检查:患者自诉有轻度入睡困难,存在早醒,醒后难以再次入睡。情绪尚平稳,情感反应协调,存在部分自知力。

医嘱调整:

加量:劳拉西泮片至 1mg q.d.(午)口服。

富马酸喹硫平片至 25mg q.d.(晚)口服。

2020 年 9 月 18 日(入院后第 14 天)

一般情况:查体双前臂皮疹较前好转。

精神检查:患者诉晨起有轻度心慌、心悸、手麻,希望加用一些辅助治疗。

医嘱调整:

减量:奥沙西泮片至 22.5mg q.d.(晚)口服。

加量:富马酸喹硫平片至 50mg q.d.(晚)口服。

加用:经颅磁刺激治疗。

2020 年 9 月 22 日(入院后第 18 天)

一般情况:查体双前臂皮疹较前好转。

精神检查:患者诉焦虑时仍会伴有口干、头晕、头疼等不适,下午有时会身体发麻。

辅助检查:

甲状腺功能:游离三碘甲状腺原氨酸 10.39pmol/L↑。

血常规:淋巴细胞百分比 40.40%↑,血细胞比容 35.0%↓,平均红细胞血红蛋白含量 32.5pg↑,嗜酸性粒细胞计数 0.03×10⁹/L↓。

血生化:总蛋白 64.9g/L↓,白蛋白 37.9g/L↓,谷丙转氨酶 129.5U/L↑,谷

草转氨酶 83.9U/L↑,γ-谷氨酰转肽酶 195.7U/L↑,肌酐 84μmol/L↑,甘油三酯 2.09mmol/L↑,高密度脂蛋白胆固醇 0.95mmol/L↓。

医嘱调整：

加用：葡醛内酯片 100mg t.i.d. 口服。

2020 年 9 月 25 日（入院后第 21 天）

一般情况：查体皮疹较前有所好转。

精神检查：患者意识清晰,定向力完整,接触可,对答切题。诉目前心情尚可,仍有焦虑,伴有心慌、心悸等不适感,入睡困难,大概 40 分钟～1 小时能入睡。对于即将换医生的事情觉得有些担心。与病友交流可,积极参加病房活动,情感反应协调,存在部分自知力。

医嘱调整：

减量：草酸艾司西酞普兰片至 15mg q.d.（午）口服。

加用：盐酸文拉法辛缓释胶囊 75mg q.d.（早）口服。

> **问题 6：9 月 25 日艾司西酞普兰换为文拉法辛治疗的依据是什么？是否合理？**

2020 年 9 月 28 日（入院后第 24 天）

精神检查：患者诉目前仍时有焦虑,晨起有些晕的感觉,出汗多,有时手臂会不自主地动。情绪显紧张,焦虑,多独自看书,可参加跳操等日常活动,情感反应协调,夜眠可,存在部分自知力。

辅助检查：

血生化：白蛋白 39.6g/L↓,谷丙转氨酶 155.1U/L↑,谷草转氨酶 82.8U/L↑,γ-谷氨酰转肽酶 203.5U/L↑,肌酐 76μmol/L↑,甘油三酯 1.91mmol/L↑,高密度脂蛋白胆固醇 1.01mmol/L↓,钠 136.8mmol/L↓。

血常规：淋巴细胞百分比 40.10%↑,平均红细胞血红蛋白含量 32.5pg↑,嗜酸性粒细胞计数 0.04×10⁹/L↓。

甲状腺功能：游离三碘甲状腺原氨酸 8.77pmol/L↑。

医嘱调整：

减量：草酸艾司西酞普兰片至 5mg q.d.（午）口服。

加用：盐酸文拉法辛缓释胶囊 150mg q.d.（早）口服。

停用：马来酸氯苯那敏片。

2020 年 10 月 6 日（入院后第 32 天）

精神检查: 患者自觉情绪尚平稳,担心氨基转移酶升高,仍诉减药后入睡困难,早醒。交谈时显焦虑,情感反应协调,对治疗护理配合,意志活动可。在病房少动,少与病友交流,存在部分自知力。

医嘱调整:

调整:劳拉西泮片至 0.5mg b.i.d.(早、午)口服。

加用:艾司唑仑片 2mg q.d.(晚)口服。

酒石酸唑吡坦片 10mg q.n.(睡前)口服。

停用:奥沙西泮片、佐匹克隆片。

2020 年 10 月 12 日（入院后第 38 天）

精神检查: 情绪仍焦虑,紧张,诉夜眠浅,早醒,早晨 4—5 点醒后难以入睡。有时感到心烦,担心自己肝功能、甲状腺功能异常。看到同病房病友服用与自己同种类的药物出现不良反应感到紧张担心,担心自己也出现药物不良反应。仍显焦虑,存在部分自知力。

辅助检查:

血生化:谷丙转氨酶 164.9U/L↑,谷草转氨酶 94.8U/L↑,γ- 谷氨酰转肽酶 472.7U/L↑,总胆固醇 5.57mmol/L↑,甘油三酯 2.52mmol/L↑,低密度脂蛋白胆固醇 3.61mmol/L↑。

心电图:室性期前收缩。

血药浓度:文拉法辛 44.15ng/ml,O- 去甲文拉法辛 312.5ng/ml。

医嘱调整:

加用:地西泮片 5mg q.d.(晚)口服。

停用:艾司唑仑片。

2020 年 10 月 15 日（入院后第 41 天）

精神检查: 担心心慌不适是药物副作用,担心自己服用的药物种类越来越多,担心甲状腺功能指标异常。眠浅易醒,睡眠维持困难,早醒。情绪尚平稳,仍显焦虑,存在部分自知力。

医嘱调整:

加用:酒石酸美托洛尔片 12.5mg b.i.d.(早、晚)口服。

2020 年 10 月 22 日（入院后第 48 天）

精神检查: 情绪低落及焦虑部分好转,仍有时感到"心发空",诉近 2 天凌晨 2 点左右会醒,醒后难以入睡,服用唑吡坦后能入睡,但时睡时醒。谈及病情时焦虑,存在部分自知力。

医嘱调整:

加量:草酸艾司西酞普兰片至 20mg q.d.(早)口服。

　　　氯硝西泮片至 3mg q.d.(晚)口服。

减量:酒石酸美托洛尔片至 12.5mg b.i.d.(早、晚)口服。

停用:盐酸文拉法辛缓释胶囊。

> **问题 7:10 月 22 日停用文拉法辛的原因是什么? 换回艾司西酞普兰是否合理?**

2020 年 10 月 23 日（入院后第 49 天）

精神检查: 患者仍诉凌晨 1—2 点醒,醒后服用唑吡坦仍入睡困难,夜眠浅。

医嘱调整:

加用:右佐匹克隆片 3mg q.n.(睡前)口服。

停用:酒石酸唑吡坦片。

2020 年 10 月 29 日（入院后第 55 天）

医嘱调整:

加量:酒石酸美托洛尔片至 12.5mg(早)、25mg(晚)口服。

2020 年 11 月 2 日（入院后第 59 天）

精神检查: 患者对自己的睡眠问题感到担心,焦虑较前减少,积极参与工娱活动,情感反应协调,自知力部分。

辅助检查:

血常规:中性粒细胞百分比 43.60%↓,淋巴细胞百分比 48.20%↑,血细胞比容 35.1%↓,平均红细胞血红蛋白含量 32.9pg↑。

血生化:白蛋白 39.2g/L↓,谷丙转氨酶 48.9U/L↑,谷草转氨酶 37.6U/L↑,γ- 谷氨酰转肽酶 289.5U/L↑,甘油三酯 2.20mmol/L↑,高密度脂蛋白胆固醇

1.13mmol/L↓。

心电图:窦性心律,偶发室性期前收缩。

艾司西酞普兰血药浓度:28.89ng/ml。

2020 年 11 月 30 日(入院后第 87 天)

一般情况:T 36.4℃,P 68 次 /min,R 19 次 /min,BP 120/83mmHg。查体双下肢轻度凹陷性水肿。

> **问题 8**:11 月 30 日查体患者双下肢轻度凹陷性水肿,请简要分析可能相关的药物以及治疗措施。

精神检查:诉昨日开始四肢关节发胀、发酸,下肢肿胀,担心是药物不良反应所致,害怕自己病情反复,担心换药再次出现不良反应。诉有时全身发抖,容易被惊吓,心慌。仍有睡眠不实,易醒,焦虑、紧张,谈及躯体不适时哭泣。治疗检查能配合,自知力部分。

辅助检查:

血生化:谷丙转氨酶 111.5U/L↑,谷草转氨酶 68.8U/L↑,γ- 谷氨酰转肽酶 174.6U/L↑,总蛋白 59.6g/L↓,白蛋白 34.2g/L↓,尿酸 383μmol/L↑,甘油三酯 4.72mmol/L↑,高密度脂蛋白胆固醇 0.98mmol/L↓。

血常规:淋巴细胞百分比 42.80%↑,血细胞比容 34.9%↓,单核细胞百分比 8.60%↑。

医嘱调整:

加量:氯硝西泮片至 2mg q.d.(晚)口服。

停用:米氮平片。

2020 年 12 月 8 日(入院后第 95 天)

一般情况:T 36.3℃,P 66 次 /min,R 19 次 /min,BP 116/88mmHg。查体双下肢水肿明显减轻,余未见明显异常。

精神检查:谈及病情显焦虑,仍诉全身关节发胀,担心自己得痛风,担心目前药物是否有效,询问医生只服用一种抗抑郁药是否合适。夜眠浅,易醒。诉近几天凌晨一两点醒来,此后睡眠不实。情绪尚平稳,与病友交往可,能参加病房活动,治疗检查配合,自知力部分。

辅助检查：艾司西酞普兰血药浓度 26.95ng/ml。

医嘱调整：

加用：盐酸多塞平片 6.25mg q.d.（晚）口服。

> **问题 9**：多塞平用于治疗失眠的依据是什么？是否合理？

2020 年 12 月 16 日（入院后第 103 天）

一般情况：T 36.2℃，P 69 次 /min，R 19 次 /min，BP 110/85mmHg。查体未见明显异常。

精神检查：自觉目前睡眠时间较前延长，但做梦较前增多，有时夜间早醒，认为新加的药物对睡眠有改善。对目前治疗满意，诉想念家人，想出院看看孩子。

辅助检查：

血生化：谷丙转氨酶 39.4U/L↑，谷草转氨酶 65.8U/L↑，γ- 谷氨酰转肽酶 53.9U/L↑，总蛋白 64.2g/L↓，白蛋白 36.3g/L↓，尿酸 363μmol/L↑，甘油三酯 7.08mmol/L↑，高密度脂蛋白胆固醇 0.79mmol/L↓。

血常规：淋巴细胞百分比 34.7%，血细胞比容 36.0%，平均红细胞血红蛋白含量 32.1pg↑，单核细胞百分比 7.10%。

血药浓度：艾司西酞普兰 30.69ng/ml；多塞平 < 5ng/ml，去甲多塞平 < 5ng/ml。

出院诊断：不伴有精神病性症状的重度抑郁发作；肝损伤；甲状腺功能亢进症；过敏性皮疹；高脂血症；室性期前收缩；窦性心动过速；高尿酸血症；低蛋白血症。

出院带药：

> **问题 10**：结合患者出院带药，对患者进行出院用药教育。

草酸艾司西酞普兰片 20mg q.d.（早）口服。

盐酸多塞平片 6.25mg q.n. 口服。

氯硝西泮片 2mg q.n. 口服。

右佐匹克隆片 3mg q.n. 口服。

复方甘草酸苷胶囊 2 粒 t.i.d. 口服。

水飞蓟宾葡甲胺片 200mg t.i.d. 口服。

酒石酸美托洛尔片 12.5mg b.i.d. 口服。

治疗特点与难点——医师视角

患者为中年女性,除抑郁症核心症状外,伴有显著焦虑症状,失眠严重,因此患者寻求快速起效的治疗方案,导致在住院前就换药频繁。患者合并甲状腺功能异常、慢性肝损伤原因不明,均会影响药物治疗方案的选择,对于疾病预后也会产生不利影响。患者症状复杂,除抗抑郁药外,还需合并抗焦虑药、镇静催眠药治疗,但其对药物耐受性较差,住院期间使用低剂量米氮平、喹硫平即出现明显的药物副作用,且需要合并保肝药治疗,药物种类多、不良反应大,均不利于提高服药依从性。

二、个体化药物治疗分析

(一)患者药物治疗过程总结

患者入院后完善相关检查,给予草酸艾司西酞普兰片 20mg/d 足剂量治疗 2 周后焦虑仍较明显,换用盐酸文拉法辛缓释胶囊 150mg/d,重复经颅磁刺激治疗 60 次,合并富马酸喹硫平片改善睡眠。患者出现甲状腺激素异常、氨基转移酶升高、窦性心动过速等不良反应,故换用草酸艾司西酞普兰片 20mg/d,合并氯硝西泮片最大剂量 3mg/d 助眠,先后给予复方甘草酸苷胶囊、葡醛内酯片、水飞蓟宾葡甲胺片改善肝功能,给予酒石酸美托洛尔片改善窦性心动过速,合并米氮平片最大剂量 15mg/d 助眠。患者出现全身关节发酸、发胀,下肢凹陷性水肿,考虑可能为米氮平所致,故停用米氮平片,停用后水肿消失,继续抗抑郁、保肝、助眠、降心率等对症治疗,加用小剂量多塞平后,患者情绪、肝功能、心功能以及睡眠情况好转出院。

(二)患者药学画像

药物性肝损伤;顽固性失眠;药物耐受性差。

(三)个体化药物治疗分析

根据本书绪论治疗药物监测部分介绍的结果解释方法,绘制了患者住院期间的血药浓度曲线、药物浓度与剂量比值曲线,分别见图 7-1 和图 7-2。对于每条曲线上突然上升或下降的点,且超过了该指标的合理范围的都应展开详细分析。具体可参见本案例第三部分药物治疗学分析。

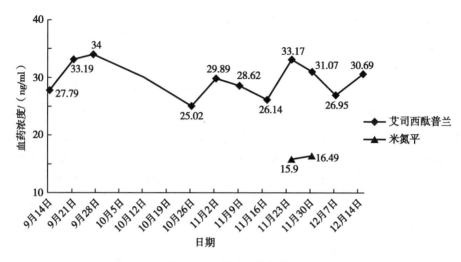

图 7-1　血药浓度变化曲线

注:艾司西酞普兰血药浓度 15 ～ 80ng/ml,实验室警戒浓度 160ng/ml;米氮平血药浓度 30 ～ 80ng/ml,实验室警戒浓度 160ng/ml。

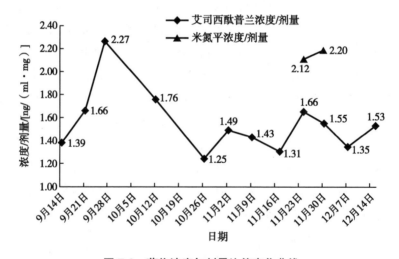

图 7-2　药物浓度与剂量比值变化曲线

注:艾司西酞普兰浓度 / 剂量 0.59～1.51ng/(ml·mg);米氮平浓度 / 剂量 1.82～3.43ng/(ml·mg)。

三、药物治疗学分析

> **问题 1:抑郁发作的诊断标准是什么? 患者症状表现与该诊断是否一致?**

1. 符合诊断标准。

2. 抑郁发作包括轻度、中度和重度三种形式。ICD-10 中抑郁发作的诊断标准为各种形式的典型发作中,患者通常有心境低落、兴趣和愉快感丧失,导致劳累感增加和获得减少的精力降低。很常见的症状还包括稍做事情即觉明显倦怠。其他常见症状:①集中注意和注意的能力降低;②自我评价和自信降低;③自罪观念和无价值感(即使在轻度发作中也有);④认为前途暗淡悲观;⑤自伤或自杀观念或行为;⑥睡眠障碍;⑦食欲下降。

对于三种不同严重程度抑郁的诊断均要求至少持续 2 周,如果症状格外严重或起病急骤,时间标准适当缩短也是可以的。

3. 该患者抑郁病程 8 个月余,近 1 个月病情加重,病史中以情绪低落、焦虑、记忆力下降、夜眠差、躯体不适为主要表现。此外,还存在自我评价低、自责自罪、自杀观念、食欲下降等症状。患者既往有过一次持续 6 小时左右的兴奋、开心,但尚未达到双相障碍的诊断标准,暂不考虑此病。因此,考虑诊断为不伴有精神病性症状的重度抑郁发作。

4. 排除诊断。该患者既往体健,无精神活性物质用药史,排除器质性疾病及精神活性物质所致精神和行为障碍。

> **问题 2**:若患者为药物性肝损伤,请分析 9 月 7 日患者肝损伤的分型和分级,以及当前治疗肝损伤药物的合理性。

1. 依据《药物性肝损伤基层诊疗指南(2019 年)》,DILI 按受损靶细胞可分为肝细胞损伤型、胆汁淤积型、混合型和肝血管损伤型。其中前 3 种类型可根据 R 值划分,R 值 = 血清(GPT 实测值 /GPT 的 ULN)/(ALP 实测值 /ALP 的 ULN)。该患者 9 月 7 日 GPT 为 168.1U/L↑(7 ～ 40U/L),ALP 为 76U/L(35 ～ 100U/L)在正常范围内,R 值为 5.5,故属于肝细胞损伤型。

2. 中华医学会肝病学分会药物性肝病学组制定的《药物性肝损伤诊治指南》中将 DILI 分为 0 ～ 5 级。0 级(无肝损伤):患者对暴露药物可耐受,无肝毒性反应。1 级(轻度肝损伤):血清 GPT 和 / 或 ALP 水平呈可恢复性升高,TBIL < 2.5 倍 ULN(2.5mg/dl 或 42.75μmol/L),且国际标准化比值(INR)< 1.5;多数患者可适应,可有或无乏力、虚弱、恶心、厌食、右上腹痛、黄疸、瘙痒、皮疹或体重减轻等症状。该患者 GPT 水平升高,但 TBIL 在正常范围内,且 INR 也在正常范围内,为 1 级轻度肝损伤。

3. 对于轻度肝损伤患者,指南推荐水飞蓟素治疗,炎症较重者可使用甘草酸制剂。该患者院外已多年肝功能异常，医嘱加用复方甘草酸苷胶囊保肝治疗，药物选择合理。根据复方甘草酸苷胶囊说明书，每次 2～3 粒，每日 3 次，患者实际用量为 2 粒 t.i.d.，用法用量合理。

问题 3：甲状腺功能亢进症与患者当前症状是否存在因果关系？请简要分析。

1. 甲状腺功能亢进症简称"甲亢"，是指甲状腺呈现高功能状态，持续产生和释放过多的甲状腺激素所致的一组疾病，其共同特征为甲状腺激素分泌增加而导致的高代谢和交感神经系统兴奋性增加。

2. 依据《甲状腺功能亢进症基层诊疗指南（实践版·2019）》，TSH 水平下降，临床甲亢患者血清 TT_3、FT_3、TT_4、FT_4 均升高（T_3 型甲亢仅 TT_3、FT_3 升高），亚临床甲亢患者甲状腺激素测定正常。

3. 该患者 FT_3 10.12pmol/L↑、TSH 0.387 8mIU/L↓，甲状腺功能检查结果与甲亢的实验室辅助检查基本相符，因此考虑该患者甲亢可能性大，需经内分泌科会诊进一步明确诊断。

4. 下丘脑 - 垂体 - 甲状腺（HPT）轴异常是抑郁障碍发病的危险因素之一，研究发现约 25% 的抑郁障碍患者 TSH 含量显著降低，而 FT_4 水平显著升高。该患者 TSH 降低、FT_3 升高，可能是其抑郁发作的诱因之一。甲亢患者主要以代谢亢进和神经、循环、消化等系统兴奋性增高为主要临床表现。其中，神经系统主要表现为易激惹、失眠、紧张、焦虑、烦躁、常常注意力不集中，这又与抑郁障碍的主要临床表现相似。如果只针对抑郁障碍对症治疗而忽视了甲亢的治疗，长此以往则可能会导致患者病情反复波动，久治不愈。因此，在治疗抑郁的同时也应积极治疗甲亢。

问题 4：9 月 14 日查体可见双前臂多处红色丘疹，若为药疹，请分析可能引起药疹的药物。

1. 依据《实用内科学》（第 15 版），皮肤和 / 或黏膜上的急性炎症反应称为药疹或药物性皮炎。

2. 目前诊断药疹主要依靠病史和皮疹表现，而非实验室检查。其诊断的基本要点有：①明确的近期用药史，特别是发疹前 2～3 周内的用药情况；②有一定规律性的潜伏期，此有助于分析可能致敏的药物；③起病方式一般以突然起病较多，且进展迅速；④皮疹多呈泛发、对称性分布（少数类型例外，如固定性药疹),其数量、色泽往往比被模拟的发疹性传染病和其他皮肤病更多、更鲜艳;⑤常伴不同程度瘙痒或发热等全身症状,有时虽伴高热,但自我感觉良好;⑥自限性病程,一般 2 ~ 4 周可痊愈(重型药疹例外);⑦血液白细胞总数常增高,但中性粒细胞分类计数无明显升高,嗜酸性粒细胞可增高;⑧注意和一些发疹性传染病相鉴别。

3. 根据药品不良反应关联性评价标准:①用药与不良反应的出现有无合理的时间关系? ②反应是否符合该药已知的不良反应类型? ③当停药或减量后,反应是否消失或减轻? ④再次使用可疑药品后,是否再次出现同样的反应? ⑤反应是否可用并用药的作用、患者病情的进展、其他治疗的影响来解释? 皮疹在使用米氮平之后出现,与米氮平的使用存在合理的时间关系,且为米氮平的常见不良反应,停用米氮平后皮疹逐渐消退,再次使用米氮平未再出现皮疹,因此考虑皮疹很可能由米氮平引起。

> **问题 5:氯苯那敏的抗过敏作用机制是什么? 请简要分析氯苯那敏的主要不良反应与患者失眠症状之间有何临床意义。**

1. 组胺是过敏性疾病的主要介质,过敏反应发生时肥大细胞和嗜碱性粒细胞脱颗粒释放出组胺及其他介质,导致平滑肌收缩、毛细血管扩张及通透性增加等作用,从而引起过敏反应的相关症状。氯苯那敏为组胺 H_1 受体拮抗剂,主要通过竞争性拮抗变态反应靶细胞上的组胺 H_1 受体,使组胺不能与 H_1 受体结合,从而抑制其引起的过敏反应。

2. 氯苯那敏的抗组胺作用较持久,也具有明显的中枢抑制作用,能增加麻醉药、镇痛药、催眠药和局部麻醉药的作用,用药后常见嗜睡。患者夜眠差,可利用氯苯那敏拮抗 H_1 受体的中枢抑制作用改善睡眠情况,与催眠药产生协同作用。

3. 但是依据《中国成人失眠诊断与治疗指南(2017 版)》,尽管抗组胺药具有催眠作用,但现有的有效性和安全性研究证据有限。因此,氯苯那敏不宜作为治疗普通成人失眠的常规用药。本例患者过敏症状消失后,即可停用。

> **问题 6:9 月 25 日艾司西酞普兰换为文拉法辛治疗的依据是什么? 是否合理?**

1. 药物治疗需要保证足够剂量、全病程治疗。一般药物治疗 2 ~ 4 周开始起效,如果足剂量药物治疗 4 ~ 6 周无效,换用同类其他药物或作用机制不同的药物可能有效。停用艾司西酞普兰时,应考虑其他抗抑郁药的继续治疗。患者使用艾司西酞普兰治疗后抑郁情绪有所改善,但焦虑症状始终存在,艾司西酞普兰已加量至足剂量 20mg/d,无继续加量的空间;患者艾司西酞普兰足剂量使用仅 2 周,未足疗程治疗,且患者用药期间未出现明显的不良反应,此时停用艾司西酞普兰欠妥。

2. 文拉法辛是选择性 5-HT 与 NE 再摄取抑制剂,通过抑制 5-HT、NE 再摄取而增强中枢神经系统的 5-HT、NE 水平,从而发挥抗抑郁、抗焦虑作用。依据《中国抑郁障碍防治指南》(第二版),对于抑郁障碍共病焦虑障碍的患者优先选用 SSRI、SNRI 类药物,安非他酮治疗抑郁焦虑障碍或伴有焦虑症状的效果与 SSRI 相当。

3. 总之,停用艾司西酞普兰欠妥,但选择换用文拉法辛是合理的。

问题 7:10 月 22 日停用文拉法辛的原因是什么? 换回艾司西酞普兰是否合理?

1. 患者服用文拉法辛最大剂量 150mg/d,用药后出现心率增加、肝功能指标较前明显升高等问题,考虑为文拉法辛所致,故停用文拉法辛,换药时需综合考虑药物的疗效与安全性。

2. 药物治疗需要保证足够剂量、全病程治疗。一般药物治疗 2 ~ 4 周开始起效,如果足剂量药物治疗 4 ~ 6 周无效,换用同类其他药物或作用机制不同的药物可能有效。患者既往艾司西酞普兰足剂量治疗病情有改善,用药期间未见明显的不良反应,但未足疗程治疗,且患者目前仍存在焦虑、夜眠差、对药物副作用过度关注的情况,因此可换回艾司西酞普兰治疗。若换为其他抗抑郁药需要重新滴定药物剂量,治疗期间可能会出现疗效不佳、不良反应等风险,导致患者治疗时间延长,故换回艾司西酞普兰是合理的。

问题 8:11 月 30 日查体患者双下肢轻度凹陷性水肿,请简要分析可能相关的药物以及治疗措施。

1. 根据药品不良反应关联性评价标准,患者使用米氮平后出现双下肢轻度凹陷性水肿,与米氮平的使用存在合理的时间关系,且为该药已知的不良反应,停药后双下肢水肿明显减轻,因此考虑很可能为米氮平导致的药源性水肿。

2. 米氮平为 NE 能和特异性 5-HT 能抗抑郁药,对 α_1 受体具有中等强度的拮抗作用,可能通过拮抗外周 α_1 受体导致下肢血管扩张、血浆外渗,从而引起下肢水肿。

3. 可通过减少药物剂量、减少饮水、抬高双下肢缓解水肿症状,若无改善,需考虑停药。

问题 9:多塞平用于治疗失眠的依据是什么? 是否合理?

1.《中国失眠症诊断和治疗指南》(2017)推荐将多塞平用于失眠维持困难、短期睡眠紊乱的患者(标准);《2017 美国睡眠医学学会临床实践指南:成人慢性失眠药物治疗》建议小剂量多塞平用于睡眠维持障碍的失眠患者(弱推荐)。

2. 多塞平为三环类抗抑郁药,临床主要用于抑郁症和焦虑性神经症的治疗,用于治疗失眠为超说明书用药。当失眠伴随抑郁、焦虑心境时,小剂量多塞平(3 ~ 6mg)通过选择性拮抗 H_1 受体,延长总睡眠时长及 N_2 期睡眠,发挥镇静催眠作用。

3. 选用多塞平用于治疗失眠合理。

问题 10:结合患者出院带药,对患者进行出院用药教育。

1. 患者出院用药方案

抑郁障碍:草酸艾司西酞普兰片 20mg q.d.(早)。

失眠:盐酸多塞平片 6.25mg q.n.。

　　　氯硝西泮片 2mg q.n.。

　　　右佐匹克隆片 3mg q.n.。

保肝:复方甘草酸苷胶囊 2 粒 t.i.d.。

　　　水飞蓟宾葡甲胺片 200mg t.i.d.。

降心率:酒石酸美托洛尔片 12.5mg b.i.d.。

2. 对患者进行出院用药教育

(1)请遵医嘱服药,不可自行调整药物剂量或疗程,也不可自行停药。

(2)定期门诊复诊,检测血常规、肝肾功能、心电图、血药浓度等实验室指标,待肝功能、心率指标恢复正常并经医师评估后,在医师指导下停用复方甘草酸苷胶囊、水飞蓟宾葡甲胺片和酒石酸美托洛尔片。

(3)氯硝西泮长期服用可能产生依赖性,建议定期门诊复诊,在医师指导下逐步减停。

(4)服药期间避免饮酒、驾驶或操作机械。

(5)服药期间如需服用其他药物,请咨询专科医师或药师,避免药物相互作用引起的不良反应。

四、专家点评——张玲(主任医师)

本例是一名中年女性患者,重度抑郁发作,伴有明显焦虑和失眠症状。整个治疗经历较为曲折,因患者有慢性肝功能异常和甲状腺功能异常,治疗期间呈现出药物耐受性差、不良反应显著且负性心理暗示较强的特点,导致药物调整较为频繁,治疗困难不断加大。临床药师对整个治疗过程中的多个药物相关问题抽丝剥茧,进行了深入分析,并提供了可能的机制和合理化用药建议。盐酸多塞平片的使用是本病例中的一个亮点,作为三环类药物,在如今的临床治疗中已极少使用。但在药师的指导下,针对顽固性失眠现象,采用低剂量多塞平辅助改善失眠取得了较好的效果,减轻了不良反应负担。

针对此类病例的经验教训是选择治疗药物应将患者的个体特征和药物特点相结合,尽量避免多种精神药物联合使用,尤其是焦虑显著的患者,药物治疗适当做"减法"可减少风险、增加获益。

五、拓展阅读——药物性肝损伤治疗原则

在药物使用过程中,因药物本身和/或其代谢产物导致,或由于特殊体质对药物的超敏感性或耐受性降低导致药物性肝损伤(DILI)发生,是最常见和最严重的不良反应之一,临床上可表现为急性或慢性肝病。我国急性 DILI 诊断病例逐年上升,约占急性肝损伤住院患者的 20%,传统中草药和膳食补充剂以及抗结核药是我国 DILI 的主要原因,镇静药和神经精神药约占 2.6%。

DILI 的基本治疗原则:①及时停用可疑肝损伤药物,尽量避免再次使用可疑或同类药物;②应充分权衡停药引起原发病进展和继续用药导致肝损伤加重的风险;③根据 DILI 的临床类型选用适当的药物治疗;④急性肝衰竭/亚急性肝衰竭等重症患者必要时可考虑紧急肝移植。

根据 DILI 的基本治疗原则,目前尚不推荐 2 种或 2 种以上抗炎保肝药联用治疗 DILI。①轻至中度肝细胞损伤型和混合型:炎症较轻者可试用水飞蓟素,炎症较重者可试用双环醇和甘草酸制剂;②胆汁淤积型:可选用熊去氧胆酸,有报道 S-腺苷蛋氨酸对此型也有效;③异甘草酸镁可用于治疗 GPT 明显

升高的急性肝细胞损伤型或混合型 DILI;④重型患者可选用 *N*-乙酰半胱氨酸,越早应用效果越好;⑤糖皮质激素应严格掌握治疗适应证。

六、小测试

1. 抑郁障碍共病焦虑障碍的患者优先选用的药物不包括( )

A. 艾司西酞普兰　　　 B. 舍曲林　　　　　 C. 文拉法辛

D. 安非他酮　　　　 E. 曲唑酮

2. 关于文拉法辛的说法,错误的是( )

A. 其活性代谢产物为 *N*-去甲文拉法辛

B. 其活性代谢产物为 *O*-去甲文拉法辛

C. *O*-去甲文拉法辛通过 CYP2D6 代谢产生

D. *O*-去甲文拉法辛与文拉法辛具有相似的药理作用和作用强度

E. CYP2D6 慢代谢者与超快代谢者相比具有更高的文拉法辛血药浓度

3. 艾司西酞普兰的主要代谢酶是( )

A. CYP2D6　　　　　 B. CYP3A4　　　　　 C. CYP2C19

D. CYP2C9　　　　　 E. CYP1A2

4. 美国 FDA 批准的唯一一种可用于治疗失眠的抗抑郁药是( )

A. 米氮平　　　　　 B. 曲唑酮　　　　　 C. 阿米替林

D. 阿戈美拉汀　　　 E. 3 ～ 6mg 多塞平

5. 抑郁障碍的一线治疗药物不包括( )

A. 阿戈美拉汀　　　　 B. 安非他酮　　　　 C. 度洛西汀

D. 马普替林　　　　 E. 米氮平

答案:1. E; 2. A; 3. C; 4. E; 5. D

（史晓宁　鲍　爽）

参考文献

[1] 中华医学会,中华医学会杂志社,中华医学会消化病学分会,等. 药物性肝损伤基层诊疗指南（2019 年）[J]. 中华全科医师杂志,2020,19（10）:868-875.

[2] 范肖冬,汪向东,于欣,等.ICD-10 精神与行为障碍分类 [M].北京:人民卫生出版社,1993.

[3] 中华医学会,中华医学会杂志社,中华医学会全科医学分会,等.甲状腺功能亢进症基层诊疗指南(实践版·2019)[J].中华全科医师杂志,2019,18(12):1129-1135.

[4] 林果为,王吉耀,葛均波.实用内科学 [M].15 版.北京:人民卫生出版社,2017.

[5] 李凌江,马辛.中国抑郁障碍防治指南 [M].2 版.北京:中华医学电子音像出版社,2015.

[6] 陆林.沈渔邨精神病学 [M].6 版.北京:人民卫生出版社,2018.

[7] 喻东山,葛茂宏,苏海陵.精神科合理用药手册 [M].3 版.南京:江苏凤凰科学技术出版社,2016.

[8] 中国睡眠研究会.中国失眠症诊断和治疗指南 [J].中华医学杂志,2017,97(24):1844-1856.

[9] SATEIA M J, BUYSSE D J, KRYSTAL A D, et al. Clinical practice guideline for the pharmacologic treatment of chronic insomnia in adults: an American Academy of Sleep Medicine clinical practice guideline[J]. Journal of clinical sleep medicine, 2017, 13(2): 307-349.

案例 8

一例慢性波动性病程的围绝经期抑郁患者，个体化药物治疗显效

一、药学查房案例概况

病历摘要：患者，女，50 岁。身高 158cm，体重 50kg。入院时间：2022 年 6 月 30 日。

主诉：情绪差、自责、焦虑 10 年，加重 5 个月，伴轻生观念。

现病史：10 年前因与女儿关系问题逐渐开始出现情绪差，烦躁焦虑，紧张担心，不能放松，伴有心慌、手抖、出汗、胸闷、憋气等躯体不适。失眠，食欲下降，严重时有不想活的想法，想过跳楼等方式，未实施，未治疗，持续半年逐渐好转，但病情时有波动，一直未恢复至病前水平。

2022 年 1 月因家中事务再次病情波动，情绪低落，对什么都提不起兴趣，话少，不愿出门，不愿见人，反应慢，眼神呆愣，疲惫，悲观，觉得生活没有希望，不想活，焦虑，坐立不安，紧张出汗，入睡困难，早醒。曾在当地医院住院治疗，诊断"复发性抑郁障碍，目前为不伴有精神病性症状的重度抑郁发作"，予以 11 次 MECT 及富马酸喹硫平 0.2g q.d.（晚）、盐酸文拉法辛缓释片 150mg q.d.（早）、盐酸丁螺环酮 10mg t.i.d.、劳拉西泮 1mg b.i.d.（午、晚）治疗，效果不佳。近 1 个月自行服用富马酸喹硫平片 1/3 片（0.1g/片），睡眠有改善，余未缓解。今在家属陪同下来我院就诊，门诊以"抑郁状态"第 1 次收入院。

近 2 周患者进食少，入睡困难，二便正常，体重较前下降。

既往史：体健。

过敏史：无。

个人史：无。

家族史：患者女儿 16 岁时曾诊断双相障碍、强迫症；爸爸、弟弟、叔叔有糖尿病病史，爸爸有脑梗死病史，爸爸和叔叔有心肌梗死病史。

入院查体：T 36.3℃，P 90 次/min，R 21 次/min，BP 108/76mmHg。生命体征平稳，皮肤未见黄染、出血，双侧瞳孔等大等圆、直径 4mm、对光反射灵敏，

双肺呼吸音清、未闻及啰音,心律齐、未闻及杂音,腹软,无压痛、反跳痛、肌紧张,四肢肌力V级,肌张力正常,腱反射存在,病理征(-),四肢活动自如。

辅助检查:

凝血四项:血生化、血常规、红细胞沉降率测定、糖化血红蛋白测定未见明显异常;乙肝+丙肝、梅毒螺旋体抗体测定、艾滋病联合实验均阴性。

心电图:窦性心律正常心电图。

DR:腰椎轻度骨质增生。

精神检查:患者意识清楚,定向力完整,面容愁苦,接触被动,问话少答,主动言语量少,语速慢,语调低。未引出感知觉障碍,否认幻觉妄想等精神病性症状。情绪低落,兴趣减退,称高兴不起来,对什么事情都没有兴趣,自卑,认为自己没有能力,自责,觉得都是自己的错,认为自己拖累了家人,对疾病恢复没有信心,认为自己好不了了,存在轻生观念,否认自伤及轻生行为。思维联想迟缓,注意力不集中,记忆力下降,情感反应协调。烦躁焦虑,坐立不安,食欲差,睡眠差,自知力完整。

入院诊断:复发性抑郁障碍,目前为不伴有精神病性症状的重度发作;骨质增生。

住院期间主要治疗药物

用药起止时间	药品名称	用法用量
2022年6月30日—2022年7月1日	富马酸喹硫平片	50mg q.n. 口服
2022年7月27日		50mg q.n. 口服
2022年7月28日		100mg q.n. 口服
2022年7月29日—2022年7月30日		150mg q.n. 口服
2022年7月31日		200mg q.n. 口服
2022年8月1日		100mg q.n. 口服
2022年7月1日—2022年7月13日	劳拉西泮片	0.5mg b.i.d.(午、晚)口服
2022年7月14日—2022年7月25日		0.5mg q.n. 口服
2022年7月31日—2022年8月1日		0.5mg b.i.d.(早、午)口服
2022年7月1日—2022年7月3日	草酸艾司西酞普兰片	5mg q.d. 口服
2022年7月4日—2022年7月11日		10mg q.d. 口服
2022年7月12日—2022年7月13日		15mg q.d. 口服

续表

用药起止时间	药品名称	用法用量
2022 年 7 月 14 日—2022 年 8 月 1 日		20mg q.d. 口服
2022 年 7 月 1 日—2022 年 7 月 3 日	盐酸曲唑酮片	50mg q.n. 口服
2022 年 7 月 4 日—2022 年 7 月 13 日		100mg q.n. 口服
2022 年 7 月 14 日—2022 年 7 月 27 日		75mg q.n. 口服
2022 年 7 月 25 日—2022 年 7 月 31 日	艾司唑仑片	1mg q.n. 口服
2022 年 8 月 1 日—2022 年 8 月 7 日		2mg q.n. 口服
2022 年 8 月 8 日—2022 年 8 月 12 日		1mg q.n. 口服
2022 年 8 月 1 日—2022 年 8 月 2 日	奥氮平片	5mg q.n. 口服
2022 年 8 月 3 日—2022 年 9 月 5 日		10mg q.n. 口服
2022 年 8 月 1 日—2022 年 8 月 2 日	盐酸度洛西汀肠溶胶囊	20mg q.d.(午)口服
2022 年 8 月 3 日		40mg q.d.(午)口服
2022 年 8 月 4 日—2022 年 8 月 7 日		60mg q.d.(午)口服
2022 年 8 月 8 日—2022 年 8 月 10 日		80mg q.d.(午)口服
2022 年 8 月 11 日—2022 年 8 月 19 日		100mg q.d.(午)口服
2022 年 8 月 20 日—2022 年 9 月 5 日		60mg q.d. 口服
2022 年 8 月 4 日—2022 年 8 月 12 日	聚乙二醇 4000 散	10g b.i.d.(午、晚)口服
2022 年 8 月 8 日—2022 年 8 月 12 日	氯化钾缓释片	1g t.i.d. 口服
2022 年 8 月 26 日—2022 年 9 月 5 日	盐酸苯海索片	2mg b.i.d.(午、晚)口服
2022 年 8 月 26 日—2022 年 9 月 3 日	叶酸片	5mg t.i.d. 口服

2022 年 7 月 1 日（入院后第 2 天）

精神检查：患者意识清楚,定向力完整,接触被动,表情愁苦,问话少答,主动言语量少,语速慢,语调低。暂未引出感觉、知觉及感知综合障碍。思维联想迟缓,回答问题缓慢,存在能力减退感,自责,悲观厌世,认为自己拖累了家人,对疾病恢复没有信心,认为自己好不了了。情绪低落,称高兴不起来,对什么事情都没有兴趣,情感反应协调。食欲差,睡眠差,可见坐立不安,在病区来回走动。

医嘱调整：

加用:劳拉西泮片 0.5mg b.i.d.(午、晚)口服。

草酸艾司西酞普兰片 5mg q.d. 口服。

盐酸曲唑酮片 50mg q.n. 口服。

2022 年 7 月 4 日（入院后第 5 天）

精神检查：情绪较前改善，笑容有所增加，未见坐立不安的表现，自诉未感受到明显的情绪低落、焦虑等，情感反应协调。活动量较少，与人交往少，督促下能参与病区组织的部分活动。自知力部分存在，诊治合作。

辅助检查：

心脏超声：二尖瓣反流（轻度），三尖瓣反流（轻度）。

腹部超声：肝内钙化灶。

医嘱调整：

加量：草酸艾司西酞普兰片至 10mg q.d. 口服。

盐酸曲唑酮片至 100mg q.n. 口服。

2022 年 7 月 8 日（入院后第 9 天）

辅助检查：

血生化：总蛋白 63.7g/L↓，白蛋白 34.0g/L↓，谷草转氨酶 12.7U/L↓，高密度脂蛋白胆固醇 1.08mmol/L↓。

血常规：红细胞计数 3.77×10^{12}/L↓，血红蛋白 114g/L↓，血细胞比容 34.7%↓。

血药浓度：艾司西酞普兰 22.43ng/ml；曲唑酮 946.32ng/ml。

2022 年 7 月 14 日（入院后第 15 天）

医嘱调整：

减量：劳拉西泮片至 0.5mg q.n. 口服。

盐酸曲唑酮片至 75mg q.n. 口服。

加量：草酸艾司西酞普兰片至 20mg q.d. 口服。

2022 年 7 月 25 日（入院后第 26 天）

辅助检查：

血生化：白蛋白 37.7g/L↓，高密度脂蛋白胆固醇 1.12mmol/L↓。

血常规：红细胞计数 3.75×10^{12}/L↓，血红蛋白 116g/L，血细胞比容 33.6%↓。

医嘱调整：

加用：艾司唑仑片 1mg q.n. 口服。

停用：劳拉西泮片。

2022 年 7 月 27 日（入院后第 28 天）

辅助检查：

尿常规：细菌 1 702.50/μl↑。

> **问题1：7 月 27 日尿常规提示细菌高，是否需要抗感染治疗？请简要分析。**

血药浓度：艾司西酞普兰 75.62ng/ml；曲唑酮 725.78ng/ml。

医嘱调整：

加用：富马酸喹硫平片 50mg q.n. 口服。

停用：盐酸曲唑酮片。

2022 年 8 月 1 日（入院后第 33 天）

辅助检查：

血常规：红细胞计数 3.81×10^{12}/L，血红蛋白 113g/L，血细胞比容 36.1%。

血生化：肌酸激酶 38U/L↓，高密度脂蛋白胆固醇 1.57mmol/L↑。

血药浓度：喹硫平 71.32ng/ml，脱烷基喹硫平 54.93ng/ml；艾司西酞普兰 83.31ng/ml↑。

> **问题2：简要分析 8 月 1 日艾司西酞普兰血药浓度异常的原因。**

医嘱调整：

减量：富马酸喹硫平片至 100mg q.n. 口服。

　　　艾司唑仑片至 2mg q.n. 口服。

加用：奥氮平片 5mg q.n. 口服。

> **问题3：奥氮平用于治疗失眠是否合理？请简要分析。**

盐酸度洛西汀肠溶胶囊 20mg q.d.（午）口服。

> **问题4：8 月 1 日艾司西酞普兰换为度洛西汀是否合理？请简要分析。**

停用：草酸艾司西酞普兰片、劳拉西泮片。

问题 5：8 月 1 日停用艾司西酞普兰是否合理？原因是什么？

2022 年 8 月 4 日（入院后第 36 天）

精神检查：意识清晰，定向力完整，接触被动，表情愁苦，检查欠合作，多问少答。可疑存在被害妄想，对服药抗拒，对药物有怀疑，但未明确承认，需进一步澄清。否认存在感知觉障碍。食欲下降，大便干燥。情绪显低落，意志活动减退，多卧床，存在部分自知力。

辅助检查：

血生化：肌酸激酶 280U/L↑，尿素 10.80mmol/L↑，葡萄糖 7.91mmol/L↑。

血常规：淋巴细胞百分比 18.80%↓，中性粒细胞计数 6.21×10^9/L。

医嘱调整：

加量：盐酸度洛西汀肠溶胶囊至 60mg q.d.（午）口服。

加用：聚乙二醇 4 000 散 10g b.i.d.（午、晚）口服。

2022 年 8 月 8 日（入院后第 40 天）

精神检查：仍存在情绪低落，兴趣减退，注意力不集中，自责，生活自理能力差，需照顾，存在部分自知力。

辅助检查：

血生化：总蛋白 60.4g/L↓，白蛋白 33.8g/L↓，谷草转氨酶 12.9U/L↓，乳酸脱氢酶 119.8U/L↓，肌酸激酶 28U/L↓，高密度脂蛋白胆固醇 0.83mmol/L↓，钾 3.41mmol/L↓。

血常规：红细胞计数 3.62×10^{12}/L↓，血红蛋白 109g/L↓，血细胞比容 32.3%↓。

性激素：催乳素 88.01ng/ml↑。

问题 6：患者 8 月 8 日催乳素水平升高，请简要分析原因。

尿常规：细菌 675.4/μl。

医嘱调整：

加量：盐酸度洛西汀肠溶胶囊至 80mg q.d.（午）口服。

减量：艾司唑仑片至 1mg q.n. 口服。

加用:氯化钾缓释片 1g t.i.d. 口服。

2022 年 8 月 17 日(入院后第 49 天)
辅助检查:
血药浓度:奥氮平 67.97ng/ml;度洛西汀 194.65ng/ml。

> **问题7:简要分析8月17日度洛西汀血药浓度异常的原因。**

2022 年 8 月 20 日(入院后第 52 天)
精神检查:诉近 2 天出现入睡困难,睡眠需药物辅助。
辅助检查:
血生化:白蛋白 36.1g/L↓。
医嘱调整:
调整:盐酸度洛西汀肠溶胶囊至 60mg q.d. 口服。

2022 年 8 月 26 日(入院后第 58 天)
一般情况:T 36.4℃,P 67 次 /min,R 21 次 /min,BP 115/89mmHg。查体双手平举有细颤,肌张力增高。

> **问题8:患者8月26日体格检查发现双手平举有细颤,请简要分析原因。**

精神检查:患者自述目前心情还不错,能意识到入院前情绪存在较大问题,诉自己对工作太过关注,总为工作感到焦虑,以后会更加注意体察自己的情绪。对治疗能配合,无躯体不适主诉,情感反应协调,自知力完整。
辅助检查:
甲状腺功能:游离甲状腺素 7.44pmol/L↓,血清总 T_4 64.45nmol/L↓;叶酸 5.23ng/ml↓。
血生化:白蛋白 35.5g/L↓,肌酸激酶 33U/L↓,高密度脂蛋白胆固醇 1.24mmol/L↓,同型半胱氨酸 16.20μmol/L↑。
血常规:红细胞计数 $3.75×10^{12}$/L↓,血红蛋白 113g/L↓,血细胞比容 33.4%↓,平均血小板体积 8.7fl↓。

医嘱调整：

加用:盐酸苯海索片 2mg b.i.d.(午、晚)口服。

叶酸片 5mg t.i.d. 口服。

2022 年 9 月 1 日(入院后第 64 天)

一般情况:T 36.3℃,P 65 次/min,R 20 次/min,BP 117/83mmHg。查体双手平举有细颤。

辅助检查:

血药浓度:奥氮平 71.66ng/ml;度洛西汀 113.12ng/ml。

2022 年 9 月 3 日(入院后第 66 天)

辅助检查:

甲状腺功能:游离甲状腺素 7.38pmol/L↓。

血生化:总蛋白 64.8g/L↓,白蛋白 35.7g/L↓,乳酸脱氢酶 117.6U/L↓,肌酸激酶 32U/L↓,高密度脂蛋白胆固醇 1.07mmol/L↓。

血常规:血细胞比容 34.2%↓。

出院诊断:复发性抑郁障碍,目前为不伴有精神病性症状的重度发作;骨质增生;肢体疼痛;低钾血症;便秘;锥体外系综合征;叶酸缺乏。

出院带药:

> **问题 9:**结合患者出院带药,对患者进行出院用药教育。

盐酸度洛西汀肠溶胶囊 100mg q.d. 口服。

奥氮平片 10mg q.n. 口服。

盐酸苯海索片 2mg t.i.d. 口服。

右佐匹克隆片 3mg q.n. 口服。

治疗特点与难点——医师视角

患者为中年女性,慢性波动性病程 10 年,始终没有完全缓解期。随年龄增长,发作模式发生变化,既往发作无须治疗可自行缓解,半年来症状严重程度增加,且经过住院系统治疗仍无显著疗效。患者目前 50 岁,若出现围绝经期症状可能与抑郁症症状互相影响,增加识别和治疗难度。患者有心血管疾病和糖尿病家族史,治疗期间要关注其相关指标变化情况。

二、个体化药物治疗分析

(一)患者药物治疗过程总结

患者入院后完善相关辅助检查,给予草酸艾司西酞普兰片最大剂量 20mg/d 抗抑郁治疗、盐酸曲唑酮片最大剂量 100mg/d 助眠,患者曲唑酮浓度偏高,睡眠较差,更换为富马酸喹硫平片最大剂量 200mg/d 助眠。病情欠平稳,于是将草酸艾司西酞普兰片换为盐酸度洛西汀肠溶胶囊最大剂量 100mg/d、富马酸喹硫平片换为奥氮平片最大剂量 10mg/d 治疗。住院期间患者出现叶酸缺乏、锥体外系综合征、低钾血症等症状,分别给予叶酸片最大剂量 15mg/d、盐酸苯海索片最大剂量 4mg/d、氯化钾缓释片最大剂量 3g/d 对症处理。患者经治疗后病情好转,叶酸、血钾水平回升,锥体外系综合征较前缓解。

(二)患者药学画像

CYP2C19 慢代谢型;顽固性失眠;疼痛;慢性波动性病程。

(三)药物基因组学检测结果

患者住院期间进行了药物基因组学检测,检测结果(表 8-1 ～ 8-3)对药物选择、药物治疗期间的代谢问题有提示作用。具体可参见本案例第三部分药物治疗学分析。

> 问题 10:请根据患者的 PGx 检测结果,结合患者药物治疗方案进行简要分析。

表 8-1　PGx 检测结果

代谢酶	基因型	代谢表型
CYP1A2	*1/*1	正常
CYP2B6	*1/*1	正常
CYP2C19	*2/*2	慢
CYP2C9	*1/*1	正常
CYP2D6	*1/*10+*68	正常
CYP3A4	*1/*1	正常
CYP3A5	*3/*3	正常

表 8-2　*CYP2C19* 基因位点信息

基因名称	位点	结果	代谢表型	相关药物
CYP2C19*2/*2	rs72552267	G/G	慢	舍曲林、西酞普兰、艾司西酞普兰、阿米替林、丙米嗪、多塞平、氯米帕明
	rs28399504	A/A		
	rs12248560	C/C		
	rs3758581	G/G		
	rs4986893	G/G		
	rs4244285	A/A		
	rs12769205	G/G		

表 8-3　HLA 基因位点信息

基因名称	位点	结果	表型	相关药物
HLA-B*15:02	rs144012689	T/T	阴性	苯妥英钠、卡马西平、拉莫三嗪、奥卡西平
	rs10484555	T/T		
HLA-A*31:01	rs1061235	A/A	阳性	卡马西平
	rs3823318	C/G		
HLA-B*13:01	rs2844586	G/G	阴性	苯妥英钠
	rs707913	A/A		
HLA-A*11:01	rs2517722	C/T	阳性	左乙拉西坦
	rs2517754	G/G		

重要提示,患者使用卡马西平可能引起严重皮肤相关不良反应,请务必慎重选择!

(四)个体化药物治疗相关图表

根据本书绪论治疗药物监测部分介绍的结果解释方法,绘制了患者住院期间的血药浓度曲线、药物浓度与剂量比值曲线,分别见图 8-1 和图 8-2。对于每条曲线上突然上升或下降的点,且超过了该指标的合理范围的都应展开详细分析。具体可参见本案例第三部分药物治疗学分析。

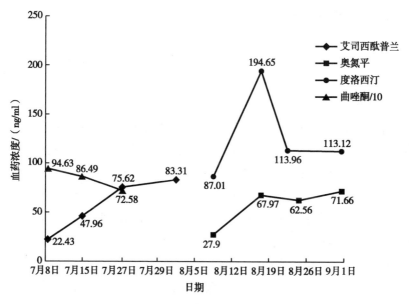

图 8-1　血药浓度变化曲线

注:艾司西酞普兰血药浓度 15 ～ 80ng/ml,实验室警戒浓度 160ng/ml;奥氮平血药浓度 20 ～ 80ng/ml,实验室警戒浓度 100ng/ml;度洛西汀血药浓度 30 ～ 120ng/ml,实验室警戒浓度 240ng/ml;曲唑酮血药浓度 700 ～ 1 000ng/ml,实验室警戒浓度 1 200ng/ml。图中曲唑酮浓度为实际浓度除以 10。

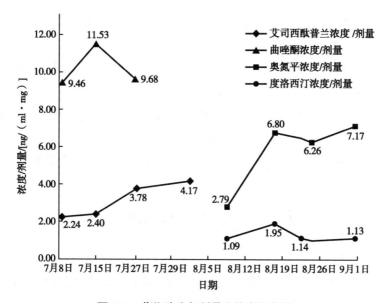

图 8-2　药物浓度与剂量比值变化曲线

注:艾司西酞普兰浓度 / 剂量 0.59～1.51ng/(ml·mg);曲唑酮浓度 / 剂量 3.35～6.29ng/(ml·mg);奥氮平浓度 / 剂量 1.19～2.50ng/(ml·mg);度洛西汀浓度 / 剂量 0.28～0.58ng/(ml·mg)。

三、药物治疗学分析

> **问题1：7月27日尿常规提示细菌高，是否需要抗感染治疗？请简要分析。**

1. 不需要抗感染治疗。

2. 依据《中国泌尿外科疾病诊断治疗指南：2014版》，泌尿系感染又称为尿路感染，是肾脏、输尿管、膀胱和尿道等泌尿系统各个部位感染的总称。尿路感染的诊断应从症状、体检和实验室检查这三个方面综合判断。该患者仅尿细菌高，无尿频、尿急、尿痛等尿路感染的症状，体检及其余实验室检查未见有临床意义的指征，故不符合尿路感染的诊断，暂不需要抗感染治疗，具体原因待查。但患者不除外其他感染可能性，应密切观察患者的症状与体征以及实验室检查指标的变化，必要时请感染科会诊。

3. 患者尿细菌高，可能与留取的尿液被污染有关。嘱患者多饮水、注意个人卫生，留取清洁的中段尿择期复查尿常规。

> **问题2：简要分析8月1日艾司西酞普兰血药浓度异常的原因。**

1. 依据AGNP《精神科治疗药物监测共识指南（2017）》，艾司西酞普兰的半衰期约为30小时，治疗参考浓度范围为15～80ng/ml，剂量相关浓度范围（DRC）因子为0.59～1.51ng/（ml·mg）。

2. 该患者自7月14日开始服用艾司西酞普兰20mg/d，8月1日血药浓度已达稳态，其剂量相关浓度范围应为11.8～30.2ng/ml。

3. 患者8月1日艾司西酞普兰血药浓度为83.31ng/ml，高于治疗参考浓度范围上限，且不在剂量相关浓度范围内。

4. 艾司西酞普兰主要经CYP2C19酶代谢，根据PGx报告结果，该患者为*CYP2C19*慢代谢型，因此艾司西酞普兰代谢减慢，血药浓度异常升高。

> **问题3：奥氮平用于治疗失眠是否合理？请简要分析。**

1. 不合理。

2. 奥氮平为第二代抗精神病药，主要用于精神分裂症、中至重度躁狂发作以及预防双相障碍复发，用于治疗失眠为超说明书用药。

3. 依据《中国失眠症诊断和治疗指南》（2017），抗精神病药不作为治疗失眠的首选药,仅适用于某些特殊情况和人群,例如精神障碍合并失眠的患者。奥氮平可拮抗 5-HT$_{2A/2C}$、5-HT$_3$、5-HT$_6$ 受体,多巴胺 D$_1$ ~ D$_5$ 受体,M$_1$ ~ M$_5$ 胆碱受体以及组胺 H$_1$ 受体,主要通过拮抗组胺 H$_1$ 受体发挥镇静作用,可用于治疗矛盾性失眠。

4. 患者目前主要以抑郁、焦虑、失眠、食欲差为主要临床表现,不存在明显的精神病性症状,因此奥氮平用于治疗失眠不合理。

5. 依据《中国失眠症诊断和治疗指南》(2017),失眠的药物治疗应在病因治疗、失眠认知行为治疗(cognitive behavioral therapy for insomnia,CBTI)和睡眠健康教育的基础上,遵循按需、间断、足剂量的个体化给药原则来制订。该患者抑郁、焦虑合并失眠,建议选择具有镇静作用的抗抑郁药助眠,如曲唑酮、米氮平、小剂量多塞平,必要时可以短期联合苯二氮䓬类药物。

问题 4:8 月 1 日艾司西酞普兰换为度洛西汀是否合理? 请简要分析。

1. 合理。

2. 依据《中国抑郁障碍防治指南》(第二版),药物治疗需要保证足够剂量、全病程治疗。一般药物治疗 2 ~ 4 周开始起效,如果足剂量药物治疗 4 ~ 6 周无效,换用同类其他药物或作用机制不同的药物可能有效。患者入院后接受艾司西酞普兰系统治疗,20mg/d 剂量治疗已 2 周,药物尚未开始起效,未达到换药的标准。但药物基因组学报告提示该患者为 *CYP2C19* 慢代谢型,可导致艾司西酞普兰代谢减慢、血药浓度升高,增加不良反应 Q-T 间期延长和尖端扭转型室性心动过速的发生风险。因此,为了平衡疗效与安全性,考虑换药是合理的。除此之外,也可在治疗药物监测指导下降低艾司西酞普兰的剂量继续接受治疗。

3. 患者目前主要以抑郁、焦虑、失眠、食欲差为主要临床表现。度洛西汀是选择性 5-HT 与 NE 再摄取抑制剂,通过抑制 5-HT、NE 再摄取而增强中枢神经系统的 5-HT、NE 水平,从而发挥抗抑郁、抗焦虑作用。度洛西汀主要经 CYP1A2 酶代谢,根据药物基因组学报告提示度洛西汀代谢酶未见异常,为二级推荐药物,且为《中国抑郁障碍防治指南》(第二版)中的 A 级推荐药物。因此,换为度洛西汀合理。

问题 5:8 月 1 日停用艾司西酞普兰是否合理? 原因是什么?

1. 不合理。

2. 根据 CYP2C19 酶对底物的代谢能力,其代谢型可分为超快代谢型、正常代谢型、中间代谢型和慢代谢型。其中,*CYP2C19* 慢代谢型的发生率在白种人和非裔美国人中为 2%～5%,在亚洲人中约为 15%。

3. 患者入院后给予艾司西酞普兰抗抑郁治疗,该药主要经 CYP2C19 酶代谢,药物基因组学报告提示该患者为 *CYP2C19* 慢代谢型,该表型可导致艾司西酞普兰代谢减慢、血药浓度升高。

4. CPIC 指南建议,对于使用艾司西酞普兰的 *CYP2C19* 慢代谢者可考虑换另用一种不主要经该酶代谢的抗抑郁药;若艾司西酞普兰为临床最佳选择,可考虑以较低的剂量起始,缓慢滴定,并将维持剂量降低为正常代谢者的50%。DPWG 指南建议,65 岁以下患者艾司西酞普兰不应超过 10mg/d,65 岁以上患者不应超过 5mg/d。

5. 结合 CPIC 和 DPWG 指南,若该患者需继续服用艾司西酞普兰,应结合治疗药物监测结果调整药物剂量。经计算,如维持剂量为 10mg/d,浓度大概在 40ng/ml,此浓度在治疗参考浓度范围内,可继续治疗。

6. 患者 8 月 1 日艾司西酞普兰浓度已超过治疗参考浓度范围上限,发生Q-T 间期延长和尖端扭转型室性心动过速的风险可能增加。艾司西酞普兰减量使用比停药更合理。

问题 6:患者 8 月 8 日催乳素水平升高,请简要分析原因。

1. 可能为服用奥氮平引起的高催乳素血症。

2. 高催乳素血症为抗精神病药的常见不良反应,抗精神病药拮抗结节漏斗部的多巴胺 D_2 受体后,催乳素的分泌抑制被破坏,从而引起高催乳素血症。催乳素水平持续升高与许多不良反应有关,包括性功能障碍、骨密度降低、月经紊乱、乳房发育和溢乳、下丘脑 - 垂体 - 性腺轴抑制以及患乳腺癌的风险可能增加。

3. 患者 8 月 1 日开始服用奥氮平,8 月 8 日催乳素水平升高,不良反应的出现与药物的使用存在合理的时间关系,且为药物已知的不良反应,故考虑可能为奥氮平所致。

问题 7:简要分析 8 月 17 日度洛西汀血药浓度异常的原因。

1. 依据 AGNP《精神科治疗药物监测共识指南（2017）》，度洛西汀的半衰期约为 12 小时，治疗参考浓度范围为 30～120ng/ml，剂量相关浓度范围（DRC）因子为 0.28～0.58ng/（ml·mg）。

2. 该患者自 8 月 11 日开始服用度洛西汀 100mg/d，8 月 17 日血药浓度已达稳态，其剂量相关浓度范围应为 28～58ng/ml。患者 8 月 17 日度洛西汀血药浓度为 194.65ng/ml，远高于治疗参考浓度范围上限，且超出剂量相关浓度范围。度洛西汀主要经 CYP1A2 酶代谢，根据 PGx 报告结果，该患者为 *CYP1A2* 正常代谢型，合并用药对度洛西汀的血药浓度无明显影响。

3. 该患者自 8 月 3 日开始一直服用奥氮平 10mg q.n.，8 月 17 日血药浓度已达稳态，其剂量相关浓度范围应为 11.9～25ng/ml。患者 8 月 17 日血药浓度为 67.97ng/ml，在治疗参考浓度范围上限，但超出剂量相关浓度范围。奥氮平主要经 CYP1A2 酶代谢，根据 PGx 报告结果，该患者的 *CYP1A2* 基因型未见异常，合并用药对奥氮平的血药浓度无明显影响。

4. 根据血药浓度变化曲线，患者的度洛西汀和奥氮平 DRC 在 8 月 3 日—8 月 17 日都明显升高，表明存在 CYP1A2 酶抑制因素，但从目前的病程来看，排除药物遗传学因素、合并使用酶抑制剂、蓄意多服药、肝肾功能异常等，尚无法排除的因素包括潜在炎症或感染、罕见 *CYP1A2* 慢代谢型等，因此建议检测 CRP、IL-6 等指标，以进一步查明原因。

> **问题 8：患者 8 月 26 日体格检查发现双手平举有细颤，请简要分析原因。**

1. 为服用奥氮平和度洛西汀引起的锥体外系综合征。

2. 锥体外系综合征为抗精神病药的常见不良反应，与阻断黑质纹状体通路的多巴胺 D_2 受体有关，可发生在治疗的任何时期，包括急性肌张力障碍、帕金森综合征、静坐不能以及迟发性运动障碍。帕金森综合征常出现在治疗的前几周，一直持续数月，是可逆性的，所有抗精神病药均易引起，一般可通过减低药物剂量及使用抗胆碱药治疗。

3. 度洛西汀增加 5-HT 能，5-HT 激动黑质纹状体多巴胺通路突触前膜上的 5-HT_{2A} 受体，抑制 DA 释放，从而引起锥体外系不良反应。

4. 患者 8 月 1 日开始服用奥氮平和度洛西汀，8 月 26 日出现双手平举细颤，不良反应的出现与药物的使用存在合理的时间关系，且为药物已知的不良反应，故考虑可能为奥氮平和度洛西汀所致。

5. 奥氮平和度洛西汀引起的锥体外系综合征可通过给予抗胆碱药苯海索 2～10mg/d 对症治疗，并对不良反应进行定期评估。依据《APA 精神分裂症患者治疗实践指南（第 3 版）》，一般在几周至几个月后可以减量或停用苯海索。

问题 9：结合患者出院带药，对患者进行出院用药教育。

1. 患者出院用药方案

抑郁障碍：盐酸度洛西汀肠溶胶囊 100mg q.d. 口服。

失眠：奥氮平片 10mg q.n. 口服。

右佐匹克隆片 3mg q.n. 口服。

锥体外系综合征：盐酸苯海索片 2mg t.i.d. 口服。

2. 对患者进行出院用药教育

（1）请遵医嘱服药，不可自行调整药物剂量或疗程，也不可自行停药。

（2）定期门诊复诊，检测血常规、肝肾功能、心电图、血药浓度等实验室指标。

（3）奥氮平可能影响血糖、血脂或增加体重，建议定期监测血糖、血脂和体重。

（4）请在临睡前或已经上床但入睡困难时服药。

（5）请您清淡饮食，适当运动，规律作息。

（6）服药期间避免吸烟、饮酒、驾驶或操作机械。

（7）服药期间如需服用其他药物，请咨询专科医师或药师，避免药物相互作用引起的不良反应。

问题 10：请根据患者的 PGx 检测结果，结合患者药物治疗方案进行简要分析。

1. 根据 PGx 报告提示，该患者的 *CYP2C19* 基因型为 *2/*2，是慢代谢型，当患者使用舍曲林、西酞普兰、艾司西酞普兰、阿米替林、丙米嗪、多塞平、氯米帕明时，可使上述药物的血药浓度升高，增加药物不良反应的发生风险。

2. 该患者入院后给予艾司西酞普兰抗抑郁治疗，艾司西酞普兰主要经 CYP2C19 酶代谢，*CYP2C19* 慢代谢型可导致艾司西酞普兰血药浓度升高，增加患者 Q-T 间期延长和尖端扭转型室性心动过速的发生风险。

3. 该患者 8 月 1 日艾司西酞普兰血药浓度为 83.31ng/ml，超过治疗参考浓度范围上限和剂量相关浓度范围上限。患者服用艾司西酞普兰 20mg/d 已

2 周,但药物尚未开始起效,未达到换药的标准,若换用其他抗抑郁药则风险较高,建议根据血药浓度监测结果调整艾司西酞普兰的剂量。

4. 依据《CYP2D6 和 CYP2C19 基因型与选择性 5- 羟色胺再摄取抑制剂剂量的临床药物遗传学实施联盟(CPIC)指南》和《CYP2C19 和 CYP2D6 与选择性 5- 羟色胺再摄取抑制剂的基因 - 药物相互作用荷兰药物遗传学工作组(DPWG)指南》,*CYP2C19* 慢代谢者可考虑使用不经 CYP2C19 酶代谢的抗抑郁药。如果临床考虑使用艾司西酞普兰,建议以低剂量起始,缓慢滴定,并将维持剂量降为正常代谢者的 50%,最大剂量不超过 10mg/d。

综上,建议患者调整艾司西酞普兰的剂量,使其血药浓度在正常范围内,维持剂量最大为 10mg/d。

四、专家点评——张玲(主任医师)

该病例是将药物基因组学(PGx)和治疗药物监测(TDM)技术相结合,成功应用于临床实践的案例。从临床评估角度,医师通常可以归纳出患者的疾病特征:围绝经期女性、抑郁、焦虑、睡眠障碍、躯体化症状均较为突出,MECT 和首个 SNRI 类药物抗抑郁疗效不佳,双相家族史阳性,因此尝试更换为 SSRI 类药物无可厚非。尽管通过临床循证和经验指导的治疗是目前临床诊治的常规方法,但也存在明显的缺陷,尤其是患者生物学内在差异通过临床现象评判和处理往往较为滞后,导致患者的疾病和医疗负担加大。药学检测技术是客观化评估手段,对于以药物治疗为主的急性期抑郁患者,早期采用该类技术可以有效提升用药准确性和治疗效率。PGx 和 TDM 结果解读需要临床医师和药师共同配合,客观指标和临床评估互为补充,有助于形成更为全面的患者药学画像,推动药物治疗的精准化及个体化。

该病例的药物治疗学分析也存在一些值得推敲之处,如奥氮平为超适应证用药,但是否仅被考虑用于治疗失眠。从病情变化特点来看,临床医师可能有采用中、低剂量的非典型抗精神病药发挥心境稳定作用的治疗需要。

五、拓展阅读——*CYP2C19* 基因简介

CYP2C19 基因位于染色体 10q23.33 上的 CYP450 基因簇中,主要在肝脏表达,少部分在小肠表达。CYP2C19 酶参与大量药物的代谢,例如抗抑郁药、苯二氮䓬类药物、质子泵抑制剂奥美拉唑和抗血小板药氯吡格雷等。

根据 CYP2C19 酶代谢底物的能力,其基因表型可分为超快代谢型

（UM）、正常代谢型（NM）、中间代谢型（IM）、慢代谢型（PM）。其中 NM 个体的 *CYP2C19*1* 等位基因为纯合子，这与 CYP2C19 酶介导的功能性代谢有关。IM 基因型由一个野生型等位基因和一个编码酶功能减少或缺失的变异等位基因（例如 *1/*2、*1/*3）组成，导致 CYP2C19 酶活性降低。PM 有两个功能缺失的等位基因（例如 *2/*2、*2/*3、*3/*3），导致 CYP2C19 酶活性显著降低或缺失。在大多数文献中，携带一个或两个 *17 功能增强等位基因（例如 *1/*17、*17/*17）的个体被归类为 UM。而 CPIC 术语标准化项目引入了快代谢型（RM）的概念，即携带一个正常等位基因和一个功能增强等位基因（*1/*17）的组合，仍将 *17/*17 归类为 UM。功能缺失等位基因和 *17 复合杂合基因型（例如 *2/*17）的表型结果目前尚不清楚，但可能介于 NM 和 IM 之间，并且可能依赖具体底物。

CYP2C19 酶参与叔胺三环类抗抑郁药丙米嗪、阿米替林、曲米帕明、氯米帕明，以及仲胺三环类抗抑郁药去甲替林的代谢。尽管多种 CYP450 酶参与这些抗抑郁药的代谢，但 *CYP2C19* 慢代谢者的血药浓度和活性代谢产物水平高于正常代谢者。三环类抗抑郁药的不良反应可能与 *CYP2C19* 等位基因功能缺失有关，而当 *CYP2D6* 基因型也存在缺陷和／或同时使用 CYP2C19/CYP2D6 酶抑制剂时更有可能发生。

西酞普兰、舍曲林、氟西汀、文拉法辛、吗氯贝胺等也是 CYP2C19 酶底物。*CYP2C19* 基因型对西酞普兰的血药浓度有影响，但 *CYP2C19* 慢代谢型对西酞普兰的临床意义存在争议。与 NM 相比，具有一个或两个 *CYP2C19* 功能缺失等位基因的患者通常具有更高的舍曲林剂量校正血药浓度，这可能对预测结果具有临床实用性。

与 NM 患者相比，已发现 UM *CYP2C19*17* 与几种抗抑郁药的较低血药浓度相关；然而，UM 基因型与抗抑郁药疗效的确切临床相关性值得进一步研究。

六、小测试

1. 抑郁症药物治疗的基本原则不包括（　　　）

A. 联合用药　　　　　B. 低剂量起始　　　　　C. 治疗共病

D. 加强宣教　　　　　E. 个体化治疗

2. 抗精神病药所致锥体外系综合征的机制可能是（　　　）

A. 拮抗多巴胺 D_2 受体　　　　　B. 激动多巴胺 D_2 受体

C. 拮抗 5-HT$_{2A}$ 受体　　　　　D. 激动 5-HT$_{2A}$ 受体

E. 拮抗 5-HT$_{1A}$ 受体

3. 以下药物对内分泌影响较小的是（　　）

A. 奥氮平　　　　　B. 利培酮　　　　　C. 阿立哌唑

D. 舒必利　　　　　E. 氨磺必利

4. 以下不会影响度洛西汀血药浓度的是（　　）

A. 长期吸烟者突然戒烟　　　B. 合用氟伏沙明

C. *CYP1A2* 超快代谢者　　　D. 朋友聚会喝了一些啤酒

E. 合用卡马西平

5. 以下不是 SSRI 类药物的常见不良反应的是（　　）

A. 焦虑　　　　　B. 失眠　　　　　C. 恶心

D. 锥体外系不良反应　　　　E. 腹泻

答案：1. A；　2. A；　3. C；　4. D；　5. D

（史晓宁　鲍　爽）

参考文献

[1] BOUSMAN C A, STEVENSON J M, RAMSEY L B, et al. Clinical Pharmacogenetics Implementation Consortium（CPIC）guideline for CYP2D6, CYP2C19, CYP2B6, SLC6A4, and HTR2A genotypes and serotonin reuptake inhibitor antidepressants[J]. Clinical pharmacology and therapeutics, 2023, 114（1）: 51-68.

[2] BROUWER J M J L, NIJENHUIS M, SOREE B, et al. Dutch Pharmacogenetics Working Group（DPWG）guideline for the gene-drug interaction between CYP2C19 and CYP2D6 and SSRIs[J]. European journal of human genetics, 2022, 30（10）: 1114-1120.

[3] 范肖冬,汪向东,于欣,等. ICD-10 精神与行为障碍分类 [M]. 北京:人民卫生出版社,1993.

[4] 那彦群,叶章群,孙颖浩,等. 中国泌尿外科疾病诊断治疗指南:2014版 [M]. 北京:人民卫生出版社,2013.

[5] 李凌江, 马辛. 中国抑郁障碍防治指南 [M]. 2 版. 北京: 中华医学电子音像出版社, 2015.

[6] 赵靖平, 施慎逊. 中国精神分裂症防治指南 [M]. 2 版. 北京: 中华医学电子音像出版社, 2015.

[7] STAHL S M. Stahl 精神药理学精要: 神经科学基础与临床应用 [M]. 3 版. 司天梅, 黄继忠, 于欣, 译. 北京: 北京大学医学出版社, 2011.

[8] 中国睡眠研究会. 中国失眠症诊断和治疗指南 [J]. 中华医学杂志, 2017, 97 (24): 1844-1856.

[9] 中国神经科学学会精神病学基础与临床分会精神分裂症临床研究联盟. 抗精神病药所致高泌乳素血症干预对策的专家共识 [J]. 中华精神科杂志, 2021, 54 (3): 163-169.

[10] SCOTT S A, SANGKUHL K, SHULDINER A R, et al. PharmGKB summary: very important pharmacogene information for cytochrome P450, family 2, subfamily C, polypeptide 19[J]. Pharmacogenetics and genomics, 2012, 22 (2): 159-165.

[11] KEEPERS G F L, ANZIA J M, BENJAMIN S, et al. The American Psychiatric Association practice guideline for the treatment of patients with schizophrenia[M]. 3rd ed. Washington, DC: American Psychiatric Association, 2021.

多种镇静催眠药联合使用的老年抑郁患者,经抗抑郁药足剂量治疗和镇静催眠药重整,症状缓解

一、药学查房案例概况

病历摘要:患者,女,69 岁。身高 162cm,体重 79kg。入院时间:2023 年 2 月 20 日。

主诉:间断情绪低落、夜眠差 20 余年,复犯 1 个月。

现病史:2000 年患者因家事与女儿起争执后渐出现夜眠差,入睡困难,多梦,曾就诊于外院,诊断为"抑郁症",予以氟西汀、艾司唑仑等治疗,具体不详。患者服药 1 个月后自觉症状好转,后自行停药,生活如常。

2019 年患者因与女儿争吵后再次出现夜眠差,入睡困难,反应迟钝,大脑一片空白,自己没有想法。情绪低落,总高兴不起来。情绪不稳定,遇到小事总想哭,烦躁,想伤人,有时想砍人,存在伤害女儿的想法。承认有轻生想法,但均无行为。先后多次外院就诊,诊断同前,换用度洛西汀,加用奥氮平等治疗,具体不详。后症状较前有缓解,睡眠较前改善。患者先后服用过奥氮平、氯硝西泮、唑吡坦、佐匹克隆等药物治疗,上述症状时好时坏。患者于 2022 年 2 月 17 日在我院门诊治疗,诊断同前,继续予以度洛西汀、氯硝西泮等治疗,其间睡眠能改善。

近 1 个月患者因再次与女儿起矛盾,上述症状加重,睡眠差,整夜睡不着,自诉毫无睡意,经常半夜一两点出去乱走,白天体力差、乏力,但不觉困倦,自觉反应慢。目前服用度洛西汀 60mg/d、氯硝西泮 2mg/d、唑吡坦 10mg/d,为求进一步诊治,今在家属陪同下来我院就诊,门诊以"抑郁状态"首次非自愿收入院。

近 2 周患者饮食可,夜眠差,小便正常,便秘,无咳嗽、咳痰、腹泻等表现。

既往史:高血压 30 余年,血压最高 220/150mmHg,服用硝苯地平控释片、替米沙坦片治疗,目前血压控制不详。冠心病 30 余年,目前服用脉管康复胶

囊治疗。

个人史：无特殊。

家族史：阴性。

入院查体：T 36.3℃，P 92次/min，R 20次/min，BP 150/80mmHg。查体未见明显异常。

精神检查：患者意识清晰，定向力完整，主、被动接触合作，问答切题，语速适中，语量较少。患者表情愁苦，可引出情绪低落，紧张焦虑，坐立不安，心烦意乱。夜眠差，有时整夜睡不着，称自己毫无睡意，白天自觉乏力，但不觉困倦。兴趣减退，对什么都不感兴趣。否认轻生观念和行为。未引出幻觉妄想等精神病性症状，否认兴奋、话多、冲动等表现。饮食可，情感反应协调，存在部分自知力。

辅助检查：

血常规：白细胞计数 8.6×10^9/L，中性粒细胞计数 5.51×10^9/L，嗜酸性粒细胞计数 0.07×10^9/L，嗜碱性粒细胞计数 0.03×10^9/L，中性粒细胞百分比 64.2%，红细胞计数 4.17×10^{12}/L，血红蛋白 126g/L，血小板计数 269×10^9/L。

急诊生化十项：谷草转氨酶 18.4U/L，乳酸脱氢酶 242.4U/L，肌酸激酶 134U/L，尿素 6.37mmol/L，钾 4.41mmol/L，钠 138.6mmol/L，氯 103.9mmol/L，葡萄糖 7.20mmol/L↑。

急诊心功能四项：未见异常。

尿常规：未见异常。

心电图：窦性心律，偶发室上性期前收缩。

入院诊断：抑郁状态；高血压3级（极高危）；冠状动脉粥样硬化性心脏病；便秘。

> 问题1：患者出现便秘的原因是什么？处置原则是什么？

住院期间主要治疗药物

用药起止时间	药品名称	用法用量
2023年2月20日—2023年3月3日	硝苯地平控释片	30mg q.d. 口服
2023年2月20日—2023年3月3日	奥氮平片	5mg q.d. 口服
2023年2月20日—2023年3月3日	酒石酸唑吡坦片	10mg q.n. 口服
2023年2月20日—2023年2月21日	盐酸度洛西汀肠溶胶囊	60mg q.d. 口服

续表

用药起止时间	药品名称	用法用量
2023 年 2 月 22 日—2023 年 3 月 3 日		80mg q.d. 口服
2023 年 2 月 20 日—2023 年 2 月 21 日	氯硝西泮片	2mg q.n. 口服
2023 年 2 月 22 日—2023 年 2 月 26 日		1mg q.n. 口服
2023 年 2 月 27 日—2023 年 3 月 3 日		0.5mg q.n. 口服
2023 年 2 月 20 日	盐酸曲唑酮片	25mg q.d. 口服
2023 年 2 月 21 日		50mg q.d. 口服
2023 年 2 月 22 日		75mg q.d. 口服
2023 年 2 月 23 日—2023 年 2 月 26 日		100mg q.d. 口服
2023 年 2 月 27 日—2023 年 2 月 28 日		150mg q.d. 口服
2023 年 3 月 1 日—2023 年 3 月 3 日		200mg q.d. 口服
2023 年 2 月 23 日—2023 年 2 月 28 日	佐匹克隆片	7.5mg q.n. 口服
2023 年 2 月 27 日—2023 年 2 月 28 日	0.9% 氯化钠注射液	250ml q.d. 静脉滴注
2023 年 2 月 27 日	呋塞米注射液	20mg st. 静脉注射
2023 年 2 月 27 日	开塞露（含甘油）	20ml st. 肛内
2023 年 3 月 1 日—2023 年 3 月 3 日	奥沙西泮片	15mg q.n. 口服

诊治过程：

2023 年 2 月 20 日（入院当天）

初始治疗方案：

盐酸度洛西汀肠溶胶囊 60mg q.d. 口服。

氯硝西泮片 2mg q.n. 口服。

盐酸曲唑酮片 25mg q.d. 口服。

> 问题 2：请对患者入院时度洛西汀与曲唑酮联合使用的合理性进行分析。

> 问题 3：国内外指南对曲唑酮用于睡眠障碍的推荐意见有何异同？

奥氮平片 5mg q.d. 口服。

酒石酸唑吡坦片 10mg q.n. 口服。

硝苯地平控释片 30mg q.d. 口服。

2023 年 2 月 21 日（入院后第 2 天）

一般情况：饮食可，二便正常，余未见明显异常。

精神检查：患者表情愁苦，承认病史表现，自感绝望，悲观，觉得好不了了。可引出抑郁心境，具有晨重暮轻的特点，以及兴趣丧失、精力减退等核心症状。紧张焦虑，烦躁。患者称自己因与女儿有矛盾后出现夜眠差，入睡困难，但白天不觉困倦。

辅助检查：

血生化：钠 142.7mmol/L，其余无异常。

医嘱调整：

加量：盐酸曲唑酮片至 50mg q.d. 口服。

2023 年 2 月 22 日（入院后第 3 天）

一般情况：饮食可，二便正常。

精神检查：患者情绪低落，表情愁苦，显烦躁。患者诉昨日睡眠较前改善，能睡 4 ～ 5 小时，由于睡眠好了，情绪也有所改善。

辅助检查：

血药浓度：奥氮平 19.90ng/ml↓；度洛西汀 62.20ng/ml。

确定诊断：复发性抑郁障碍，目前为不伴有躯体化症状的中度发作。

医嘱调整：

减量：氯硝西泮片至 1mg q.n. 口服。

加量：盐酸曲唑酮片至 75mg q.d. 口服。

盐酸度洛西汀肠溶胶囊至 80mg q.d. 口服。

2023 年 2 月 23 日（入院后第 4 天）

一般情况：饮食可，二便正常。

精神检查：情绪较前改善，焦虑较前减轻，面部有笑容，自诉现在能睡好觉了，就什么都好了，但仍诉头脑发懵等躯体不适，要求完善头部磁共振等检查。

医嘱调整：

加量：盐酸曲唑酮片至 100mg q.d. 口服。

加用:佐匹克隆片 7.5mg q.n. 口服。

> **问题 4**:结合患者 2 月 23 日给药方案,分析当前给药方案中具有镇静作用的药物有哪些,联合使用是否合理。

2023 年 2 月 27 日(入院后第 8 天)

一般情况:患者诉近 3 天无大便,其余未见明显异常,血压 130/80mmHg,心率 65 次 /min。

精神检查:情绪较前改善,但仍显焦虑,担心睡眠问题,诉昨夜睡眠差,入院后睡眠时好时坏,睡眠问题会影响自己的情绪。活动较少。

辅助检查:

MRI:脑白质缺血性病变(Fazekas 1 级),脑沟略增宽。

血生化:钠 127.7mmol/L↓,其余无异常。

补充诊断:低钠血症。

> **问题 5**:患者 2 月 27 日出现低钠血症可能的原因有哪些? 处置是否得当?

医嘱调整:

加用:0.9% 氯化钠注射液 250ml q.d. 静脉滴注。

开塞露(含甘油)20ml st. 肛内。

呋塞米注射液 20mg st. 静脉注射。

减量:氯硝西泮片至 0.5mg q.n. 口服。

> **问题 6**:患者住院过程中氯硝西泮为何多次减量? 减量方案是否合理?

加量:盐酸曲唑酮片至 150mg q.d. 口服。

2023 年 3 月 1 日(入院后第 10 天)

一般情况:饮食可,二便正常。

精神检查:患者仍情绪低落,显焦虑,关注睡眠问题,称近日睡眠差,难以忍受。活动少,独处。

辅助检查:

血常规:未见异常。

血生化：钠 135.7mmol/L，其余无异常。

医嘱调整：

加量：盐酸曲唑酮片至 200mg q.d. 口服。

加用：奥沙西泮片 15mg q.n. 口服。

停用：佐匹克隆片、0.9% 氯化钠注射液。

2023 年 3 月 3 日（入院后第 12 天）

一般情况：饮食可，二便正常。

精神检查：情绪未见明显改善，显焦虑，仍关注睡眠问题，称入睡困难，觉得住院不能帮助解决睡眠问题，要求出院，要求加回氯硝西泮治疗，称自己愿意接受其副作用大。

辅助检查：

度洛西汀血药浓度：113.30ng/ml。

> **问题 7：**结合患者的 PGx 结果，对患者的两次度洛西汀血药浓度进行分析。

奥氮平血药浓度：18.90ng/ml↓。

> **问题 8：**结合患者的 PGx 结果，分析两次奥氮平血药浓度低的原因。

血生化：未见异常。

出院诊断：复发性抑郁障碍，目前为不伴有躯体化症状的重度发作；高血压 3 级（极高危）；冠状动脉粥样硬化性心脏病；便秘；低钠血症。

出院带药：

> **问题 9：**结合患者出院用药方案，对患者进行用药教育。

盐酸度洛西汀肠溶胶囊 80mg q.d. 口服。

盐酸曲唑酮片 200mg q.d. 口服。

奥氮平片 5mg q.d. 口服。

酒石酸唑吡坦片 10mg q.d. 口服。

氯硝西泮片 0.5mg q.d. 口服。

奥沙西泮片 15mg q.d. 口服。

硝苯地平控释片 30mg q.d. 口服。

治疗特点与难点——医师视角

患者为老年女性,间断性病程 20 余年。既往存在两次抑郁发作,症状典型,情绪低落、兴趣减退、精力和体力缺乏、悲观消极,此次是第 3 次发作,两次发作间期逐渐缩短。病史中失眠症状突出,曾服用多种催眠药,但疗效欠佳。每次起病存在一定的诱因,有一定的社会心理因素。既往服药不规律,曾服用 SSRI 类的氟西汀、SNRI 类的度洛西汀,药物剂量未达足剂量。此次在服用度洛西汀 60mg、氯硝西泮 2mg 的情况下再次病情波动,症状与既往大致相同。

患者曾服用 SSRI 类(氟西汀)、SNRI 类(度洛西汀)抗抑郁药均疗效欠佳,服药不规律,药物剂量未达足剂量,因此是调整药物剂量使抗抑郁药达足剂量、足疗程,还是更换抗抑郁药的种类是难点之一。患者既往服用多种催眠药如苯二氮䓬类催眠药(艾司唑仑、氯硝西泮)、非苯二氮䓬类催眠药(佐匹克隆、唑吡坦等)、小剂量抗精神病药奥氮平,均疗效欠佳。考虑到氯硝西泮的半衰期长、有肌肉松弛作用、容易产生耐受性等问题,在老年人群中安全系数较低,因此选用对老年人群疗效肯定、副作用小的催眠药是最大的难点。

二、个体化药物治疗分析

(一)患者药物治疗过程总结

患者因复发性抑郁障碍入院,主要临床表现为睡眠差、整夜睡不着、白天乏力。入院后延续院外治疗方案继续给予度洛西汀 60mg/d、氯硝西泮 2mg/d、唑吡坦 10mg/d,后将度洛西汀加量至 80mg/d,同时加用盐酸曲唑酮片并逐渐加量至 200mg/d,用于缓解情绪低落和改善睡眠,加用奥氮平片 5mg/d 作为抗抑郁的增效治疗。在度洛西汀和曲唑酮加量的同时,将氯硝西泮逐渐减量至 0.5mg q.d.,减量过程中予以佐匹克隆片控制氯硝西泮的停药反应和失眠情况,后加用奥沙西泮片改善失眠。入院后第 8 天患者出现低钠血症,予以 0.9% 氯化钠注射液和呋塞米注射液对症处理,血钠恢复正常后停药。患者出现便秘情况,予以开塞露对症治疗。经上述治疗后患者睡眠情况改善,但仍觉入睡困难。

(二)患者药学画像

老年抑郁;顽固性失眠;低钠血症;多种镇静药物联用。

(三)个体化药物治疗相关图表

根据本书绪论治疗药物监测部分介绍的结果解释方法,绘制了患者住院期间的血药浓度曲线和药物浓度与剂量比值曲线，分别见图 9-1 和图 9-2 及表 9-1 和表 9-2。对于每条曲线上突然上升或下降的点，且超过了该指标的合理范围的都应展开详细分析。具体可参见本案例第三部分药物治疗学分析。

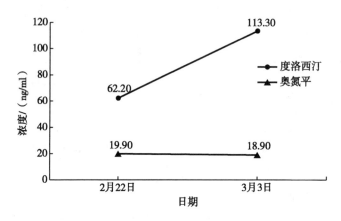

图 9-1　度洛西汀和奥氮平血药浓度变化曲线

表 9-1　度洛西汀和奥氮平治疗参考浓度范围及实验室警戒浓度

药物名称	治疗参考浓度范围 /（ng/ml）	实验室警戒浓度 /（ng/ml）
奥氮平	20 ～ 80	100
度洛西汀	30 ～ 120	240

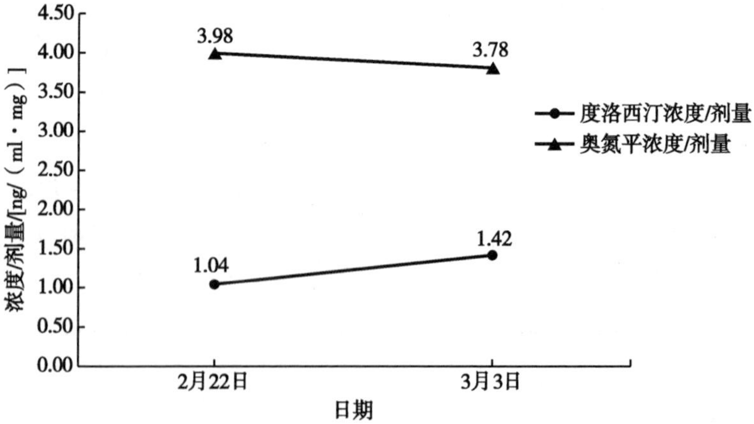

图 9-2　度洛西汀和奥氮平浓度与剂量比值变化曲线

表 9-2　度洛西汀和奥氮平浓度 / 剂量因子（DRC 因子）参考值

药品名称	DRC 因子均值	DRC 因子下限	DRC 因子上限
奥氮平浓度 / 剂量	1.85	1.19	2.50
度洛西汀浓度 / 剂量	0.43	0.28	0.58

（四）药物基因组学检测结果

见表 9-3 和表 9-4。

表 9-3　药物代谢酶基因型及代谢表型

代谢酶	基因型	代谢表型
CYP1A2	*1L/*1F	正常
CYP2B6	*1/*4	快
CYP2C19	*1/*2	中间
CYP2C9	*1/*3	中间
CYP2D6	*1/*1	正常
CYP3A4	*1/*1	正常
CYP3A5	*3/*3	慢

表 9-4　严重皮肤不良反应基因检测结果

基因名称	位点	结果	表型	相关药物
HLA-B*15:02	rs144012689 rs10484555	A/A C/C	阳性	苯妥英钠、卡马西平、拉莫三嗪、奥卡西平
HLA-A*31:01	rs1061235 rs3823318	A/T G/G	阳性	卡马西平
HLA-B*13:01	rs2844586 rs707913	G/G A/G	阳性	苯妥英钠
HLA-A*11:01	rs2517722 rs2517754	C/T A/G	阳性	左乙拉西坦

　　重要提示，患者使用拉莫三嗪、苯妥英钠、卡马西平、奥卡西平可能会引起严重皮肤相关不良反应，请务必慎重选择！

> 问题 10：结合表 9-4 的重要提示项，患者后续的药物选择中应注意什么？

三、药物治疗学分析

> **问题1：患者出现便秘的原因是什么？处置原则是什么？**

1. 患者入院前就有便秘。依据《老年人慢性便秘的评估与处理专家共识》，液体摄入量低、饮食情况差、活动量减少及精神心理因素均是导致老年人慢性便秘的危险因素。该患者饮食、饮水可，未提及活动量减少，但有焦虑、抑郁情绪体验，会诱发或加重便秘。

2. 结合患者当前用药情况，奥氮平、唑吡坦、度洛西汀的药品说明书中均提到可能引起便秘，患者长期服用药物治疗，也不能排除药物因素导致的便秘。

3. 处置原则包括①生活方式调整：每日摄入足够的膳食纤维和水分；合理运动；养成良好的排便习惯。②精简用药：建议缓慢减停氯硝西泮片，患者病情稳定后可尝试减停奥氮平片或盐酸曲唑酮片，观察便秘情况有无好转。③药物对症治疗：可选择容积性泻药、渗透性泻药、刺激性泻药、润滑性泻药、胃肠促动药等治疗。推荐等级较高的药物有乳果糖、聚乙二醇、普芦卡必利等。该患者使用的开塞露（含甘油）属于润滑性泻药，可使粪便易于排出，适合老年人及伴有高血压、心功能不全等排便费力的患者。

> **问题2：请对患者入院时度洛西汀与曲唑酮联合使用的合理性进行分析。**

1. **两种抗抑郁药联合使用分析**　依据《精神障碍诊疗规范（2020年版）》，抗抑郁药应尽可能单一使用。当换药无效时，可以考虑联合用药。联合用药可选择2种作用机制不同的抗抑郁药。根据患者病史，既往使用氟西汀治疗无效后换用度洛西汀，度洛西汀加至抑郁障碍最大剂量后加用另一种抗抑郁药曲唑酮，联合用药适宜。

2. **度洛西汀选药分析**　患者为69岁老年女性，合并高血压，精神检查中有明显焦虑情绪，依据《老年期抑郁障碍诊疗专家共识》，推荐使用SNRI类药物，度洛西汀选药合理。

3. **曲唑酮选药分析**　患者的主要症状有失眠，表现为入睡困难，属于抑郁障碍的伴发症状之一。依据《中国成人失眠诊断与治疗指南（2017版）》，部分具有镇静作用的抗抑郁药在失眠伴随抑郁、焦虑心境时应用较为有效，小剂量曲唑酮（25 ～ 150mg/d）具有镇静催眠效果，可改善入睡困难、增强睡眠连续性，可用于治疗失眠和催眠药停药后的失眠反弹，曲唑酮选药合理，入院时用药剂量合理。

综上，患者联合使用度洛西汀与曲唑酮合理。

> **问题 3：国内外指南对曲唑酮用于睡眠障碍的推荐意见有何异同？**

1.《中国成人失眠诊断与治疗指南（2017 版）》 失眠患者可使用具有镇静催眠作用的抗抑郁药（如多塞平、曲唑酮、米氮平或帕罗西汀等），尤其适用于伴随焦虑和抑郁症状的失眠患者（Ⅱ级推荐）。

2.《中国成人失眠伴抑郁焦虑诊治专家共识》 失眠伴抑郁患者首选 SSRI/SNRI/ 小剂量米氮平联用 SSRI/SNRI，必要时辅以镇静催眠药。镇静催眠药首选非苯二氮䓬类药物或具有镇静作用的抗抑郁药如曲唑酮、米氮平等。失眠伴焦虑的药物治疗应根据具体病情选药，以失眠为主者选用苯二氮䓬类药物，以焦虑症状突出者选用具有镇静作用的抗焦虑药 / 抗抑郁药。

3.《曲唑酮治疗失眠及其相关抑郁、焦虑的专家共识》 曲唑酮可用于治疗原发性失眠、焦虑相关性失眠、抑郁相关性失眠、药物和物质依赖及戒断反应引起的失眠。

4.《欧洲睡眠研究会：失眠症的诊断与治疗指南 2017》 有镇静作用的抗抑郁药在短期治疗失眠方面是有效的，但用药前需评估禁忌证（中等证据等级）。由于缺乏证据和可能的副作用，通常不推荐使用有镇静作用的抗抑郁药长期治疗失眠（强烈推荐，低证据等级）。

5.《韩国临床实践指南：成人失眠症的诊断和治疗 2020》 曲唑酮作为成人睡眠维持障碍的治疗方法（弱推荐，低证据等级）。

6.《英国精神药理学协会共识声明：失眠、异态睡眠以及昼夜节律性睡眠障碍的治疗 2019》 关于曲米帕明、曲唑酮和帕罗西汀治疗失眠的疗效证据有限（Ⅰ级推荐，B 级证据）。

7.《美国医师协会临床实践指南：成人慢性失眠障碍的管理 2016》 苯二氮䓬类药物、褪黑素或曲唑酮对一般人群或患有慢性失眠症的老年人的有效性证据不足。补充和替代治疗的有效性证据也不足。

8.《2017 美国睡眠医学学会临床实践指南：成人慢性失眠药物治疗》 建议不要使用曲唑酮作为成人入睡困难或睡眠维持困难的治疗（与不治疗相比）

（弱推荐，中等证据）。

以上是国内外指南对于曲唑酮用于睡眠指南的推荐意见，可以看出虽然各个指南的推荐意见有所区别，但证据等级均不高，总体来说不推荐曲唑酮用于原发性失眠，也不建议该药长期使用，相比之下曲唑酮更适用于伴发焦虑抑郁障碍的失眠患者。该患者的原发病是抑郁障碍，失眠是抑郁障碍的临床表现之一，同时有明显焦虑情绪，使用曲唑酮合理，但不建议长期使用，待患者病情稳定后可尝试逐步减停。

> **问题4：结合患者2月23日给药方案，分析当前给药方案中具有镇静作用的药物有哪些，联合使用是否合理。**

1. 患者2月23日用药方案：硝苯地平控释片30mg q.d.；奥氮平片5mg q.d.；酒石酸唑吡坦片10mg q.n.；盐酸度洛西汀肠溶胶囊80mg q.d.；盐酸曲唑酮片100mg q.d.；氯硝西泮片1mg q.n.；佐匹克隆片7.5mg q.n.。

2. 患者给药方案中的奥氮平、唑吡坦、曲唑酮、氯硝西泮及佐匹克隆均有镇静作用，其中非苯二氮䓬类镇静催眠药两种（唑吡坦、佐匹克隆）、苯二氮䓬类长效镇静催眠药一种（氯硝西泮）、具有镇静作用的抗抑郁药一种、具有镇静作用的抗精神病药一种。

3. 患者目前为复发性抑郁障碍，不伴有躯体化症状及精神病性症状，主要临床表现有焦虑及抑郁情绪，以及入睡困难、睡眠时间减少等睡眠障碍表现。依据《中国成人失眠诊断与治疗指南（2017版）》，对于共病抑郁的失眠患者应当采用组合治疗，包括抗抑郁药（单药或组合）加镇静催眠药及采用CBT的同时应用具有镇静作用的抗抑郁药。该患者已使用度洛西汀＋曲唑酮组合治疗，奥氮平作为抗抑郁的增效治疗，根据指南意见最多再使用一种非苯二氮䓬类镇静催眠药如唑吡坦或佐匹克隆。该患者院外使用长半衰期苯二氮䓬类药物氯硝西泮，入院后将氯硝西泮逐渐减量，减量期间可继续使用一种非苯二氮䓬类镇静催眠药以维持睡眠，实际患者重复使用两种非苯二氮䓬类镇静催眠药，属于重复用药。

综上，患者当前给药方案中镇静作用药物的联合使用不合理。

> **问题5：患者2月27日出现低钠血症可能的原因有哪些？处置是否得当？**

1. 患者入院时血钠正常，2月27日降低至127.7mmol/L，无低钠血症的临床表现(注意力不集中、易怒、性格改变、抑郁、恶心、呕吐、呼吸困难、头痛、意识障碍等)。依据《老年患者低钠血症的诊治中国专家建议》,根据血钠水平分类,血钠 130 ~ 135mmol/L 为轻度低钠血症,125 ~ 129mmol/L 为中度低钠血症,< 125mmol/L 为重度低钠血症。根据有无临床症状分类,任何程度的血钠降低伴轻度低钠血症症状定义为轻度症状低钠血症,症状包括注意力不集中、易怒、性格改变、抑郁等;任何程度的血钠降低伴中度低钠血症症状定义为中度症状低钠血症,症状包括恶心不伴呕吐、意识模糊、头痛;任何程度的血钠降低伴重度低钠血症症状定义为严重症状低钠血症,症状包括呕吐、心脏呼吸窘迫、异常和深度嗜睡、癫痫、昏迷。患者为中度低钠血症和轻度症状低钠血症,根据病程描述患者饮食、饮水情况正常,不伴有基础疾病恶化,一般情况良好,血压、心率、心电图均无异常,考虑与药物相关。

2. 患者当前药物治疗方案包括硝苯地平控释片、奥氮平片、酒石酸唑吡坦片、盐酸度洛西汀肠溶胶囊、氯硝西泮片、盐酸曲唑酮片、佐匹克隆片,经查询药品说明书,均未提及低钠血症相关不良反应。依据《2021 AMP 专家共识:精神药物引起的 SIADH 相关性低钠血症的管理》,抗抑郁药可能引起低钠血症,其中 SSRI 和 SNRI 类药物引起低钠血症的风险最高。此外抗精神病药、苯二氮䓬类药物也都有相关病例报道,但发生率低于抗抑郁药。患者入院后延续院外用药方案,2 月 22 日将度洛西汀加量至 80mg/d,2 月 27 日出现血钠降低,因此考虑低钠血症的发生与度洛西汀有关,不良反应关联性评价结果为可能,此外也不排除与患者同时服用多种可能引起低钠血症的药物相关。

3. 低钠血症的治疗应根据病因、低钠血症的严重程度和发病快慢等采取不同的处理方法。对于无症状慢性低钠血症,不推荐以单纯升高血钠浓度为目标的治疗。应去除诱因,停用非必需的液体、药物和其他能够导致低钠血症的因素,并根据病因治疗。该患者无其他输液治疗,未停用或减量度洛西汀及其他可疑药物,治疗方案不适宜。

4. 在治疗措施选择上,依据《内科学》(第 3 版),对于无症状轻度低钠血症、慢性低钠血症、严重急性低钠血症经急性期处理血钠升高至 120 ~ 125mmol/L,症状明显缓解后,主要治疗措施是限制水或低钠溶液补充,同时增加饮食或输液中的 Na^+。一般情况下,每日限制水摄入在 1L 以下,可同时给予生理盐水和祥利尿药。依据《老年患者低钠血症的诊治中国专家建议》,老年急性低容量性低钠血症伴有临床症状,或无法确认等容还是低容的老年低钠血症患者常用 0.9% 氯化钠注射液治疗,使用方法为每次 100ml,2 ~ 3 次 /d,连续使用不应超过 5 天。该患者使用 0.9% 氯化钠注射液 250ml q.d. 静脉滴注连续给药 2 天，血钠恢复正常后停药；呋塞米注射液 20mg 临时静脉注射 1 次，给药适宜。

综上，患者对症处置基本合理，但未对病因及可疑药物进行减停处理。此外，还应对患者进行限液、饮食指导等相关教育。

问题 6：患者住院过程中氯硝西泮为何多次减量？减量方案是否合理？

1.《老年人失眠的药物管理建议 2018》中不推荐苯二氮䓬类药物用于失眠的常规治疗。《2018 IPS 临床实践指南：老年人睡眠障碍的管理》中提到，由于跌倒和骨折风险升高、对认知功能的影响以及药物依赖性等因素，老年人应谨慎使用苯二氮䓬类药物。《中国成人失眠诊断与治疗指南（2017 版）》中仅推荐短 - 中效苯二氮䓬类药物用于治疗失眠。氯硝西泮是长效苯二氮䓬类药物，宿醉作用明显，易造成成瘾性和依赖性，不推荐用于失眠的常规治疗。《中国老年人潜在不适当用药判断标准（2017 年版）》中将氯硝西泮纳入了高风险药物，老年人应避免使用。2019 版 Beers 标准中也提出老年人应避免使用苯二氮䓬类药物，包括短 - 中效药物和长效药物（强烈推荐，中等证据）。

2. 患者院外开始使用氯硝西泮，已使用 1 年余，目前剂量为 2mg/d，入院后考虑为逐渐减量合理。依据《2018 CFPC 循证临床实践指南：苯二氮䓬受体激动剂处方精简》，苯二氮䓬类药物应在与患者商议后缓慢减量，如每 2 周减少起始剂量的 25%，在减量后期可以根据情况将减量速度再次放缓，每次减量 12.5%。患者入院后氯硝西泮减量 2 次，每周减量 50%，减量速度过快可能会增加患者出现停药反应（如失眠、焦虑、易怒、出汗、消化道症状等）的风险，但病历中未提及相关症状表现。

3. 对老年且长期使用氯硝西泮的患者，在高剂量时有必要按照《中国成人失眠诊断与治疗指南（2017 版）》建议缓慢减量。但是剂量越低越难完全减停，特别是最后的尾部剂量，患者也不配合完全减停，此外为避免难耐受的停药反应，很多老年患者不得不长期使用氯硝西泮。因此，对于成年和老年患者，规范使用镇静催眠药格外重要，以避免慢性疾病长期用药产生的远期风险。

综上，患者的氯硝西泮减量速度比《中国成人失眠诊断与治疗指南（2017 版）》推荐的速度快，但未出现停药反应。

问题 7：结合患者的 PGx 结果，对患者的两次度洛西汀血药浓度进行分析。

1. 患者院外的度洛西汀给药剂量为 60mg/d,2 月 22 日增加至 80mg/d,入院后第 2 天药物已达稳态,测得血药浓度为 62.20ng/ml;3 月 3 日也已达稳态,测得血药浓度为 113.30ng/ml。依据《神经精神药理学治疗药物监测共识指南:2017 版》,度洛西汀的治疗参考浓度范围为 30 ~ 120ng/ml、DRC 因子为 0.28 ~ 0.58,经计算可得,度洛西汀日剂量 60mg 的剂量相关浓度范围为 16.8 ~ 34.8ng/ml、日剂量 80mg 的剂量相关浓度范围为 22.4 ~ 46.4ng/ml。因此患者的两次血药浓度均在治疗参考浓度范围内,但高于剂量相关浓度范围。

2. 度洛西汀的主要代谢酶是 CYP1A2,结合患者药物基因检测报告,*CYP1A2* 为正常代谢型。患者无吸烟史,其他合并用药中也没有影响度洛西汀代谢的药物。但患者年龄较大,代谢酶活性降低,可能是导致度洛西汀代谢减慢的原因。

综上,患者的度洛西汀血药浓度虽在治疗参考浓度范围内,但代谢酶受到抑制,可能与患者年龄较高,代谢酶活性降低有关。建议患者维持目前剂量并定期(每 2 周)监测血药浓度,根据血药浓度监测结果调整用药剂量。

问题 8:结合患者的 PGx 结果,分析两次奥氮平血药浓度低的原因。

1. 患者入院后的奥氮平用药剂量为 5mg/d,2 月 22 日和 3 月 3 日两次血药浓度分别为 19.90ng/ml 和 18.90ng/ml。依据《神经精神药理学治疗药物监测共识指南:2017 版》,奥氮平的治疗参考浓度范围为 20 ~ 80ng/ml、DRC 因子为 1.19 ~ 2.50,经计算可得,奥氮平日剂量 5mg 的剂量相关浓度范围为 5.95 ~ 12.5ng/ml。该患者的奥氮平血药浓度虽低于治疗参考浓度范围,但高于剂量相关浓度范围。

2. 奥氮平的主要代谢酶是 CYP1A2,患者药物基因检测报告显示 *CYP1A2* 为正常代谢型。患者无吸烟史,也无其他影响 CYP1A2 酶代谢的合并用药。但患者年龄较大,可能是导致代谢减慢的原因。

综上,患者的奥氮平血药浓度低于治疗参考浓度范围主要由于给药剂量较低,但由于患者使用奥氮平的目的是抗抑郁的增效治疗,而指南中的治疗参考浓度范围是针对精神分裂症制定的,因此无须要求血药浓度达到 20 ~ 80ng/ml,根据患者实际临床疗效调整剂量即可。

问题 9:结合患者出院用药方案,对患者进行用药教育。

1. 患者出院用药方案

盐酸度洛西汀肠溶胶囊 80mg q.d. 口服（抗抑郁）。

盐酸曲唑酮片 200mg q.d. 口服（抗抑郁）。

奥氮平片 5mg q.d. 口服（抗抑郁增效）。

酒石酸唑吡坦片 10mg q.d. 口服（镇静催眠）。

氯硝西泮片 0.5mg q.d. 口服（镇静催眠）。

奥沙西泮片 15mg q.d. 口服（镇静催眠）。

硝苯地平控释片 30mg q.d. 口服（抗高血压）。

2. 度洛西汀可在早晨服药，曲唑酮、奥氮平、唑吡坦、氯硝西泮、奥沙西泮可在睡前服药，硝苯地平控释片可在一天任意时间服用，但需注意每种药品尽量在每日同一时间服用。

3. 请遵医嘱服药，不可擅自减量或自行停药。度洛西汀肠溶胶囊和硝苯地平控释片需整片吞服，不可掰开、嚼碎服用。

4. 至少每月复诊 1 次，对镇静催眠药的使用进行评估，氯硝西泮片不可长期使用，出院后请门诊复诊，调整镇静催眠药的用量。每月 1 次血常规、血生化、血药浓度检测，监测肝肾功能、电解质水平及药物代谢情况。

5. 用药期间避免饮用含乙醇饮料，避免食用葡萄柚（西柚）及其制品。如出现口干可通过多喝水及含冰块等来缓解，必要时联系医师复诊。坐躺后缓慢起身，严防跌倒或晕倒。

> **问题 10：结合表 9-4 的重要提示项，患者后续的药物选择中应注意什么？**

1. 患者的 PGx 报告中提示"患者使用拉莫三嗪、苯妥英钠、卡马西平、奥卡西平可能会引起严重皮肤相关不良反应，请务必慎重选择！"

2. 由于拉莫三嗪可能引起严重皮疹，需特别引起注意，而基因多态性会对患者严重皮疹的发生率产生影响。依据广东省药学会《拉莫三嗪个体化给药临床药师指引》，*HLA-B*1502* 等位基因可能与拉莫三嗪引发的 Stevens-Johnson 综合征（SJS）和中毒性表皮坏死松解症（TEN）相关，*HLA-A*3101* 等位基因与轻度斑丘疹（MPE）和药物超敏综合征（HSS）可能有关。建议先进行 *HLA-B*1502* 等位基因检测，协助临床医师决定是否使用拉莫三嗪。该患者的 *HLA-B*1502* 等位基因与 *HLA-A*3101* 等位基因均为阳性，提示该患者严重皮肤不良反应的发生率较高，应避免拉莫三嗪的使用。

3.卡马西平、奥卡西平、苯妥英钠同属于芳香族类抗癫痫药,携带 *HLA-B*1502* 等位基因的亚洲人群服用上述药物发生 SJS/TEN 的风险显著高于不携带的人群。依据《2017CPIC 指南:HLA 基因型和卡马西平以及奥卡西平的应用》,对于 *HLA-B*1502* 等位基因阳性患者,应避免处方卡马西平和奥卡西平。同时对于 *HLA-A*3101* 等位基因阳性患者,应避免处方卡马西平。由于苯妥英钠的化学结构与卡马西平相似,因此该患者应避免使用苯妥英钠、卡马西平、奥卡西平三种药品。

综上,该患者应避免使用拉莫三嗪、苯妥英钠、卡马西平、奥卡西平。

四、专家点评——张庆娥（主任医师）

该病例是一名有 20 多年病史的难治性老年期抑郁障碍患者,治疗难点在于持续多年反复发作的顽固性失眠问题,已严重影响患者的生活质量。患者曾先后使用过多种不同作用机制的镇静催眠药,其中就有药物副作用大、减停较为困难的氯硝西泮。本例患者在逐渐减量氯硝西泮的同时加用曲唑酮,并短期联用佐匹克隆,既改善了失眠症状,又成功将氯硝西泮的剂量降到了每日 0.5mg。老年期抑郁障碍患者顽固性失眠常使用多种药物联合治疗,有效性和安全性均需重视,药物调整时应留有充足的观察时间。临床药师对治疗药物选择及联合用药合理性进行了细致分析,希望可以通过本病例为难治性老年期抑郁障碍患者治疗失眠的镇静催眠药处方精简提供思路。

遗憾的是本例患者住院时间较短,未能完成多重用药的大幅精简。患者在门诊治疗时又因依从性等问题,治疗方案调整面临困难。老年期抑郁障碍患者失眠症状突出,对患者预后和治疗影响大,除了关注药物治疗外,需要加强患者及家属的用药健康教育,重视药物安全性及合并用药风险评估和监测。

五、拓展阅读——苯二氮䓬受体激动剂处方精简

1. 为什么进行处方精简　苯二氮䓬受体激动剂（BZRA）长期使用的相关危害包括躯体依赖、嗜睡、平衡问题、跌倒、骨折、认知障碍、记忆障碍（包括顺行性遗忘）、功能障碍和增加发生交通事故的风险。虽然依赖性和嗜睡等不良反应也在成人中得到证实,但老年人发生上述危害的可能性高于一般成人。由于不良反应风险的不同,老年患者（> 65 岁）减停 BZRA 的推荐等级为强烈推荐,而一般成人患者（18 ~ 64 岁）减停 BZRA 的推荐等级为弱推荐。

2. 逐渐减停 BZRA 的必要性 停用 BZRA 导致的最常见的戒断症状是失眠(通常较轻微),其他症状包括易怒、出汗、胃肠道症状和焦虑等。戒断症状的出现一般会持续几天至 4 周,与逐渐停用长效苯二氮䓬类药物相比,突然停用短效苯二氮䓬类药物的戒断症状会更快出现,并且症状也更加严重。药物的逐渐减少虽然不能消除戒断症状,但可以减轻其严重程度。在逐渐减药过程中,戒断症状通常在剂量减少至基线的 25% 时发生的可能性最大。缓慢减少 BZRA 可以提高 3 个月和 12 个月的停药成功率,BZRA 逐渐减少的平均成功率为 25% ~ 80%(相比之下,直接停药的成功率为 10% ~ 20%)。

3. 减停 BZRA 过程中联合其他药物或非药物治疗 减停 BZRA 过程中可能会出现戒断反应或睡眠问题加重等,一般出现在几天至几周。研究表明,CBT 联合减量治疗比单独减量治疗能提高干预后 BZRA 的停药成功率。

4. 实施 在减量策略开始实施前,建议医师或药师与患者进行充分的用药告知及用药教育,告知患者明确的减量计划以及解释可能在减量过程中发生的症状。这种参与策略作为整体干预措施的一部分可提高减停成功率。推荐非常缓慢地将剂量减少到最低可用剂量(例如每 2 周减少 25%,在接近停药结束时每 2 周减少 12.5%),然后可采取每周定期无药,再到完全停药。开始减量后应密切监测药物戒断症状的严重程度和频率,如果戒断症状较严重或影响患者的生活质量,可考虑在下一次减量之前保持当前 BZRA 剂量 1 ~ 2 周,然后再继续以较慢的速度减药。对复发风险较高的患者(如长期使用或有伴有其他精神疾病)可采取更慢的减量速度,一些临床医师会建议在几个月内逐渐减少,这样的患者可能需要更加密切的症状监测。

六、小测试

1. 具有镇静催眠效果的抗抑郁药是(　　　　)

A. 曲唑酮　　　　　　B. 艾司西酞普兰　　　　C. 度洛西汀

D. 舍曲林　　　　　　E. 米那普仑

2. 首选用于成人失眠患者的药物是(　　　　)

A. 米氮平　　　　　　B. 阿普唑仑　　　　　　C. 佐匹克隆

D. 小剂量多塞平　　　E. 地西泮

3. 下列药物中,不推荐用于慢性便秘长期治疗的是(　　　　)

A. 乳果糖口服液　　　B. 普芦卡必利　　　　　C. 双歧杆菌四联活菌

D. 酚酞　　　　　　　E. 开塞露

4. 睡眠障碍的临床表现不包括（　　　）

A. 入睡困难　　　　B. 睡眠维持困难　　　C. 早醒

D. 睡眠质量下降　　E. 晚睡晚起

5. 65 岁以上老年患者的度洛西汀日最大剂量是（　　　）

A. 30mg　　　　　　B. 60mg　　　　　　C. 90mg

D. 120mg　　　　　E. 150mg

答案：1. A；　2. C；　3. D；　4. E；　5. D

（任　莉　贾　菲）

参考文献

[1] 国家卫生健康委办公厅. 关于印发精神障碍诊疗规范（2020 年版）的通知 [EB/OL].（2020-11-23）[2023-07-25].
http://www.nhc.gov.cn/yzygj/s7653p/202012/a1c4397dbf504e1393b3d2f6c263d782.shtml.

[2] 中华医学会精神医学分会老年精神医学组. 老年期抑郁障碍诊疗专家共识 [J]. 中华精神科杂志,2017,50(5): 329-334.

[3] 中华医学会神经病学分会,中华医学会神经病学分会睡眠障碍学组. 中国成人失眠诊断与治疗指南（2017 版）[J]. 中华神经科杂志,2018,51(5): 324-335.

[4] 中华医学会神经病学分会,中华医学会神经病学分会睡眠障碍学组,中华医学会神经病学分会神经心理与行为神经病学学组. 中国成人失眠伴抑郁焦虑诊治专家共识 [J]. 中华神经科杂志,2020,53(8): 564-574.

[5] 曲唑酮治疗失眠及其相关抑郁、焦虑共识专家组. 曲唑酮治疗失眠及其相关抑郁、焦虑的专家共识 [J]. 神经疾病与精神卫生,2019,19(1): 96-101.

[6] RIEMANN D, BAGLIONI C, BASSETTI C, et al. European guideline for the diagnosis and treatment of insomnia[J]. Journal of sleep research, 2017, 26(6): 675-700.

[7] CHOI H, YOUN S, UM Y H, et al. Korean clinical practice guideline for the diagnosis and treatment of insomnia in adults[J]. Psychiatry investigation, 2020, 17（11）: 1048-1059.

[8] WILSON S, ANDERSON K, BALDWIN D, et al. British Association for Psychopharmacology consensus statement on evidence-based treatment of insomnia, parasomnias and circadian rhythm disorders: an update[J]. Journal of psychopharmacology, 2019, 33（8）: 923-947.

[9] QASEEM A, KANSAGARA D, FORCIEA M A, et al. Management of chronic insomnia disorder in adults: a clinical practice guideline from the American College of Physicians[J]. Annals of internal medicine, 2016, 165（2）: 125-133.

[10] SATEIA M J, BUYSSE D J, KRYSTAL A D, et al. Clinical practice guideline for the pharmacologic treatment of chronic insomnia in adults: an American Academy of Sleep Medicine clinical practice guideline[J]. Journal of clinical sleep medicine, 2017, 13（2）: 307-349.

[11] 中华医学会老年医学分会. 老年人慢性便秘的评估与处理专家共识[J]. 中华老年病研究电子杂志, 2017, 4（2）: 7-15.

[12]《老年患者低钠血症的诊治中国专家建议》写作组. 老年患者低钠血症的诊治中国专家建议[J]. 中华老年医学杂志, 2016, 35（8）: 795-804.

[13] PINKHASOV A, XIONG G, BOURGEOIS J A, et al. Management of SIADH-related hyponatremia due to psychotropic medications-an expert consensus from the Association of Medicine and Psychiatry[J]. Journal of psychosomatic research, 2021, 151: 110654.

[14] 王辰, 王建安. 内科学[M]. 3 版. 北京: 人民卫生出版社, 2015.

[15] ABAD V C, GUILLEMINAULT C. Insomnia in elderly patients: recommendations for pharmacological management[J]. Drugs and aging, 2018, 35（9）: 791-817.

[16] PRAHARAJ S K, GUPTA R, GAUR N. Clinical practice guideline on management of sleep disorders in the elderly[J]. Indian journal of psychiatry, 2018, 60（Suppl 3）: S383-S396.

[17] 中国老年保健医学研究会老年合理用药分会, 中华医学会老年医学

分会,中国药学会老年药学专业委员会,等 . 中国老年人潜在不适当用药判断标准(2017 年版)[J]. 药物不良反应杂志,2018,20(1):2-8.

[18] American Geriatrics Society Beers Criteria Update Expert Panel. American Geriatrics Society 2019 Updated AGS beers criteria® for potentially inappropriate medication use in older adults[J]. Journal of the American Geriatrics Society, 2019, 67(4): 674-694.

[19] POTTIE K, THOMPSON W, DAVIES S, et al. Deprescribing benzodiazepine receptor agonists: evidence-based clinical practice guideline[J]. Canadian family physician, 2018, 64(5): 339-351.

[20] HIEMKE C, BERGEMANN N, CLEMENT H W, 等 . 神经精神药理学治疗药物监测共识指南:2017 版 [J]. 实用药物与临床,2022,25(2): 97-118.

[21] 尚德为,温预关,王占璋 . 拉莫三嗪个体化给药临床药师指引 [J]. 今日药学,2016,26(4):217-224.

[22] PHILLIPS E J, SUKASEM C, WHIRL-CARRILLO M, et al. Clinical pharmacogenetics implementation consortium guideline for HLA genotype and use of carbamazepine and oxcarbazepine: 2017 update[J]. Clinical pharmacology & therapeutics, 2018, 103(4): 574-581.

案例 10

合并多种躯体疾病的老年抑郁患者,经个体化选药与剂量调整,好转出院

一、药学查房案例概况

病历摘要:患者,女,75 岁。身高 160cm,体重 60kg。入院时间:2021 年 4 月 25 日。

主诉:间断失眠 28 年,情绪差、进食差 8 个月,复犯 2 个月。

现病史:1973 年产后患者出现夜眠差,自行服用氯硝西泮 2mg/d,服药后睡眠、生活、工作如常。2020 年 1 月底患者再次出现睡眠差,未予重视表现。同年 5 月病情加重,表现为心烦、情绪不好,凭空闻声、耳鸣,称能听见有人跟她说话,称听到汽车、鸣笛的声音;语乱,说自己要离开地球,身体被锁住了,脏器没有功能了;总说后悔,自责,坐立不安,拒食,说自己活不了几天了。于 2020 年 6 月 3 日—2020 年 7 月 21 日首次住院,主要诊断为"伴有精神病性症状的重度抑郁发作",住院期间给予 9 次改良电休克治疗(MECT),给予草酸艾司西酞普兰片 20mg(早)、米氮平片 30mg(晚)、奥氮平片 10mg(晚)、劳拉西泮片 0.5mg b.i.d.(早、午)系统治疗,给予盐酸苯海索片 2mg b.i.d.(早、午)治疗手抖等锥体外系不良反应,病情好转出院。

出院后患者未规律服药,2020 年 9 月出现进食少,一天的进食量约为原来一顿早餐的量,不喝水,坐不住,在屋里来回走,看不了电视;夜眠差,入睡慢、易醒,睡眠时间每天 4 ~ 5 小时;耳边总听到有人和她说话,说过"不想活",但没有具体计划,觉得病治不好了;不吃饭,服药后有吐药行为,称咽不下去。于 2020 年 9 月 21 日—2020 年 10 月 30 日第 2 次住院治疗,诊断"复发性抑郁障碍,目前为伴有精神病性症状的重度发作",住院期间给予 6 次 MECT,服用舍曲林 150mg(早)、奥氮平 10mg(晚)、劳拉西泮片 0.5mg(午)系统治疗,病情好转出院。出院后患者间断服用舍曲林,规律服用奥氮平。

2021 年 2 月患者病情再次反复,表现为心情不好,不爱活动,没有精神,

浑身难受,坐立不安,食欲差,不愿吃饭;感觉活着没有意思,否认轻生行为;凭空闻声,听到唱歌的声音;入睡困难,夜间惊醒后无法再次入睡。为求进一步治疗,2021 年 4 月 25 日门诊以"抑郁发作"第 3 次收入院。入院前患者不规律服用舍曲林 25 ～ 50mg(早)、奥氮平 10mg(晚),临时服用劳拉西泮 0.5 ～ 1mg(晚)助眠。

近 2 周患者无感冒、发热、抽搐、昏迷等,进食少,大便正常,小便情况不详。

既往史:高血压病史 6 年,服用硝苯地平缓释片治疗,平素血压 140/90mmHg。

个人史:烟龄 20 年,烟量不详,已戒烟 10 年;无饮酒史。

家族史:患者姐姐夜眠差,长期服大量药物助眠;外甥女精神异常,曾多次住院,具体不详。

入院查体:T 36℃,P 68 次 /min,R 20 次 /min,BP 144/90mmHg。卫生差,头发凌乱,眼角分泌物多。余未见明显异常。

辅助检查:

血常规:白细胞计数 4.9×10^9/L,中性粒细胞计数 3.44×10^9/L,嗜酸性粒细胞计数 0.07×10^9/L,嗜碱性粒细胞计数 0.01×10^9/L,中性粒细胞百分比 70.1%,红细胞计数 3.86×10^{12}/L,血红蛋白 122g/L,血小板计数 192×10^9/L。

凝血四项:凝血酶原时间 11.6 秒,国际标准化比值 0.99,活化部分凝血活酶时间 25.3 秒,D- 二聚体 0.38mg/L FEU,凝血酶原时间活动度 99.20%,血浆纤维蛋白原定量 2.62g/L。

2021 年 4 月 23 日血药浓度:奥氮平 47.12ng/ml;舍曲林 9.54ng/ml↓。

2021 年 4 月 24 日心电图、胸部 CT、颅脑 CT:均未见明显异常。

精神检查:意识清,定向力完整,被动接触可,言谈切题,表情愁苦,思维迟缓,语速慢,语音低,反应慢,对答速度慢,自觉脑子转不动了,存在言语性幻听,称近 1 个月"耳边有歌声,有男有女",存在虚无妄想,觉得自己的器官都不行了、都烂了,身体也不好了。情绪低落,兴趣减退,快感缺乏,高兴不起来,什么事情都提不起兴趣,精力减退,不愿说话,不愿出门,自责内疚,觉得自己的状态连累了家人,为了不让家人担心自己,经常报喜不报忧,消极悲观,感觉活着没有意思,否认轻生观念及行为。食欲减退,强迫自己吃饭;睡眠差,入睡很难,躺 1 ～ 2 小时也难以入睡,睡眠不实,一点动静就会被惊醒,也有似睡非睡的感觉,凌晨三四点醒后再也睡不着了。情感反应协调,无自知力,称上次住院后认为药物不对症,未规律服药。

入院诊断:复发性抑郁障碍;高血压 1 级;高脂血症;高催乳素血症;脑萎

缩;腔隙性脑梗死;便秘。

住院期间主要治疗药物

用药起止时间	药品名称	用法用量
2021 年 4 月 25 日—2021 年 7 月 16 日	硝苯地平缓释片	10mg b.i.d.(早、晚)口服
2021 年 4 月 25 日—2021 年 7 月 16 日	阿托伐他汀钙片	10mg q.d.(晚)·口服
2021 年 4 月 25 日—2021 年 6 月 24 日	奥氮平片	10mg q.d.(晚)口服
2021 年 6 月 25 日—2021 年 7 月 2 日		5mg q.d.(晚)口服
2021 年 4 月 25 日—2021 年 6 月 6 日	劳拉西泮片	0.5mg q.d.(晚)口服
2021 年 4 月 25 日—2021 年 5 月 6 日		0.25mg b.i.d.(早、午)口服
2021 年 5 月 7 日—2021 年 5 月 20 日		0.5mg b.i.d.(早、午)口服
2021 年 4 月 25 日—2021 年 4 月 26 日	盐酸舍曲林片	50mg q.d.(早)口服
2021 年 4 月 27 日—2021 年 4 月 28 日		100mg q.d.(早)口服
2021 年 4 月 29 日—2021 年 5 月 3 日		150mg q.d.(早)口服
2021 年 5 月 4 日—2021 年 5 月 6 日		200mg q.d.(早)口服
2021 年 5 月 7 日—2021 年 5 月 9 日		100mg q.d.(早)口服
2021 年 5 月 10 日—2021 年 5 月 12 日		50mg q.d.(早)口服
2021 年 4 月 29 日	聚乙二醇 4 000 散	10g b.i.d.(早、晚)口服
2021 年 4 月 29 日—2021 年 7 月 16 日	便通胶囊	1.05g b.i.d. 口服
2021 年 4 月 29 日—2021 年 5 月 9 日	氯化钾缓释片	1g b.i.d.(早、晚)口服
2021 年 5 月 16 日—2021 年 6 月 2 日		1g b.i.d.(早、晚)口服
2021 年 6 月 10 日—2021 年 6 月 21 日		1g b.i.d.(早、晚)口服
2021 年 5 月 4 日—2021 年 5 月 12 日	硝苯地平片	10mg f.i.w. 口服(MECT 前服用)
2021 年 5 月 10 日—2021 年 5 月 12 日	盐酸度洛西汀肠溶胶囊	30mg q.d.(早)口服
2021 年 5 月 13 日—2021 年 5 月 15 日		60mg q.d.(早)口服
2021 年 5 月 16 日—2021 年 5 月 20 日		90mg q.d.(早)口服
2021 年 5 月 21 日—2021 年 6 月 16 日		120mg q.d.(早)口服
2021 年 6 月 17 日—2021 年 6 月 21 日		60mg q.d.(早)口服
2021 年 6 月 3 日—2021 年 6 月 6 日	米氮平片	7.5mg q.d.(晚)口服

用药起止时间	药品名称	用法用量
2021 年 6 月 7 日—2021 年 6 月 16 日		15mg q.d.(晚)口服
2021 年 6 月 17 日—2021 年 7 月 16 日		30mg q.d.(晚)口服
2021 年 6 月 17 日—2021 年 6 月 21 日	盐酸文拉法辛缓释胶囊	75mg q.d.(早)口服
2021 年 6 月 22 日—2021 年 7 月 8 日		150mg q.d.(早)口服
2021 年 7 月 9 日—2021 年 7 月 16 日		225mg q.d.(早)口服
2021 年 6 月 25 日—2021 年 6 月 29 日	阿立哌唑片	5mg q.d.(早)口服
2021 年 6 月 30 日—2021 年 7 月 8 日		7.5mg q.d.(早)口服
2021 年 7 月 9 日—2021 年 7 月 16 日		10mg q.d.(早)口服
2021 年 7 月 12 日—2021 年 7 月 16 日	奥沙西泮片	15mg q.d.(晚)口服

诊治过程：

2021 年 4 月 25 日（入院当天）

初始治疗方案：

劳拉西泮片 0.25mg（早、午）、0.5mg（晚）口服。

> **问题 1：患者初始治疗方案中劳拉西泮片的使用是否合理？为什么？**

盐酸舍曲林片 50mg q.d.（早）口服。

> **问题 2：患者 4 月 25 日的初始治疗方案中，舍曲林的药物选择是否合理？**

奥氮平片 10mg q.d.（晚）口服。

> **问题 3：患者 4 月 25 日的初始治疗方案中，奥氮平的药物选择是否合理？**

硝苯地平缓释片 10mg b.i.d.（早、晚）口服。

阿托伐他汀钙片 10mg q.d.（晚）口服。

2021 年 4 月 26 日（入院后第 2 天）

一般情况：饮食、睡眠可，其余未见异常。

精神检查：思维迟缓，对答速度慢；仍存在言语性幻听，耳边仍有歌声，有男有女；存在虚无妄想，称自己身上的器官不工作了、不能带动身体功能了。其余同前。

辅助检查：

生化 26 项：总蛋白 64.3g/L↓，白蛋白 38.7g/L↓；其余无异常。

血药浓度：奥氮平 44.47ng/ml；舍曲林 12.54ng/ml。

补充诊断：低蛋白血症。

2021 年 4 月 27 日（入院后第 3 天）

精神检查：问答切题，仍存在言语性幻听，耳边仍有歌声，有时感觉身体里的器官与身体是分离的，不能合在一起。否认有精神疾病，认为自己是有神经衰弱，是自己的神经出了问题，不是精神疾病。其余同前。

医嘱调整：

加量：盐酸舍曲林片至 100mg q.d.（早）口服。

2021 年 4 月 29 日（入院后第 5 天）

一般情况：近 4 天未大便，其余未见异常。

精神检查：意识清，定向力完整，接触一般，问答切题，仍存在虚无妄想，认为自己的器官带不动身体了，疲乏无力，称自己像一摊泥一样，经常躺在床上；情绪不好，高兴不起来，总是唉声叹气。诊疗护理配合，认为自己是情绪出了问题，但不是精神疾病。其余同前。

辅助检查：

生化 25 项：钾 3.48mmol/L↓。

激素五项：催乳素 29.34ng/ml↑。

> **问题 4**：患者 4 月 29 日催乳素 29.34ng/ml，试从药学角度对该检验结果进行解释。

DR：腹部较多肠管积气及结肠内较多粪便。

MRI：双侧额顶叶皮质下、半卵圆中心、放射冠、基底节多发小缺血灶，腔隙性脑梗死老年性脑改变。

补充诊断：低钾血症。

医嘱调整:

加量:盐酸舍曲林片至 150mg q.d.(早)口服。

临时加用:聚乙二醇 4 000 散 10g b.i.d.(早、晚)口服。

加用:氯化钾缓释片 1g b.i.d.(早、晚)口服。

便通胶囊 1.05g b.i.d. 口服。

2021 年 5 月 4 日(入院后第 10 天)

精神检查:言谈切题,幻听消失了,仍存在虚无妄想,仍感觉身体不行了、器官不行了。表情略显轻松,但自我体验较差,情绪不好,低动力,觉得自己是一摊泥,没有精神,只想躺在床上,在督促下能参加活动,只能坚持一会儿,仍有消极观念,觉得拖累家人,无望,觉得身体好不了了,没希望。食欲减退,进食量少。其余同前。

医嘱调整:

加量:盐酸舍曲林片至 200mg q.d.(早)口服。

加用:5 月 5 日起开始 MECT f.i.w.。

硝苯地平片 10mg f.i.w. 口服(MECT 前用)。

2021 年 5 月 7 日(入院后第 13 天)

一般情况:饮食、睡眠可,二便如常。

辅助检查:

生化 25 项:钾 3.81mmol/L。

医嘱调整:

减量:盐酸舍曲林片至 100mg q.d.(早)口服。

加量:劳拉西泮片至 0.5mg b.i.d.(早、午)。

2021 年 5 月 10 日(入院后第 16 天)

精神检查:接触可,表情自然,显得轻松愉悦,自觉状态较前有改善,但仍感觉器官和身体是分离开的,觉得身上没有精神,与病友接触交流可。其余同前。

辅助检查:

血药浓度:奥氮平 32.83ng/ml;舍曲林 124.29ng/ml。

甲状腺功能:血清总 T_3 0.94nmol/L↓,其余正常。

医嘱调整:

减量:盐酸舍曲林片至 50mg q.d.(早)口服。

加用:盐酸度洛西汀肠溶胶囊 30mg q.d.(早)口服。

> **问题 5:**患者 5 月 10 日开始盐酸度洛西汀肠溶胶囊治疗,选药是否合理? 依据是什么?

停用:氯化钾缓释片。

2021 年 5 月 13 日(入院后第 19 天)

医嘱调整:

加量:盐酸度洛西汀肠溶胶囊至 60mg q.d.(早)口服。

停用:MECT、硝苯地平片。

2021 年 5 月 16 日(入院后第 22 天)

精神检查:问答切题,未引出幻觉,妄想松动,称现在觉得器官和身体是整合的了;抑郁焦虑情绪较前有好转,心烦的情况明显改善了,但能感觉双腿晃动;与病友接触交流可。其余同前。

辅助检查:

5 月 15 日生化 25 项:钾 3.24mmol/L↓。

血药浓度:奥氮平 39.27ng/ml;度洛西汀 45.31ng/ml。

医嘱调整:

加量:盐酸度洛西汀肠溶胶囊至 90mg q.d.(早)口服。

加用:氯化钾缓释片 1g b.i.d.(早、晚)口服。

2021 年 5 月 21 日(入院后第 27 天)

精神检查:记忆力减退,记不清自己入院多久了,给予告知后恍然大悟。经常说感觉双腿不稳、晃动,未见摔倒等表现。主动参与工娱活动。其余同前。

医嘱调整:

加量:盐酸度洛西汀肠溶胶囊至 120mg q.d.(早)口服。

停用:劳拉西泮片 0.5mg b.i.d.(早、午)。

2021 年 5 月 25 日（入院后第 31 天）

精神检查：记忆力基本恢复，称自己以前有神经衰弱，经常失眠，担心自己的睡眠情况；夜间小便频繁，食欲改善。其余同前。

辅助检查：

生化 25 项：钾 3.23mmol/L↓。

血药浓度：奥氮平 43.84ng/ml；度洛西汀 191.59ng/ml↑。

> **问题 6**：患者 5 月 25 日起度洛西汀 4 次血药浓度监测结果均高于治疗参考浓度范围，结合现有资料，对可能的原因进行分析。

2021 年 5 月 28 日（入院后第 34 天）

精神检查：记忆力改善，情绪基本平稳，称只是担心出院后会一直服用催眠药才能睡着，希望不用药也能睡着，给予解释安抚患者能接受，主动参与活动。其余同前。

2021 年 5 月 31 日（入院后第 37 天）

精神检查：情绪较平稳，对睡眠过度担心、紧张，称自己不会主动睡着，睡觉只能靠药物。动力改善，能主动参加工娱活动。其余同前。

辅助检查：

生化 25 项：钾 3.94mmol/L。

血药浓度：度洛西汀 208.41ng/ml↑；奥氮平 45.14ng/ml。

2021 年 6 月 3 日（入院后第 40 天）

精神检查：仍焦虑睡眠问题，称自己是通过药物睡着的，感觉不是靠自己睡着的，对目前的睡眠状态不是很满意。其余同前。

医嘱调整：

加用：米氮平片 7.5mg q.d.（晚）口服。

停用：氯化钾缓释片。

2021 年 6 月 7 日（入院后第 44 天）

精神检查：情绪较前低落，觉得没希望、悲观，感觉活着没有意思，与病友接触交流一般。其余同前。

医嘱调整：

加量：米氮平片至 15mg q. d.（晚）口服。

停用：劳拉西泮片 0.5mg q. d.（晚）口服。

2021 年 6 月 10 日（入院后第 47 天）

精神检查：表情显忧愁，情绪低落，消沉，有时想要哭泣，总是说自己不会睡觉了，没有睡觉的感觉，动力低，称都是强迫自己参加活动。其余同前。

辅助检查：

生化 25 项：钾 3.14mmol/L↓。

问题7：患者反复出现低钾血症的原因可能是什么？

血药浓度：奥氮平 49.99ng/ml；度洛西汀 175.45ng/ml；米氮平 33.01ng/ml。

医嘱调整：

加用：氯化钾缓释片 1g b.i.d.（早、晚）口服。

2021 年 6 月 12 日（入院后第 49 天）

精神检查：整体闷闷不乐，感觉自己的状态不好，说不会自主睡觉就是没有睡眠了；无望，觉得住院多次没有了信心，担心自己好不了了，消极悲观，哭泣；进食需要劝说。其余同前。

2021 年 6 月 15 日（入院后第 52 天）

精神检查：情绪低落，对什么事情都没有兴趣，感觉没有意思。疲乏无力，懒动，感觉器官带不动身体了，消极悲观，绝望，觉得自己这个状态活不下去了，想回家见家人一面。其余同前。

2021 年 6 月 17 日（入院后第 54 天）

精神检查：对什么事情都没有兴趣，称吃饭、活动等都是在应付了事，就是为了给周围人一个交代；觉得自己的身体承受不了这个病了，器官也带不动身体了，想起这个病对自己的折磨觉得活着也没有意义，也认为自己活不下去了；时有哭泣，觉得自己的状态好不了了，对不起周围的人。其余同前。

医嘱调整：

加量：米氮平片至 30mg q.d.（晚）口服。

减量:盐酸度洛西汀肠溶胶囊至 60mg q.d.(早)口服。

加用:盐酸文拉法辛缓释胶囊 75mg q.d.(早)口服。

6 月 22 日起加用 MECT q.o.d.。

2021 年 6 月 22 日(入院后第 59 天)

精神检查:称感觉自己整个身体就像漂在水面上一样,感觉身体很空,什么都没有;焦虑明显,坐卧不宁,情绪低落,消极悲观,意志活动减退,主动性减退,整日卧床懒动,吃饭也需要督促。其余同前。

辅助检查:

生化 25 项:钾 3.93mmol/L。

6 月 18 日血药浓度:度洛西汀 164.16ng/ml↑;奥氮平 60.43ng/ml。

医嘱调整:

停用:盐酸度洛西汀肠溶胶囊、氯化钾缓释片。

2021 年 6 月 25 日(入院后第 62 天)

精神检查:仍感觉身体是空的,像漂浮在水面上;抑郁情绪改善不明显,否认轻生观念及行为;记忆力减退,说不对一天三顿饭吃了什么;晚上偶有语乱,说爱人出差了,要给爱人打电话,到处找电话。其余同前。

医嘱调整:

减量:奥氮平片至 5mg q.d.(晚)口服。

加用:阿立哌唑片 5mg q.d.(早)口服。

> 问题 8:6 月 25 日将奥氮平片换为阿立哌唑片,请对换药的药物选择进行评价。

2021 年 6 月 30 日(入院后第 67 天)

精神检查:意识波动性,白天清醒,晚上糊涂,语乱,要求找"老板",翻床挡下床,认为床下有电话号,第 2 天对此不能回忆,考虑晚上存在谵妄状态。白天定向力完整,晚上有时不知道自己在哪,认为是在家里。接触可,言谈切题,称感觉走路不稳,感觉有力量在后面拽着自己。情绪尚平稳,焦虑有所缓解,与病友接触交流可,主动参与活动。

> 问题 9:患者 6 月 30 日出现了谵妄表现,此时在治疗药物选择上应注意什么?

医嘱调整：

加量：阿立哌唑片至 7.5mg q.d.（早）口服。

停用：MECT。

2021 年 7 月 9 日（入院后第 76 天）

精神检查：意识清，定向力完整，未再出现晚上糊涂、行为紊乱的情况，接触一般，问答切题，未引出幻觉、妄想，情绪尚平稳，记忆力较前有部分改善，有时说睡眠不好，感觉没有主动睡着；走路不稳，没有精神；认为同房间的病友是男的，因为对方是短发。

辅助检查：

生化 25 项：钾 3.58mmol/L。

7 月 1 日血药浓度：米氮平 81.28ng/ml↑；奥氮平 33.63ng/ml；文拉法辛 244.47ng/ml，O- 去甲文拉法辛 285.95ng/ml，文拉法辛 +O- 去甲文拉法辛 530.42ng/ml↑；阿立哌唑 52.78ng/ml，脱氢阿立哌唑 8.33ng/ml，阿立哌唑 + 脱氢阿立哌唑 61.11ng/ml↓。

> **问题 10：**综合患者的奥氮平、文拉法辛、阿立哌唑血药浓度监测结果，结合现有资料，分析可能的原因。

医嘱调整：

加量：盐酸文拉法辛缓释胶囊至 225mg q.d.（早）口服。

阿立哌唑片至 10mg q.d.（早）口服。

2021 年 7 月 12 日（入院后第 79 天）

精神检查：情绪较前改善，与病友接触交流改善。

辅助检查：

血常规：正常。

血药浓度：米氮平 69.82ng/ml；阿立哌唑 178.28ng/ml，脱氢阿立哌唑 45.13ng/ml，阿立哌唑 + 脱氢阿立哌唑 223.41ng/ml。

医嘱调整：

加用：奥沙西泮片 15mg q.d.（晚）口服。

2021 年 7 月 16 日(入院后第 83 天)

精神检查:情绪基本平稳,也不再说担心的事情了,睡眠可,称只要睡眠好了自己就没问题了,记忆力恢复。

辅助检查:

血药浓度:文拉法辛 255.03ng/ml,O-去甲文拉法辛 310.43ng/ml,文拉法辛 +O-去甲文拉法辛 565.46ng/ml↑。

出院诊断:复发性抑郁障碍,目前为伴有精神病性症状的重度发作;高血压 1 级;高脂血症;高催乳素血症;脑萎缩;腔隙性脑梗死;便秘;低钾血症。

> 问题 11:患者被诊断为"**复发性抑郁障碍,伴有精神病性症状的重度发作**",请结合《国际疾病分类(第 10 版)》,判断患者是否符合诊断标准。

出院带药:

> 问题 12:结合患者出院用药方案,为患者进行出院生活方式指导。

硝苯地平缓释片 10mg b.i.d. 口服。

阿托伐他汀钙片 10mg q.d. 口服。

米氮平片 30mg q.d. 口服。

盐酸文拉法辛缓释胶囊 225mg q.d. 口服。

阿立哌唑片 10mg q.d. 口服。

奥沙西泮片 15mg q.d. 口服。

治疗特点与难点——医师视角

患者为老年女性,起病年龄早,间断性病程 28 年。最初仅表现为失眠,治疗后完全缓解,间歇期社会功能保持完整。存在精神疾病阳性家族史。2020 年病情反复,同时出现抑郁核心症状及精神病性症状,药物治疗联合 MECT,病情能缓解。但患者服药依从性差,病情好转后自行减停药物。此后病情多次复犯,表现基本同前,先后应用过 3 种抗抑郁药足剂量、足疗程治疗,疾病能缓解,均因自行停药而复发,间歇期逐渐变短。

患者先后应用过多种抗抑郁药足剂量、足疗程治疗,因此本次住院后如何选择抗抑郁药是重点及难点;老年患者往往合并多种躯体疾病、同服多种药物,选择抗抑郁药时应充分考虑药物相互作用风险;患者病史及本次精神检查均表现为抑郁综合征、精神病性症状,需要联合抗精神病药治疗,针对本患者抗抑郁药和抗精神病药的配伍组合是难点;患者服药依从性差,每次均自行停药病情反复,因此如何能让患者坚持服药减少复发风险也是本病例的难点。

二、个体化药物治疗分析

(一)患者药物治疗过程总结

患者入院后给予盐酸舍曲林片逐渐加量至200mg q.d. 改善抑郁情绪,后因疗效不佳逐渐换用盐酸度洛西汀肠溶胶囊,加量至120mg q.d. 后患者的度洛西汀血药浓度高于治疗参考浓度范围上限,逐步减停度洛西汀并将抗抑郁方案换为米氮平片联用盐酸文拉法辛缓释胶囊,后抑郁情绪改善良好。患者入院后延续院外方案使用奥氮平片治疗精神病性症状,后因出现催乳素水平升高且奥氮平疗效不佳,将奥氮平片逐步换为阿立哌唑片治疗,出院时患者精神病性症状基本消失。患者入院时焦虑情绪明显,给予劳拉西泮片抗焦虑治疗,治疗1个月后停药。此外,患者入院过程中曾多次出现低钾血症,给予氯化钾缓释片对症治疗;患者出现便秘,给予聚乙二醇4 000散和便通胶囊对症治疗;入院后第79天患者诉睡眠不好,加用奥沙西泮片改善患者睡眠,后睡眠情况尚可。

(二)患者药学画像

老年抑郁;伴多种躯体疾病;低钾血症。

(三)个体化药物治疗相关图表

根据本书绪论治疗药物监测部分介绍的结果解释方法,绘制了患者住院期间的血药浓度曲线和药物浓度与剂量比值曲线,分别见图10-1和图10-2及表10-1和表10-2。对于每条曲线上突然上升或下降的点,且超过了该指标的合理范围的都应展开详细分析。具体可参见本案例第三部分药物治疗学分析。

表 10-1　舍曲林、奥氮平、度洛西汀和米氮平治疗参考浓度范围及实验室警戒浓度

药物名称	治疗参考浓度范围 /(ng/ml)	实验室警戒浓度 /(ng/ml)
舍曲林	10 ～ 150	300
奥氮平	20 ～ 80	100
度洛西汀	30 ～ 120	240
米氮平	30 ～ 80	160

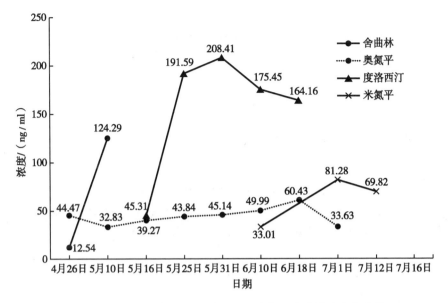

图 10-1　舍曲林、奥氮平、度洛西汀和米氮平血药浓度变化曲线

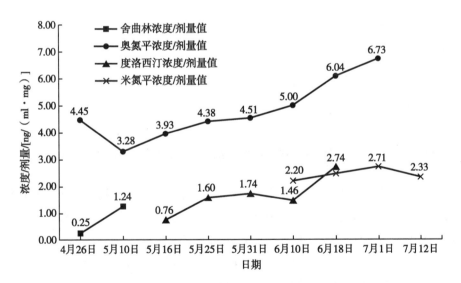

图 10-2　舍曲林、奥氮平、度洛西汀和米氮平浓度与剂量比值变化曲线

表 10-2　舍曲林、奥氮平、度洛西汀和米氮平浓度 / 剂量因子（DRC 因子）参考值

药品名称	DRC 因子均值	DRC 因子下限	DRC 因子上限
舍曲林浓度 / 剂量	0.42	0.26	0.58
奥氮平浓度 / 剂量	1.85	1.19	2.50

续表

药品名称	DRC 因子均值	DRC 因子下限	DRC 因子上限
度洛西汀浓度 / 剂量	0.43	0.28	0.58
米氮平浓度 / 剂量	2.63	1.82	3.43

（四）药物基因组学检测结果

见表 10-3。

表 10-3　药物代谢酶基因型及代谢表型

代谢酶	基因型	代谢表型
CYP1A2	*1/*1	正常
CYP2B6	*1/*5	正常
CYP2C19	*1/*1	正常
CYP2D6	*10/*10+*36×3	中间
CYP3A4	*1/*1	正常
CYP3A5	*1/*3	中间

三、药物治疗学分析

问题 1:患者初始治疗方案中劳拉西泮片的使用是否合理? 为什么?

1. 根据病史描述,患者间断失眠多年,主要表现为入睡困难和夜间惊醒后无法再次入睡。依据《中国成人失眠诊断与治疗指南(2017 版)》,对于失眠共病抑郁障碍的患者,推荐在使用抗抑郁药的同时给予苯二氮䓬类镇静催眠药;对于入睡困难或睡眠维持障碍的失眠患者,推荐使用短半衰期的镇静催眠药,劳拉西泮的半衰期为 12 小时,不易引起宿醉和失眠反跳,成瘾性较低。

2. 患者同时伴有坐立不安、浑身难受等焦虑表现。依据 2010 年《中国焦虑障碍防治指南》,焦虑障碍的一线用药为 SSRI 和 SNRI 类抗抑郁药,该患者也在服用 SSRI 类药物舍曲林,但抗抑郁药通常需要 2 ～ 4 周起效,而苯二氮䓬类药物起效迅速,常用于焦虑障碍的初始治疗。

3. 根据劳拉西泮片说明书,对于焦虑症状应每日 2 ～ 3 次用药,对于失眠症状应于睡前口服,对于老年患者推荐起始剂量为 1 ～ 2mg/d。该患者早、午服用 0.25mg 抗焦虑,睡前服用 0.5mg 促睡眠,用法用量适宜。

综上,患者劳拉西泮片的使用合理。

> **问题 2:患者 4 月 25 日的初始治疗方案中,舍曲林的药物选择是否合理?**

1. 依据《中国抑郁障碍防治指南》(第二版),对于抗抑郁药的使用应遵循"单一用药、足剂量、足疗程"的原则,在药物选择上应考虑患者的症状特点、年龄、是否有共病,抗抑郁药的药理作用,之前的治疗,对药物的偏好及治疗成本等。

2. 患者 75 岁,有高血压病史,除抑郁症状外还伴有失眠和焦虑症状。依据上述指南,SSRI 和 SNRI 类抗抑郁药可被优先用于抑郁障碍共病焦虑,同时这两类药物也适用于高血压共病抑郁。SSRI 类药物因其抗胆碱能作用以及心血管系统不良反应轻微,也是老年抑郁患者的首选药,可长期维持治疗。舍曲林属于 SSRI 类药物。

3. 根据现病史描述,患者既往使用盐酸舍曲林片 150mg q.d. 疗效较好,出院后未规律用药,入院时舍曲林血药浓度为 9.54ng/ml,低于治疗参考浓度范围下限和剂量相关浓度范围下限,考虑浓度较低与院外服药不规律有关。入院后延续院外治疗方案,足剂量、足疗程治疗后观察疗效再决定下一步治疗方案,因此选择盐酸舍曲林片合理。

> **问题 3:患者 4 月 25 日的初始治疗方案中,奥氮平的药物选择是否合理?**

1. 患者入院精神检查提示有精神病性症状,表现为称"耳边有歌声,有男有女",觉得自己的器官都不行了,身体也不好了,为幻听和虚无妄想。

2. 依据《中国抑郁障碍防治指南》(第二版),对于伴有精神病性症状的抑郁症,应采取抗抑郁药和抗精神病药合用的治疗方案。患者既往使用过艾司西酞普兰片、米氮平片、盐酸舍曲林片 3 种抗抑郁药治疗,依据该指南,对于 2 种或多种抗抑郁药治疗无效的患者,加用第二代抗精神病药能显著提高治疗的有效率和缓解率,且第二代抗精神病药奥氮平、喹硫平、利培酮作为抗抑郁药的增效剂在治疗的有效率和缓解率方面显著优于安慰剂。

综上,从增效治疗和治疗精神病性症状两个方面考虑,为患者选用第二代抗精神病药联合治疗合理。患者有高脂血症，入院检验结果提示总胆固醇和低密度脂蛋白胆固醇水平均较高，奥氮平引起糖脂代谢异常的不良反应发生率高于喹硫平和利培酮，从用药安全性角度考虑，选择奥氮平治疗不合理。

> **问题 4**：患者 4 月 29 日催乳素 29.34ng/ml，试从药学角度对该检验结果进行解释。

1. 患者为 75 岁女性，处于绝经期，催乳素的正常范围为 1.8 ～ 20.3ng/ml，该患者催乳素高于上限。

2. 根据奥氮平片说明书，该药的不良反应有血浆催乳素水平升高，且发生率为十分常见（≥10%）。此外，舍曲林的药品说明书中也提到可能发生高催乳素血症，但发生率为罕见（1/10 000 ～ 1/1 000）。患者服用的其他药物没有催乳素异常的不良反应，患者也没有可导致催乳素水平升高的疾病。所以患者的高催乳素血症与服用奥氮平有关，不除外与舍曲林有关，关联性评价结果为可能。

> **问题 5**：患者 5 月 10 日开始盐酸度洛西汀肠溶胶囊治疗，选药是否合理？依据是什么？

1. 合理。依据《中国抑郁障碍防治指南》(第二版)，如果抗抑郁药的剂量能够达到个体能够耐受的最大有效剂量或足剂量至少 4 周仍无明显疗效，即可确定药物无效并考虑换药。如果已经使用两种同类的抗抑郁药治疗无效，建议换用不同种类的药物治疗。

2. 该患者发病后曾先后用了艾司西酞普兰和舍曲林两种 SSRI 类抗抑郁药治疗，均达足剂量、足疗程，精神检查提示患者抑郁表现仍严重，提示目前药物疗效不佳，换用不同种类的抗抑郁药治疗合理。

3. 依据上述指南，患者共病高血压，同时有焦虑症状表现，推荐使用 SSRI 和 SNRI 类，度洛西汀属于 SNRI 类抗抑郁药，药物选择合理。

4. 根据药品说明书，度洛西汀以 30mg/d 为起始剂量，1 周后增加至 60mg/d，患者的度洛西汀用法用量合理。

> **问题 6**：患者 5 月 25 日起度洛西汀 4 次血药浓度监测结果均高于治疗参考浓度范围，结合现有资料，对可能的原因进行分析。

1. 依据《神经精神药理学治疗药物监测共识指南:2017 版》,度洛西汀的治疗参考浓度范围为 30 ～ 120ng/ml,半衰期为 12 小时,达稳态需要约 3 天,剂量相关浓度范围(DRC)因子为 0.28 ～ 0.58。患者入院以来共进行 5 次度洛西汀血药浓度监测,用药剂量、血药浓度、是否达稳态、剂量相关浓度范围见表 10-4。

表 10-4　度洛西汀血药浓度监测结果

日剂量 /mg	30	60	90	120			60
使用日期	5 月 10 日—5 月 12 日	5 月 13 日—5 月 15 日	5 月 16 日—5 月 20 日	5 月 21 日—6 月 16 日			6 月 17 日—6 月 21 日
采血日期		5 月 16 日		5 月 25 日	5 月 31 日	6 月 10 日	6 月 18 日
血药浓度 /(ng/ml)		45.31		191.59	208.41	175.45	164.16
是否达稳态		是		是	是	是	否
剂量相关浓度范围 /(ng/ml)	8.4 ～ 17.4	16.8 ～ 34.8	25.2 ～ 52.2	33.6 ～ 69.6			16.8 ～ 34.8

2. 根据表 10-4 可知,患者 5 次血药浓度监测结果均高于剂量相关浓度范围上限。度洛西汀由 CYP1A2 酶和 CYP2D6 酶共同参与代谢,其中 CYP1A2 酶为主要代谢酶,同时度洛西汀也是 CYP2D6 酶中等强度抑制剂。根据患者药物基因检测结果,患者为 *CYP1A2* 正常代谢型、*CYP2D6* 中间代谢型。患者同时使用的药物中无其他影响度洛西汀代谢的药物,肝肾功能正常,过去虽有吸烟史但已戒烟多年,入院后无感染,体温及血常规均正常。但患者是 75 岁老年女性,不除外由于老年人代谢酶活性降低引起的度洛西汀代谢慢,造成浓度高于正常范围。对比患者 5 月 16 日血药浓度与 5 月 25 日、5 月 31 日、6 月 10 日的 3 次血药浓度可知,虽然患者的用药剂量仅增加 1 倍,但血药浓度增加 3 ～ 4 倍,呈非线性增加,可能与度洛西汀自身抑制有关。

综上,患者的度洛西汀血药浓度高于治疗参考浓度范围,也高于剂量相关浓度范围,可能与患者高龄、代谢酶活性降低以及度洛西汀自身抑制这些因素相关。

> **问题7：患者反复出现低钾血症的原因可能是什么？**

1. 患者病史提及入院前进食差，入院检查中患者血钾正常，入院后共出现过3次血钾低于正常范围下限，最低至3.14mmol/L，每次经氯化钾缓释片补钾治疗后即可恢复正常，但停用氯化钾缓释片后血钾又再次降低。患者入院后一直饮食正常，故排除钾摄入不足引起的低钾血症。

2. 患者发生低钾血症时精神检查未见明显改变，即患者血钾水平高低与精神疾病严重程度无明显的对应关系，故排除精神疾病影响患者血钾。

3. 患者发生低钾血症时所用的药物包括硝苯地平、阿托伐他汀钙、奥氮平、劳拉西泮、便通胶囊、度洛西汀，查阅药品说明书，这几种药品均未提到引起低钾血症的不良反应。

4. 奥氮平可能引起Q-T间期延长，其机制可能与药物阻滞钾通道有关，近年来国内外也有报道奥氮平引起低钾血症的病例。其他合并用药未见类似报道。

5. 患者6月25日降低奥氮平剂量至5mg/d后，即使停用氯化钾缓释片，也未再出现低钾血症。

综上，患者发生低钾血症很可能与奥氮平有关。

> **问题8：6月25日将奥氮平片换为阿立哌唑片，请对换药的药物选择进行评价。**

1. 依据《中国抑郁障碍防治指南》（第二版），对于伴有精神病性症状的抑郁症，应采取抗抑郁药和抗精神病药合用的治疗方案。

2. 患者2020年开始服用奥氮平，入院后几次奥氮平血药浓度均在治疗参考浓度范围内，但仍存在虚无妄想。依据《精神病学》（第3版），一种抗精神病药治疗6～8周疗效不佳时，可换不同作用机制的药物。奥氮平为多巴胺受体拮抗剂，阿立哌唑为多巴胺受体部分激动剂，两者的作用机制不同。奥氮平的主要不良反应为体重增加、血糖血脂异常、催乳素水平升高及其引起的月经异常、溢乳等。阿立哌唑的上述不良反应发生率低于奥氮平，但发生锥体外系综合征的概率高于奥氮平。

3. 患者催乳素水平升高，可能与奥氮平有关。依据《抗精神病药所致高泌乳素血症干预对策的专家共识》，高催乳素血症可能引起生殖及性功能障碍、骨质疏松、糖脂代谢异常等。该患者是已绝经的老年女性，性功能障碍的临床表现不突出,但年纪较大,骨质疏松、心血管事件风险较高,且患者已有高脂血症,故应给予处理。高催乳素血症的干预方案有减少抗精神病药的剂量、联合其他药物治疗(阿立哌唑、二甲双胍、中成药、多巴胺受体激动剂)及转换抗精神病药。

4. 患者入院时即开始服用奥氮平片,至 6 月 25 日已使用 2 个月,虽未用到最大剂量,但血药浓度已达到治疗参考浓度范围,但患者精神检查提示精神病性症状无明显好转,综合疗效及安全性两个方面的原因考虑为患者换药合理。

5. 在换药的药物选择上,阿立哌唑可降低高催乳素血症患者的催乳素水平,可能引起锥体外系不良反应;齐拉西酮及鲁拉西酮引起高催乳素血症的风险也较低,但齐拉西酮引起 Q-T 间期延长的风险较高,鲁拉西酮引起锥体外系不良反应的风险较高。患者有低钾血症,心律失常风险本就大于一般患者,选择阿立哌唑或鲁拉西酮更适宜。

基于以上原因,将奥氮平换为阿立哌唑合理。

问题 9:患者 6 月 30 日出现了谵妄表现,此时在治疗药物选择上应注意什么?

1. 依据《综合医院谵妄诊治中国专家共识(2021)》,该患者为 75 岁高龄,合并高血压、高脂血症等躯体疾病,是谵妄的高危人群。

2. 阿片类药物、苯二氮䓬类药物、非苯二氮䓬类催眠药、抗组胺药、二氢吡啶类药物、H_2 受体拮抗剂、部分抗精神病药、三环类抗抑郁药、抗震颤麻痹药等会增加谵妄的发生风险。该患者 6 月 30 日正值奥氮平与阿立哌唑交叉换药期,发生谵妄可能与奥氮平快速减量以及两种抗精神病药的共同作用有关。

3. 谵妄的治疗重点为对于触发因素的治疗,对症治疗首选非药物治疗。该患者的触发因素为抗精神病药的使用,而患者抗精神病药交叉换药已近结束,患者除 6 月 30 日外其余病程中也无谵妄的临床表现,考虑为一过性谵妄,可暂不处理,但需严密监测患者的意识状态。谨慎使用上述增加谵妄风险的药物,患者入院后因焦虑症状及失眠使用过苯二氮䓬类药物劳拉西泮,目前已停用,后续治疗中也应尽量避免选择苯二氮䓬类药物及非苯二氮䓬类镇静催眠药,如必须使用,也应降低使用持续时间。

> 问题 10：综合患者的奥氮平、文拉法辛、阿立哌唑血药浓度监测结果，结合现有资料，分析可能的原因。

1. 依据《神经精神药理学治疗药物监测共识指南：2017 版》，奥氮平的主要代谢酶是 UGT1A4，此外 CYP1A2 酶和 CYP2D6 酶也参与代谢。奥氮平的治疗参考浓度范围为 20～80ng/ml、DRC 因子为 1.19～2.50，即奥氮平服用 10mg 时剂量相关浓度范围为 11.9～25ng/ml，5mg 时剂量相关浓度范围为 5.95～12.5ng/ml。患者入院后共测过 8 次血药浓度，详见表 10-5，检测时均已达稳态，均在治疗参考浓度范围内，但均高于剂量相关浓度范围，提示代谢受阻。根据该患者的 PGx 检测结果，患者为 *CYP2D6* 中间代谢型、*CYP1A2* 正常代谢型，难以解释慢代谢现象。

表 10-5 奥氮平血药浓度监测结果

	4 月 26 日	5 月 10 日	5 月 16 日	5 月 25 日	5 月 31 日	6 月 10 日	6 月 18 日	7 月 1 日
剂量 /mg	10	10	10	10	10	10	10	5
血药浓度 /（ng/ml）	44.47	32.83	39.27	43.84	45.14	49.99	60.43	33.63

2. *O*- 去甲文拉法辛为文拉法辛的活性代谢产物，文拉法辛与 *O*- 去甲文拉法辛的总浓度即文拉法辛活性成分的治疗参考浓度范围为 100～400ng/ml，患者两次文拉法辛活性成分浓度超治疗参考浓度范围上限。盐酸文拉法辛缓释胶囊活性成分的半衰期为 11～20 小时，达稳态需要 5 天。患者从 6 月 22 日起服用盐酸文拉法辛缓释胶囊 150mg q.d.，到 7 月 1 日采血时已达稳态；7 月 9 日剂量增加至 225mg q.d.，到 7 月 16 日采血时也已达稳态。文拉法辛、*O*- 去甲文拉法辛和活性成分的 DRC 因子分别为 0.12～0.36、0.78～1.30 和 0.9～1.67，测得浓度与剂量相关浓度范围如表 10-6 所示，均高于剂量相关浓度范围。*O*- 去甲文拉法辛 / 文拉法辛的代谢产物与母药的比值（MPR）范围为 2.7～7.7，计算得出该患者 7 月 1 日 MPR 为 1.17、7 月 16 日 MPR 为 1.22，表明代谢受到抑制。文拉法辛主要通过 CYP2D6 酶代谢为 *O*- 去甲文拉法辛，*O*- 去甲文拉法辛再通过 CYP2C19 酶代谢为无活性物质，根据该患者的 PGx 检测结果，患者为 *CYP2D6* 中间代谢型、*CYP2C19* 正常代谢型。

表 10-6　文拉法辛血药浓度监测结果

成分	文拉法辛	O- 去甲文拉法辛	文拉法辛活性成分
7 月 1 日测得浓度 /（ng/ml）	244.47	285.95	530.42
150mg 剂量相关浓度范围 /（ng/ml）	18 ～ 54	117 ～ 195	135 ～ 250.5
7 月 16 日测得浓度 /（ng/ml）	255.03	310.43	565.46
225mg 剂量相关浓度范围 /（ng/ml）	27 ～ 81	175.5 ～ 292.5	202.5 ～ 375.75

3. 脱氢阿立哌唑是阿立哌唑的活性代谢产物,阿立哌唑 + 脱氢阿立哌唑浓度即阿立哌唑活性成分的治疗参考浓度范围为 150 ～ 500ng/ml。阿立哌唑的半衰期为 60 ～ 80 小时,达稳态需要 10 天。患者 6 月 30 日阿立哌唑剂量加至 7.5mg q.d.,7 月 1 日第 1 次采血时未达稳态;7 月 9 日阿立哌唑剂量加至 10mg q.d.,7 月 12 日第 2 次采血时仍未达稳态。阿立哌唑、脱氢阿立哌唑和活性成分的 DRC 因子分别为 8.15 ～ 15.29、3.04 ～ 6.60 和 11.19 ～ 21.89,测得浓度与剂量相关浓度范围关系如表 10-7 所示。脱氢阿立哌唑与阿立哌唑的 MPR 为 0.3 ～ 0.5,该患者 7 月 1 日 MPR 为 0.16、7 月 12 日 MPR 为 0.25,表明代谢受到抑制。阿立哌唑主要通过 CYP2D6 酶和 CYP3A4 酶代谢,根据该患者的 PGx 检测结果,患者为 *CYP2D6* 中间代谢型、*CYP3A4* 正常代谢型。

表 10-7　阿立哌唑血药浓度监测结果

成分	阿立哌唑	脱氢阿立哌唑	阿立哌唑活性成分
7 月 1 日测得浓度 /（ng/ml）	52.78	8.33	61.11
5mg 剂量相关浓度范围 /（ng/ml）	40.75 ～ 76.45	15.2 ～ 33	55.95 ～ 109.45
7.5mg 剂量相关浓度范围 /（ng/ml）	61.13 ～ 114.68	22.8 ～ 49.5	83.93 ～ 164.18
7 月 12 日测得浓度 /（ng/ml）	178.28	45.13	223.41
10mg 剂量相关浓度范围 /（ng/ml）	81.5 ～ 152.9	30.4 ～ 66	111.9 ～ 218.9

4. 综合 3 种药物的 TDM 及 PGx 结果,可以发现 3 种经不同代谢酶代谢的药物均存在不同程度的代谢抑制,但患者药物基因检测中没有慢代谢基因型,肝肾功能也正常,同时使用的药物中也没有代谢酶抑制剂。考虑到患者为 75 岁高龄,可能是因衰老导致的代谢酶活性降低,从而造成多种药物的代谢均较慢。提示对高龄患者用药时需注意从小剂量起始,并定期进行血药浓度监测,根据监测结果调整药物剂量。

> **问题11**：患者被诊断为"复发性抑郁障碍，伴有精神病性症状的重度发作"，请结合《国际疾病分类（第10版）》，判断患者是否符合诊断标准。

1. 依据《国际疾病分类（第10版）》，重度抑郁发作的诊断标准为存在心境低落、兴趣与愉快感丧失、易疲劳这3条抑郁障碍的典型症状，并加上①集中注意和注意的能力降低；②自我评价和自信降低；③自罪观念和无价值感；④认为前途暗淡悲观；⑤自伤或自杀观念或行为；⑥睡眠障碍；⑦食欲下降这些症状中的至少4条，且其中某些症状应达到严重的程度，病程持续时间不少于2周。该患者情绪差、感觉活着没有意思、不爱活动、身上没有精神，符合3条抑郁障碍的典型症状，且有②③④⑥⑦5条其他症状，其中自罪观念和食欲下降达到了严重的程度，病程持续2个月，符合重度抑郁发作标准。

2. 复发性抑郁障碍的诊断标准是反复出现至少2次抑郁发作历史，每次持续时间至少2周，2次发作之间应有几个月无明显心境紊乱，不存在符合躁狂标准的心境高涨和活动过度的独立发作。该患者间断性病程28年，既往有2次抑郁发作历史，每次持续时间均大于2周，发作间歇期可如常生活，病史中没有躁狂表现。

3. 伴有精神病性症状的诊断标准是存在妄想、幻觉或抑郁性木僵。该患者耳边有歌声，觉得自己的器官都不行了，存在幻听和虚无妄想。

因此，符合诊断标准。

> **问题12**：结合患者出院用药方案，为患者进行出院生活方式指导。

1. 患者出院用药方案

硝苯地平缓释片 10mg b.i.d. 口服（抗高血压）。

阿托伐他汀钙片 10mg q.d. 口服（抗高脂血症）。

米氮平片 30mg q.d. 口服（抗抑郁）。

盐酸文拉法辛缓释胶囊 225mg q.d. 口服（抗抑郁）。

阿立哌唑片 10mg q.d. 口服（抗精神病性症状）。

奥沙西泮片 15mg q.d. 口服（镇静催眠）。

2. 服药依从性　患者曾有过自行停药和服药不规律，交代家属突然停药不但会使病情出现波动，更可能引起戒断症状，需在医师指导下逐渐减量，不可擅自停药或更改服药剂量，请家属监督患者每日按时服药。

3. 避免饮酒,避免食用葡萄柚及其制品。坐躺后缓慢起身,剧烈运动、过热或脱水状态时注意体温,多喝水以防脱水,如体温升高无法降低应及时就诊。

4. 控制高脂食物的摄入;增加富含钾的食物如水果(香蕉、葡萄、橘子、杏、西瓜等),奶制品、鱼、蔬菜,坚果等的摄入。

5. 密切监测病情变化,如出现情绪低落、坐立不安、自杀想法或行动,立即就诊。

6. 定期随访　定期监测血压,半个月后门诊复诊,监测血钾、血钠水平;每月监测血药浓度,每 3 个月监测 1 次肝肾功能。

四、专家点评——张庆娥(主任医师)

本病例有三个主要讨论点,一是随着年龄增长,老年患者的代谢酶活性不断降低,血药浓度较普通成人更高,这一现象在老年人群尤其是超高龄人群中相当常见,提示对于老年患者应从低剂量起始治疗,并定期监测血药浓度,以浓度而非剂量作为治疗目标。二是患者住院过程中反复多次出现低钾血症,由奥氮平所致的低钾血症发生率虽不高,但文献中已有多篇报道,其机制尚不清楚。了解识别和处理该不良反应的方法,有助于减少反复低血钾的出现。三是精神科患者谵妄的识别与处理。现有谵妄处理的指南多适用于综合医院患者,触发因素也多与外科手术等强刺激事件有关,而对于精神药物所致的谵妄指南尚为空白,临床处理只能依赖医师的临床经验,期待更多循证等级更高的指南能够用于精神科谵妄患者。

药师结合指南能够对患者药物治疗全程的药物选择、不良反应识别与干预、重要检验结果解读等进行综合分析,发挥了重要作用。

五、拓展阅读——老年人的药物代谢特点及其影响因素

肝脏的生物转化功能随年龄增长而相应降低,主要是肝脏重量、有功能的肝细胞数目减少,肝血流量下降及肝微粒体酶活性降低等因素所致,尤其以后两项因素为主。老年人肝脏体积变小,肝细胞数目减少,肝血流量也比成人低,而且随着年龄增长,肝微粒体酶活性下降,药物代谢能力下降,这些都可导致一些药物代谢和清除减慢、半衰期延长。

药物口服吸收后,首先经过肝脏适当减活后进入血液,称为首过效应。老年人的肝血流量比成人低,肠道血流量也减少,所以首过效应减弱,使血药浓度升高,70 岁老年人的稳态血药浓度可为 40 岁者的 4 倍。如果老年人使用

有首过效应的药物如非洛地平、普萘洛尔时,应调整用量及给药间隔,否则可致使药物不良反应增加。

肝药酶活性随年龄增长而降低,经肝药酶灭活的药物半衰期往往延长、血药浓度升高,如苯巴比妥、对乙酰氨基酚、保泰松、吲哚美辛、氨茶碱、三环类抗抑郁药等,血药浓度约增高 1 倍,作用时间延长。老年人的肝药酶活性减弱也存在个体差异,况且酶活性还受营养(如维生素)是否缺乏等多种因素影响。不同肝药酶(如乙醇脱氢酶及异烟肼、肼屈嗪、普鲁卡因胺的乙酰化酶和苯二氮草类药物的葡萄糖醛酸转移酶等)在老年人体内的活性降低也不一致,以导致这些药物的生物转化不一。老年患者的 CYP450 酶活性相较于一般成人患者以降低为主,如 CYP1A2 酶、CYP2C9 酶、CYP2C19 酶活性均低于一般成人患者,UGT 相关代谢酶活性也低于一般成人患者。

老年人使用常规剂量的经肝脏代谢的药物如氯霉素、洋地黄毒苷、普萘洛尔等,半衰期延长,可产生蓄积中毒,并引起药物不良反应。因此为防止药物蓄积中毒,老年人应用对肝脏有损害的药物要减量,如氯氮草、地西泮、氯丙嗪、抗结核药、抗肿瘤药等,做到用药剂量个体化,使用过程中应密切观察临床变化,有条件的应定期化验血药浓度、检查肝功能等。在给老年人应用某些须经肝脏代谢后才具有活性的药物时,更应考虑上述特点而选用适当的药物。

六、小测试

1. 抑郁障碍的典型症状不包括(　　　)

A. 心境低落　　　　　B. 兴趣丧失　　　　　C. 易疲劳

D. 食欲下降　　　　　E. 愉快感丧失

2. 下列药物中,半衰期最长,宿醉反应最强,一般不推荐用于治疗失眠的是(　　　)

A. 地西泮　　　　　　B. 劳拉西泮　　　　　C. 艾司唑仑

D. 氯硝西泮　　　　　E. 唑吡坦

3. 对于抑郁障碍共病焦虑的老年患者,推荐使用的抗抑郁药有(　　　)

A. 曲唑酮　　　　　　B. 氟西汀　　　　　　C. 阿戈美拉汀

D. 度洛西汀　　　　　E. 多塞平

4. 度洛西汀是以下哪个肝药酶的抑制剂(　　　)

A. CYP1A2　　　　　B. CYP2D6　　　　　C. CYP3A4

D. CYP2C19　　　　　E. CYP2B6

5. 可降低高催乳素血症患者的催乳素水平的药物是(　　)

A. 利培酮　　　　　B. 氨磺必利　　　　　C. 阿立哌唑

D. 奥氮平　　　　　E. 氯氮平

答案:1. D; 2. D; 3. D; 4. B; 5. C

（任　莉　贾　菲）

参考文献

[1] 中华医学会神经病学分会,中华医学会神经病学分会睡眠障碍学组 . 中国成人失眠诊断与治疗指南(2017 版)[J]. 中华神经科杂志,2018, 51(5):324-335.

[2] 吴文源 . 中国焦虑障碍防治指南 [M]. 北京:人民卫生出版社,2010.

[3] 李凌江,马辛 . 中国抑郁障碍防治指南 [M]. 2 版 . 北京:中华医学电子音像出版社,2015.

[4] 中国成人血脂异常防治指南修订联合委员会 . 中国成人血脂异常防治指南(2016 年修订版)[J]. 中华心血管病杂志,2016,44(10):833-853.

[5] 王辰,王建安 . 内科学 [M]. 3 版 . 北京:人民卫生出版社,2015.

[6] HIEMKE C,BERGEMANN N,CLEMENT H W,等 . 神经精神药理学治疗药物监测共识指南:2017 版 [J]. 实用药物与临床,2022,25(2): 97-118.

[7] 马辛,毛富强 . 精神病学 [M]. 3 版 . 北京:北京大学医学出版社,2013.

[8] 中国神经科学学会精神病学基础与临床分会精神分裂症临床研究联盟 . 抗精神病药所致高泌乳素血症干预对策的专家共识 [J]. 中华精神科杂志,2021,54(3):163-169.

[9] 中华医学会神经病学分会神经心理与行为神经病学学组 . 综合医院谵妄诊治中国专家共识(2021)[J]. 中华老年医学杂志,2021,40(10): 1226-1233.

[10] 北京世界卫生组织疾病分类合作中心 . 国际疾病分类第十次修订本 [M]. 北京:人民卫生出版社,1996.

[11] 于普林 . 老年医学 [M]. 2 版 . 北京:人民卫生出版社,2017.

附表 1 基于 CYP2D6 表型的抗抑郁药推荐剂量

(a) 基于 CYP2D6 表型的帕罗西汀给药剂量建议

表型	解释	治疗建议	推荐级别	注意事项
CYP2D6超快代谢型	与CYP2D6正常活性代谢型相比，帕罗西汀代谢为低活性产物的速率增加。较低的血药浓度可能降低临床获益。由于帕罗西汀对CYP2D6的自身抑制作用，使得超快代谢型转化为正常、中间还是慢代谢型中的哪一个尚不清楚	选择非CYP2D6主要代谢的药物	中等推荐	在选择替代药物治疗时，应考虑药物相互作用和其他患者特征（如年龄，肾功能，肝功能）
CYP2D6正常代谢型	帕罗西汀正常代谢为低活性产物。由于帕罗西汀对CYP2D6的自身抑制，正常代谢型的帕罗西汀转化为CYP2D6中间代谢型或慢代谢型的表型转化可能发生，并呈剂量依赖性且在稳态血药浓度下更明显	以推荐起始剂量开始治疗	强烈推荐	—
CYP2D6中间代谢型	与正常代谢型相比，在开始治疗或在较低剂量时，帕罗西汀代谢为低活性产物的速率降低。较高的血药浓度可能会增加不良反应发生率。由于帕罗西汀对CYP2D6的自身抑制，中间代谢型向慢代谢型的表型转化可能发生，并呈剂量依赖性且在稳态血药浓度下更明显	与正常代谢型相比，考虑较低的起始剂量和较慢的滴定方案	可选推荐	在调整剂量或选择替代药物治疗时，应考虑药物相互作用和其他患者特征（如年龄，肾功能，肝功能）
CYP2D6慢代谢型	与CYP2D6正常代谢型相比，代谢速率明显降低。较高的血药浓度可能会增加不良反应发生率。帕罗西汀对CYP2D6的自身抑制对慢代谢型影响小	与正常代谢者相比，降低50%的推荐起始剂量和较慢滴定方案。维持期，剂量降低50%	中等推荐	在调整剂量或选择替代药物治疗时，应考虑药物相互作用和其他患者特征（如年龄，肾功能，肝功能）

续表

表型	解释	治疗建议	推荐级别	注意事项
CYP2D6 待定	n/a	无建议	无推荐	—
(b)基于 CYP2D6 表型的氟伏沙明给药剂量建议				
CYP2D6 超快代谢型	没有关于 CYP2D6 超快代谢型的数据	缺乏证据,无法给出建议	无推荐	—
CYP2D6 正常代谢型	正常代谢	以推荐起始剂量开始治疗	强烈推荐	—
CYP2D6 中间代谢型	与 CYP2D6 正常代谢型相比,氟伏沙明代谢为低活性产物的速率降低。较高的血药浓度可能会增加不良反应发生率	以推荐起始剂量开始治疗	中等推荐	—
CYP2D6 慢代谢型	与 CYP2D6 正常代谢型相比,氟伏沙明代谢为低活性产物的速率明显降低。较高的血药浓度可能会增加不良反应发生率	与正常代谢型相比,考虑起始剂量降低 25%~50% 和确定速率减慢,或者考虑临床上合适且非 CYP2D6 主要代谢的抗抑郁药	可选推荐	在调整剂量或选择替代药物治疗时,应考虑患者特征(如年龄、肾功能、肝功能)
CYP2D6 待定	n/a	无建议	无推荐	—
(c)基于 CYP2D6 表型的文拉法辛给药剂量建议				
CYP2D6 超快代谢型	与 CYP2D6 正常代谢型相比,文拉法辛代谢为活性代谢产物 O-去甲文拉法辛(去甲文拉法辛)的速率增加,O-去甲文拉法辛与文拉法辛的浓度比值增加。没有足够的证据支持 CYP2D6 超快代谢型中,O-去甲文拉法辛与文拉法辛的浓度比值增加对治疗产生影响	关于其对疗效或不良反应的影响的研究证据很少,没有基于文拉法辛基因型的推荐	无推荐	—

续表

表型	解释	治疗建议	推荐级别	注意事项
CYP2D6正常代谢型	正常代谢	以推荐起始剂量开始治疗	强烈推荐	—
CYP2D6中间代谢型	与CYP2D6正常代谢型相比，文拉法辛代谢为活性代谢产物O-去甲文拉法辛（去甲文拉法辛）的速率降低，且O-去甲文拉法辛与文拉法辛的浓度比值降低。没有足够的证据支持在CYP2D6中间代谢型患者中，O-去甲文拉法辛与文拉法辛的浓度比值降低对治疗产生影响	关于其对疗效或不良反应的影响的研究证据很少，没有基于文拉法辛基因型的推荐	无推荐	—
CYP2D6慢代谢型	与CYP2D6正常代谢型和中间代谢型相比，文拉法辛代谢为活性代谢产物O-去甲文拉法辛（去甲文拉法辛）的速率降低，并且O-去甲文拉法辛与文拉法辛的浓度比值明显降低。在CYP2D6慢代谢型患者中，文拉法辛增加，O-去甲文拉法辛与文拉法辛的浓度比值降低对治疗的影响尚不清楚，但CYP2D6 PM基因型与不良反应相关	考虑选择临床中主要代谢途径不是CYP2D6的抗抑郁药	可选推荐	在调整剂量或选择替代药物治疗时，应考虑药物相互作用和其他患者特征（如年龄，肾功能，肝功能）
CYP2D6待定	n/a	无建议	无推荐	—

(d) 基于CYP2D6表型的伏硫西汀给药剂量建议

续表

表型	解释	治疗建议	推荐级别	注意事项
CYP2D6超快代谢型	与CYP2D6正常代谢型相比,伏硫西汀代谢为低活性产物的速率增加。较低的血药浓度可能降低临床获益	选择主要代谢途径不是CYP2D6的替代药物。如果需要使用伏硫西汀开始治疗,则按标准起始剂量开始治疗,并根据疗效和不良反应滴定至维持剂量。可能需要增加50%的目标维持剂量或更多才能达到疗效	可选推荐	在选择替代药物治疗时,应考虑药物相互作用和其他患者特征(如年龄、肾功能、肝功能)
CYP2D6正常代谢型	正常代谢	以推荐起始剂量开始治疗	强烈推荐	—
CYP2D6中间代谢型	与CYP2D6正常代谢型相比,伏硫西汀代谢为低活性产物的速率降低。较高的血药浓度可能会增加不良反应发生率	以推荐起始剂量开始治疗	中等推荐	—
CYP2D6慢代谢型	与CYP2D6正常代谢型相比,伏硫西汀代谢为低活性产物的速率明显降低。较高的血药浓度可能会增加不良反应发生率	以50%的推荐起始剂量(如5mg)开始治疗,滴定至最大推荐剂量10mg;或选择主要代谢途径不是CYP2D6的抗郁药	中等推荐	在调整剂量或选择替代药物治疗时,应考虑药物相互作用,适应证和其他患者特征(如年龄、肾功能、肝功能)
CYP2D6待定	n/a	无建议	无推荐	—

注:n/a 为不适用项。

表格参考了 BOUSMAN C A,STEVENSON J M,RAMSEY L B,et al. Clinical Pharmacogenetics Implementation Consortium(CPIC)guideline for *CYP2D6,CYP2C19,CYP2B6,SLC6A4*,and *HTR2A* genotypes and serotonin reuptake inhibitor antidepressants. Clinical pharmacology and therapeutics,2023,114(1):51-68。

附表 2　基于 CYP2C19 和 CYP2B6 表型的舍曲林给药剂量建议

表型	CYP2B6 超快代谢型或快代谢型	CYP2B6 正常代谢型	CYP2B6 中间代谢型	CYP2B6 慢代谢型	CYP2B6 待定
CYP2C19 超快代谢型或快代谢型	以推荐起始剂量开始治疗。如果患者对推荐维持剂量没有足够的疗效,考虑滴定到更高的维持剂量或改用临床合适且不是主要经 CYP2C19 或 CYP2B6 代谢的抗抑郁药。推荐评级:可选推荐	以推荐起始剂量开始治疗。推荐评级类:强烈推荐	以推荐起始剂量开始治疗。推荐评级:中等推荐	以推荐起始剂量开始治疗。推荐评级:可选推荐	以推荐起始剂量开始治疗。推荐评级:强烈推荐
CYP2C19 正常代谢型	以推荐起始剂量开始治疗。推荐评级:中等推荐	以推荐起始剂量开始治疗。推荐评级:强烈推荐	以推荐起始剂量开始治疗。考虑较低的维持剂量和减慢滴定速率。推荐评级:中等推荐	与 CYP2B6 正常代谢型相比,考虑较低的起始剂量,减慢滴定速率,标准维持剂量减少 25%,或选择临床合适且不是主要经 CYP2B6 代谢的抗抑郁药。推荐评级:可选推荐	以推荐起始剂量开始治疗。推荐评级:强烈推荐
CYP2C19 中间代谢型或正常代谢型疑似中间代谢型	以推荐起始剂量开始治疗。推荐评级:中等推荐	以推荐起始剂量开始治疗。考虑较低的维持剂量和减慢滴定速率。推荐评级:中等推荐	以推荐起始剂量开始治疗。考虑比正常代谢型更慢的滴定速率和更低的维持剂量。推荐评级:可选推荐	与 CYP2B6 正常代谢型相比,考虑更低的起始剂量,更慢的滴定速率计划,以及标准维持剂量减少 50%。推荐评级:可选推荐	以推荐起始剂量开始治疗。考虑减慢滴定速率和较低的维持剂量。推荐评级:中等推荐

表型	CYP2B6 超快代谢型或快代谢型	CYP2B6 正常代谢型	CYP2B6 中间代谢型	CYP2B6 慢代谢型	CYP2B6 待定
CYP2C19 慢代谢型或疑似慢代谢型	与CYP2C19正常代谢型相比,考虑较低的起始剂量,滴定速率减慢和标准维持剂量减少50%,或选择临床合适且不是主要经CYP2C19代谢的抗抑郁药。推荐评级:可选推荐	与CYP2C19正常代谢型相比,考虑较低的起始剂量,滴定速率减慢和标准维持剂量减少50%,或选择临床合适且不是主要经CYP2C19代谢的抗抑郁药。推荐评级:中等推荐	与CYP2C19正常代谢型相比,考虑较低的起始剂量,减慢滴定速率和标准维持剂量减少50%,或选择临床合适且不是主要经CYP2C19代谢的抗抑郁药。推荐评级:中等推荐	选择不是主要经CYP2C19或CYP2B6代谢的抗抑郁药。推荐评级:可选推荐	与CYP2C19正常代谢型相比,考虑较低的起始剂量,减慢滴定速率和标准维持剂量减少50%,或选择临床合适且不是主要经CYP2C19代谢的抗抑郁药。推荐评级:中等推荐
CYP2C19 待定	以推荐起始剂量开始治疗。推荐评级:中等推荐	以推荐起始剂量开始治疗。推荐评级:中等推荐	以推荐起始剂量开始治疗。考虑减慢滴定速率和较低的维持剂量。推荐评级:中等推荐	与CYP2B6正常代谢型相比,考虑较低的起始剂量,减慢滴定速率和标准维持剂量减少25%,或选择临床合适且不是主要经CYP2B6代谢的抗抑郁药。推荐评级:可选推荐	无推荐

注:表格参考了 BOUSMAN C A,STEVENSON J M,RAMSEY L B,et al. Clinical Pharmacogenetics Implementation Consortium (CPIC) guideline for CYP2D6,CYP2C19,CYP2B6,SLC6A4,and HTR2A genotypes and serotonin reuptake inhibitor antidepressants. Clinical pharmacology and therapeutics, 2023,114(1):51-68。

附表 3 基于 *CYP2D6* 和 *CYP3A4* 表型的抗精神病药用药建议汇总

药品名称	基因	表型	用药建议 [a]
阿立哌唑	*CYP2D6*	PM	给药不超过 10mg/d 或 300mg/ 月（阿立哌唑最大剂量的 68% ～ 75%）
氟哌啶醇	*CYP2D6*	PM	使用常规剂量的 60%
	CYP2D6	UM	使用常规剂量的 1.5 倍或选择其他药物,例如不经（或很少经）CYP2D6 代谢的抗精神病药氟哌噻吨、五氟利多、喹硫平、奥氮平或氯氮平
利培酮	*CYP2D6*	PM	使用常规剂量的 67%;如果剂量减少后仍出现中枢神经系统不良反应,则将剂量进一步减少至常规剂量的 50%
	CYP2D6	UM	选择其他药物或按照活性代谢产物（帕利哌酮）的最大剂量滴定（口服:成人和 15 岁以上体重 ≥51kg 的儿童 12mg/d, 15 岁以上体重 < 51kg 的儿童 6mg/d;肌内注射:75mg/2 周）
喹硫平	*CYP3A4*	PM	适应证为抑郁症:使用其他药物,如阿立哌唑较少经 CYP3A4 代谢、奥氮平不经 CYP3A4 代谢;其他适应证:使用常规剂量的 30%

注:IM 表示中间代谢者;PM 表示慢代谢者;UM 表示超快代谢者。[a] 表示在用药建议中,常规剂量是指无变异患者所使用的剂量。

表格参考了 BEUNK L, NIJENHUIS M, SOREE B, et al. Dutch Pharmacogenetics Working Group（DPWG）guideline for the gene-drug interaction between *CYP2D6*, *CYP3A4* and *CYP1A2* and antipsychotics. European journal of human genetics, 2024, 32（3）:278-285.

附表 4 常见肝药酶抑制剂和诱导剂

肝药酶	抑制剂	诱导剂
CYP1A2	**氟伏沙明、环丙沙星、依诺沙星、去甲麻黄碱、西咪替丁、异烟肼、诺氟沙星、普罗帕酮**	吸烟、利福平、卡马西平、莫达非尼、苯巴比妥、苯妥英钠
CYP3A4	阿瑞匹坦、阿扎那韦、环丙沙星、克拉霉素、克唑替尼、地尔硫草、红霉素、氟康唑、葡萄柚汁、茚地那韦、伊曲康唑、奈非那韦、泊沙康唑、利托那韦、沙奎那韦、维拉帕米、伏立康唑、胺碘酮、西咪替丁、氟西汀和去甲氟西汀、氟伏沙明、异烟肼、咪康唑	波生坦、卡马西平、依非韦伦、莫达非尼、奥昔布宁、苯巴比妥、苯妥英钠、扑米酮、利福布汀、利福平、圣·约翰草、利托那韦（高剂量）
CYP2B6	**伏立康唑、氯吡格雷、噻氯匹定**	**卡马西平、依非韦伦、苯巴比妥、苯妥英钠、利福平、莫达非尼**

续表

肝药酶	抑制剂	诱导剂
CYP2C9	**胺碘酮**、**氟康唑**、**咪康唑**、**氟伏沙明**、异烟肼、丙戊酸、伏立康唑	**利福平**、**利托那韦**、卡马西平、苯巴比妥、苯妥英钠、扑米酮、圣·约翰草
CYP2C19	艾司奥美拉唑、奥美拉唑、**氟西汀和去甲氟西汀**、氟伏沙明、吗氯贝胺、噻氯匹定、伏立康唑、异烟肼	利福平、苯巴比妥、苯妥英、扑米酮
CYP2D6	安非他酮、**度洛西汀**、**氟西汀和去甲氟西汀**、**帕罗西汀**、**奎尼丁**、胺碘酮、西咪替丁、甲氧氯普胺、普罗帕酮、利托那韦	无

注:字体加粗药物的抑制或诱导作用最强。

表格参考了 HIEMKE C,BERGEMANN N,CLEMENT H W,et al. Consensus guidelines for therapeutic drug monitoring in neuropsychopharmacology: update 2017. Pharmacopsychiatry,2018,51(1-2):9-62 和相关药品说明书。

附表 5　精神科常见药物和物质及其代谢酶

药品名称	代谢酶
阿戈美拉汀	**CYP1A2**、CYP2C19、CYP3A4
阿立哌唑	**CYP2D6**、**CYP3A4**
阿米替林	**CYP2C19**、**CYP2D6**、CYP3A4、CYP1A2、CYP2C9、葡萄糖醛酸转移酶
阿普唑仑	**CYP3A4/5**
艾司西酞普兰	**CYP2C19**、CYP2D6、CYP3A4
安非他酮	**CYP2B6**、CYP2C19
奥氮平	**CYP1A2**、**葡萄糖醛酸转移酶**、CYP2D6、黄素单氧化酶
奥卡西平	葡萄糖醛酸转移酶
奥沙西泮	葡萄糖醛酸转移酶
苯巴比妥	CYP2C19、葡萄糖醛酸转移酶
苯海拉明	**CYP2D6**、**葡萄糖醛酸转移酶**
苯妥英钠	CYP2C9、CYP2C19、葡萄糖醛酸转移酶
丙戊酸	葡萄糖醛酸转移酶、CYP2A6、CYP2B6、CYP2C9、β- 氧化
布南色林	**CYP3A4**

续表

药品名称	代谢酶
地西泮	**CYP2C19、CYP3A4、葡萄糖醛酸转移酶**、CYP2B6、CYP2B7
丁丙诺啡	**CYP3A4**、CYP2C8、葡萄糖醛酸转移酶
丁螺环酮	**CYP3A4**
度洛西汀	**CYP1A2**、CYP2D6
多奈哌齐	**CYP2D6**、CYP3A4
多塞平	**CYP2C9、CYP2C19、CYP2D6**
奋乃静	**CYP2D6**、CYP1A2、CYP2C19、CYP3A4
氟奋乃静	**CYP2D6**
氟伏沙明	**CYP2D6、CYP1A2**
伏硫西汀	**CYP2D6**、CYP3A4/5、CYP2C9
氟哌啶醇	**CYP2D6、CYP3A4、葡萄糖醛酸转移酶**
氟哌噻吨	**CYP2D6**
氟西汀	**CYP2C9、CYP2C19、CYP2D6**、CYP2B6
咖啡因	**CYP1A2、CYP2A6、黄嘌呤氧化酶**
卡马西平	**CYP3A4**、CYP1A2、CYP2C8、葡萄糖醛酸转移酶、环氧化酶
可待因	**CYP2D6、葡萄糖醛酸转移酶**
喹硫平	**CYP3A4**、CYP2D6
拉莫三嗪	葡萄糖醛酸转移酶
劳拉西泮	葡萄糖醛酸转移酶
利培酮	**CYP2D6**、CYP3A4
鲁拉西酮	**CYP3A4**
氯丙嗪	CYP1A2、CYP2D6
氯氮平	**CYP1A2、CYP2C19**、CYP3A4
氯米帕明	**CYP2C19、CYP2D6**、CYP1A2、CYP3A4、葡萄糖醛酸转移酶
氯普噻吨	CYP2D6、CYP3A4
氯硝西泮	CYP3A4
马普替林	**CYP2D6**、CYP1A2
美沙酮	**CYP2B6、CYP3A4**、CYP2D6
咪达唑仑	**CYP3A4、葡萄糖醛酸转移酶**

续表

药品名称	代谢酶
米安色林	**CYP2D6**、CYP1A2、CYP3A4
米氮平	CYP3A4、CYP1A2、CYP2D6
米那普仑	CYP3A4
莫达非尼	酰胺水解酶、CYP3A4
帕利哌酮	60% 不经代谢而直接排泄,其余经 CYP3A4、葡萄糖醛酸转移酶代谢
帕罗西汀	**CYP2D6**、CYP3A4
哌甲酯	羧酸酯酶 1
齐拉西酮	CYP3A4、醛氧化酶
曲唑酮	**CYP3A4**、CYP2D6
去甲文拉法辛	**CYP2C19**、**葡萄糖醛酸转移酶**、CYP3A4
瑞波西汀	CYP3A4
舍曲林	**CYP2B6**、**CYP2C19**、CYP2C9、CYP2D6、CYP3A4、葡萄糖醛酸转移酶
褪黑素	**CYP1A2**
托吡酯	葡萄糖醛酸转移酶
托莫西汀	**CYP2C19**、**CYP2D6**
文拉法辛	**CYP2C19**、**CYP2D6**、CYP2C9、CYP3A4
西酞普兰	**CYP2C19**、CYP2D6、CYP3A4
硝西泮	**CYP3A4**
乙醇	**乙醇脱氢酶**、**CYP2E1**
异丙嗪	**CYP2D6**
扎来普隆	**CYP3A4**、醛氧化酶
左旋多巴	**多巴脱羧酶**、甲基转移酶、单胺氧化酶
佐匹克隆	**CYP3A4**、CYP2C8
唑吡坦	**CYP3A4**、CYP1A2、CYP2C9
几乎不经肝脏代谢的精神药物	
氨磺必利	90% 以上经肾脏以原型排泄
加巴喷丁	不经肝脏代谢,由肾脏排泄

续表

药品名称	代谢酶
金刚烷胺	90% 以原型排泄
锂	无代谢,肾清除
米那普仑	主要经肾脏排泄
普瑞巴林	不经肝脏代谢,由肾脏排泄
舒必利	不经肝脏代谢,由肾脏排泄

注:加粗字体为该药的主要代谢酶,当该酶受到抑制或诱导之后,血药浓度会明显变化。例如当喹硫平与氟伏沙明合用时,CYP3A4 受到抑制,则喹硫平的血药浓度会明显升高;当喹硫平与卡马西平合用时,CYP3A4 受到诱导,则喹硫平的血药浓度会明显降低。

表格参考了 HIEMKE C,BERGEMANN N,CLEMENT H W,et al. Consensus guidelines for therapeutic drug monitoring in neuropsychopharmacology: update 2017. Pharmacopsychiatry,2018,51(1-2):9-62。

附表6　常用精神药物的治疗参考浓度范围、实验室警戒浓度及推荐等级

药品名称	治疗参考浓度范围	实验室警戒浓度	TDM推荐等级	备注
抗抑郁药				
5-羟色胺再摄取抑制剂				
艾司西酞普兰	15 ～ 80ng/ml	160ng/ml	推荐	
氟伏沙明	60 ～ 230ng/ml	500ng/ml	推荐	
氟西汀 +N- 去甲氟西汀	120 ～ 500ng/ml	1 000ng/ml	有用	
帕罗西汀	20 ～ 65ng/ml	120ng/ml	强烈推荐	呈非线性动力学,用于强迫障碍的治疗参考浓度范围可能更高
舍曲林	10 ～ 150ng/ml	300ng/ml	推荐	
西酞普兰	50 ～ 110ng/ml	220ng/ml	推荐	
5-羟色胺和去甲肾上腺素再摄取抑制剂				
文拉法辛 +O- 去甲文拉法辛	100 ～ 400ng/ml	800ng/ml	推荐	
度洛西汀	30 ～ 120ng/ml	240ng/ml	推荐	

药品名称	治疗参考浓度范围	实验室警戒浓度	TDM推荐等级	备注
米那普仑	100～150ng/ml	300ng/ml	推荐	
三环类和四环类				
阿米替林+去甲替林	80～200ng/ml	300ng/ml	强烈推荐	
多塞平+*N*-去甲多塞平	50～150ng/ml	300ng/ml	推荐	
马普替林	75～130ng/ml	220ng/ml	推荐	
其他				
阿戈美拉汀	7～300ng/ml（服用50mg后1～2小时）	600ng/ml	可能有用	半衰期短,在长期治疗时无须测定谷浓度。仅限于有特殊指征时测定峰浓度
安非他酮+羟基安非他酮	850～1 500ng/ml	2 000ng/ml	推荐	
伏硫西汀	10～40ng/ml	80ng/ml	推荐	
米安色林	15～70ng/ml	140ng/ml	有用	
米氮平	30～80ng/ml	160ng/ml	推荐	
曲唑酮	700～1 000ng/ml	1 200ng/ml	推荐	
抗精神病药				
典型抗精神病药				
奋乃静	0.6～2.4ng/ml	5ng/ml	强烈推荐	
氟奋乃静	1～10ng/ml	15ng/ml	强烈推荐	
氟哌啶醇	1～10ng/ml	15ng/ml	强烈推荐	
氟哌噻吨	0.5～5ng/ml（顺式异构体）	15ng/ml	推荐	
氯丙嗪	30～300ng/ml	600ng/ml	有用	代谢产物多,但活性代谢产物尚不明确,单独测定母药的临床意义有限

续表

药品名称	治疗参考浓度范围	实验室警戒浓度	TDM推荐等级	备注
舒必利	200 ~ 1 000ng/ml	1 000ng/ml	推荐	
非典型抗精神病药				
阿立哌唑 阿立哌唑 + 脱氢 阿立哌唑	100 ~ 350ng/ml 150 ~ 500ng/ml	1 000ng/ml	推荐	
氨磺必利	100 ~ 600ng/ml	1 000ng/ml	推荐	分次服用可能导致更高的谷浓度
奥氮平	20 ~ 80ng/ml	100ng/ml	强烈推荐	
喹硫平 N-脱烷基喹硫平	100 ~ 500ng/ml 100 ~ 250ng/ml	1 000ng/ml	推荐	
利培酮 +9-羟基利培酮	20 ~ 60ng/ml	120ng/ml	推荐	
鲁拉西酮	15 ~ 40ng/ml	120ng/ml	有用	
氯氮平	350 ~ 600ng/ml	1 000ng/ml	强烈推荐	儿童患者的治疗参考浓度范围有可能较低
帕利哌酮	20 ~ 60ng/ml	120ng/ml	推荐	
齐拉西酮	50 ~ 200ng/ml	400ng/ml	推荐	
心境稳定剂				
丙戊酸	50 ~ 100μg/ml	120μg/ml	推荐	呈非线性动力学,根据TDM结果调整剂量
卡马西平	4 ~ 10μg/ml	20μg/ml	推荐	
拉莫三嗪	1 ~ 12μg/ml	20μg/ml	推荐	
锂	0.5 ~ 1.2mmol/L 急性期可达 1.2mmol/L 长期用药 0.5 ~ 0.8mmol/L	1.3mmol/L	强烈推荐	

续表

药品名称	治疗参考浓度范围	实验室警戒浓度	TDM推荐等级	备注

抗焦虑药和镇静催眠药

苯二氮䓬类

药品名称	治疗参考浓度范围	实验室警戒浓度	TDM推荐等级	备注
阿普唑仑	5～50ng/ml	100ng/ml	有用	
奥沙西泮	200～1 500ng/ml	2 000ng/ml	可能有用	
地西泮 +N- 去甲地西泮	100～2 500ng/ml	3 000ng/ml	可能有用	
氯硝西泮	4～80ng/ml	100ng/ml	可能有用	
咪达唑仑	6～15ng/ml 60～80ng/ml（1 小时）	1 000ng/ml	可能有用	
硝西泮	30～100ng/ml（0.5～2 小时）	200ng/ml	可能有用	

非苯二氮䓬类

药品名称	治疗参考浓度范围	实验室警戒浓度	TDM推荐等级	备注
扎来普隆	20～40ng/ml（1～2 小时）	200ng/ml	可能有用	
佐匹克隆	55～85ng/ml（1.5～2 小时）	300ng/ml	可能有用	
唑吡坦	80～160ng/ml（1～3 小时）	320ng/ml	可能有用	

阿扎哌隆类

药品名称	治疗参考浓度范围	实验室警戒浓度	TDM推荐等级	备注
丁螺环酮 + 主要代谢产物	1～4ng/ml	30ng/ml	有用	

促认知药

药品名称	治疗参考浓度范围	实验室警戒浓度	TDM推荐等级	备注
多奈哌齐	50～75ng/ml	100ng/ml	推荐	
加兰他敏	10～40ng/ml	90ng/ml	有用	
卡巴拉汀	8～20ng/ml（口服后1～2 小时)5～13ng/ml（换用新贴剂前 1 小时）	40ng/ml	有用	

续表

药品名称	治疗参考浓度范围	实验室警戒浓度	TDM 推荐等级	备注
美金刚	90 ～ 150ng/ml	300ng/ml	有用	

注意缺陷多动障碍治疗药

药品名称	治疗参考浓度范围	实验室警戒浓度	TDM 推荐等级	备注
哌甲酯	儿童和青少年:6～26ng/ml（服用速释制剂 20mg 后 2 小时,或服用缓释制剂 40mg 后 4 ～ 6 小时）成人:12 ～ 79ng/ml（服用速释制剂 20mg 后 2 小时,或服用缓释制剂 40mg 后 4 ～ 6 小时）	50ng/ml	有用	有效治疗剂量下的峰浓度范围
托莫西汀	200 ～ 1 000ng/ml [服用 1.2mg/（kg·d）后 60 ～ 90 分钟]	2 000ng/ml	有用	有效治疗剂量下的峰浓度范围

资料来源:中国药理学会治疗药物监测研究专业委员会,中国医师协会精神科医师分会,中国药理学会药源性疾病学委员会.中国精神科治疗药物监测临床应用专家共识(2022 年版).神经疾病与精神卫生,2022,22(8):601-608.

附表 7 精神科常用母药、代谢产物和活性成分的剂量相关浓度范围(DRC)因子

药物和代谢产物名称		CI/F±SD/(ml/min)	F/%	$t_{1/2}$/h	Δt/h	DRC 因子			备注
英文名称	中文名称					均值	低	高	
抗抑郁药									
agomelatine	阿戈美拉汀	1 100±500	3	1.5	2	2.78	1.52	4.04	由于快速消除,如 Δt=24 小时,谷浓度测不到,CI受CYP1A2影响
amitriptyline	阿米替林	1 043±301	50	19	12	0.65	0.46	0.83	CI受 CYP2C19 和 CYP2D6、年龄影响
nortriptyline	去甲替林	1 435±609		30		0.48	0.28	0.68	
active moiety	活性部分					1.12	0.73	1.51	
amitriptyline oxide	氧化阿米替林	485±133	64	2	12	0.20	0.14	0.26	前体药物,活化化合物是阿米替林和去甲替林,CI受 CYP2C19 和 CYP2D6 影响
amitriptyline	阿米替林	3 947±1 316		19		0.17	0.11	0.23	
nortriptyline	去甲替林	3 488±969		31		0.20	0.14	0.25	
active moiety	活性部分					0.37	0.26	0.48	
bupropion	安非他酮	2 260±870	90	19	24	0.19	0.12	0.27	安非他酮在室温下不稳定,其代谢产物是主要活性化合物,CI/F受患者肾损伤及 CYP2B6 影响
hydroxybupropion	羟基安非他酮	147±91		28		3.46	1.32	5.60	
citalopram	西酞普兰	360±105	80	40	24	1.52	1.07	1.96	CI受 CYP2C19 和年龄影响
N-desmethylcitalopram	N-去甲西酞普兰	622±384		50		0.94	0.36	1.52	
clomipramine	氯米帕明	1 120±667	50	21	12	0.60	0.24	0.96	CI受 CYP2D6 和 CYP2C19 影响
N-desmetylclomipramine	N-去甲氯米帕明	622±384		36		1.11	0.42	1.79	
active moiety	活性部分					1.71	0.67	2.75	

续表

药物和代谢产物名称 英文名称	中文名称	CI/F±SD/(ml/min)	F/%	$t_{1/2}$/h	Δt/h	DRC因子 均值	低	高	备注
desvenlafaxine	去甲文拉法辛	315±82	80	14	24	1.15	0.85	1.45	CI受CYP2C19影响，不受CYP2D6影响
doxepin	多塞平	1 706±938	27	17	12	0.39	0.18	0.61	CI受CYP2C19和CYP2D6、年龄和性别影响
N-desmethyldoxepin active moiety	N-去甲多塞平活性部分	1 750±940		51		0.40	0.18	0.61	
						0.79	0.36	1.22	
duloxetine	度洛西汀	750±264	60	12	24	0.43	0.28	0.58	吸烟因诱导CYP1A2而影响CI，在亚裔患者较高
escitalopram	艾司西酞普兰	495±218	80	30	24	1.05	0.59	1.51	CI受CYP2D6和CYP2C19、年龄和性别影响
N-desmethylescitalopram	N-去甲艾司西酞普兰	622±384		52		0.95	0.36	1.53	
fluoxetine	氟西汀	126±93	90	120	24	5.14	1.35	8.93	CI由血中的稳态谷浓度计算而得
N-desmethylfluoxetine active moiety	N-去甲氟西汀活性部分	111±72		240		6.04	2.12	9.96	
						11.18	3.47	18.89	
fluvoxamine	氟伏沙明	1 907±504	53	20	24	0.23	0.17	0.29	CI受CYP2D6影响
maprotiline	马普替林	741±410	70	40	12	0.93	0.42	1.45	CI受CYP2D6和年龄影响
mianserin	米安色林	664±258	30	32	12	1.03	0.63	1.44	CI受CYP2D6影响
milnacipran	米那普仑	592±95	85	8	12	0.99	0.83	1.14	亚洲人和高加索人的CI相似，不受CYP450酶影响
mirtazapine	米氮平	261±80	50	30	12	2.63	1.82	3.43	CI受年龄、性别和吸烟程度影响，而且亚洲人较低

| 药物和代谢产物名称 | | Cl/F±SD/(ml/min) | F/% | $t_{1/2}$/h | Δt/h | DRC因子 | | | 备注 |
英文名称	中文名称					均值	低	高	
paroxetine	帕罗西汀	724±274	64	19	24	0.60	0.37	0.83	Cl受CYP2D6影响,由于Cl对CYP2D6的抑制作用而呈非线性动力学
reboxetine	瑞波西汀	58±26	60	10	12	10.8	5.94	15.6	
sertraline	舍曲林	1 167±450	66	26	24	0.42	0.26	0.58	Cl在妊娠期下降,年龄>60岁患者的Cl升高
N-desmethylsertraline	N-去甲舍曲林	822±278		70		0.75	0.50	1.00	
trazodone	曲唑酮	115±35	100	7*	12	4.82	3.35	6.29	Cl随年龄下降,受CYP3A4影响
venlafaxine IR	文拉法辛 IR	1 250±433	40	6	24	0.10	0.06	0.14	数据来源于速释制剂和缓释制剂(IR和XR),达峰时间不同,IR为1小时,XR为6小时;XR的Cl/F由合浓度计算而来;Cl受CYP2D6和CYP2C19、年龄影响
O-desmethylvenlafaxine active moiety	O-去甲文拉法辛活性部分	300±67	40	11	24	0.99 / 1.09	0.77 / 0.83	1.21 / 1.35	
N-desmethylvenlafaxine	N-去甲文拉法辛	367±267		7		0.46	0.13	0.80	
venlafaxine XR	文拉法辛 XR	1 196±576		11		0.24	0.12	0.36	
O-desmethylvenlafaxine active moiety	O-去甲文拉法辛活性部分	422±107		20		1.04 / 1.28	0.78 / 0.90	1.30 / 1.67	
N-desmethylvenlafaxine	N-去甲文拉法辛	704±264		7		0.24	0.15	0.33	
vortioxetine	伏硫西汀	550±83	80	66	24	1.11	0.94	1.28	Cl受CYP2D6影响
抗精神病药									
amisulpride	氨磺必利	586±174	50	16	24	0.67	0.47	0.87	Cl不受CYP450酶影响,由肾脏排泄

续表

药物和代谢产物名称 英文名称	中文名称	Cl/F ± SD/(ml/min)	F/%	$t_{1/2}$/h	Δt/h	DRC 因子 均值	低	高	备注
aripiprazole	阿立哌唑	53 ± 16	90	70	24	11.72	8.15	15.29	Cl 受 CYP2D6 和 CYP3A4 影响
dehydroaripiprazole	脱氢阿立哌唑	132 ± 49		94		4.82	3.04	6.60	
active moiety	活性部分					16.54	11.19	21.89	
chlorpromazine	氯丙嗪	623 ± 203	30	30	24	0.83	0.56	1.10	
clozapine	氯氮平	637 ± 367	50	12	12	1.01	0.43	1.59	由于 CYP1A2 诱导作用，吸烟者的 Cl 增加，而炎症患者的 Cl 下降。亚洲人的 Cl/F 比高加索人高 2 倍。中毒患者的 $t_{1/2}$ 可以延长至 30 小时
N-desmethylclozapine	N- 去甲氯氮平	667 ± 283		8	24	0.50	0.21	0.79	
					12	0.87	0.50	1.25	
					24	0.31	0.18	0.44	
fluphenazine	氟奋乃静	9 990 ± 2 820	35	16	12	0.07	0.05	0.09	Cl 受 CYP2D6 影响
haloperidol	氟哌啶醇	826 ± 203	60	18	12	0.81	0.61	1.01	Cl 受 CYP2D6 影响
loxapine	洛沙平	807 ± 138	30	7	4	1.51	1.26	1.78	使用气雾剂
					24	0.21	0.17	0.25	
lurasidone	鲁拉西酮	3 902 ± 702	20	18	24	0.11	0.09	0.13	Cl 受进食（高脂食物）影响
olanzapine	奥氮平	372 ± 132	80	33	12	1.85	1.19	2.50	男性的 Cl 高于女性。由于对 CYP1A2 的诱导作用，吸烟者的 Cl 增高
paliperidone	帕利哌酮（9- 羟基利培酮）	112 ± 54	30	20	24	3.98	2.06	5.90	缓释制剂

续表

药物和代谢产物名称		CI/F ± SD/(ml/min)	F/%	$t_{1/2}$/h	Δt/h	DRC因子			备注
英文名称	中文名称					均值	低	高	
perphenazine	奋乃静	12 567 ± 6 417	40	10	12	0.05	0.02	0.08	吸烟者的CI增高,受CYP2D6影响
quetiapine IR	喹硫平	1 072 ± 461	99	8	12	0.54	0.31	0.78	数据来源于速释制剂(IR和XR),达峰时
desalkylquetiapine	脱烷基喹硫平	2 094 ± 621		18	12	0.32	0.23	0.41	间分别为1小时和6小时;
quetiapine XR	喹硫平 XR	596 ± 421		8	12	0.97	0.29	1.66	CI/F由含浓度计算而来,CI
desalkylquetiapine	脱烷基喹硫平	1 137 ± 646		18	24	0.34	0.10	0.58	受性别和年龄影响
					12	0.59	0.25	0.92	
					24	0.37	0.16	0.58	
risperidone	利培酮	1 447 ± 1 038	70	3	12	0.57	0.34	0.80	CI受CYP2D6和年龄影响,
9-hydroxyrisperidone	9-羟基利培酮	140 ± 47		20		4.82	3.20	6.44	炎症期有可能下降
active moiety	活性成分					5.39	3.54	7.24	
sulpiride	舒必利	1 186 ± 240	35	8	12	0.49	0.39	0.59	肾损伤的情况下CI减低
ziprasidone	齐拉西酮	350 ± 98	60	7	12	1.58	1.14	2.03	F受进食影响
抗癫痫药和心境稳定剂									
brivaracetam	布瓦西坦	54 ± 13	100	9	12	11.2	8.5	14.0	
carbamazepine	卡马西平	132 ± 39	70	15	12	4.99	3.52	6.47	由于对CYP3A4/5的诱导作用,CI随时间增加,$t_{1/2}$从急性给药后的36小时降至慢性给药后的15小时
clobazam	氯巴占	42 ± 25	90	32	12	16.6	6.8	26.3	CI受CYP2C19影响
N-desmethylclobazam	N-去甲氯巴占	13 ± 6		57		53.6	28.4	78.8	

续表

药物和代谢产物名称		Cl/F±SD/(ml/min)	F/%	$t_{1/2}$/h	Δt/h	DRC 因子			备注
英文名称	中文名称					均值	低	高	
lamotrigine	拉莫三嗪	35±13	100	14	24	10.3	6.50	14.17	受具有诱导作用的合并用药显著影响,丙戊酸可将其消除半衰期延长达 70 小时,而卡马西平、苯妥英钠或苯巴比妥可将其降至 9 ~ 14 小时
levetiracetam	左乙拉西坦	62±10	99	7	12	8.94	7.50	10.39	
lithium	锂	25.0±9.5	100	24	12	27.2	16.9	37.6	计算预期剂量相关浓度,DRC 必须应用 mmol 日剂量相乘计算,所得浓度的单位为 μmol/L
					24	19.3	11.9	26.6	
oxcarbazepine	奥卡西平	3 383±1 680	100	2	12	0.03	0.01	0.04	
10-monohydroxy-carbamazepine	10-羟基卡马西平	40±8		9		15.1	12.1	18.1	
topiramate	托吡酯	26±5	90	8	12	22.4	18.1	26.8	
valproic acid	丙戊酸	6.65±2.45	100	14	12	98.5	62.2	134.8	UGT1A3*5 携带者的 Cl 降低
					24	54.4	34.4	74.4	
抗焦虑药和睡眠障碍治疗药									
alprazolam	阿普唑仑	58±13	80	13	10	12.5	9.7	15.2	Cl 受 CYP3A4 影响

续表

药物和代谢产物名称		Cl/F ± SD/(ml/min)	F/%	$t_{1/2}$/h	Δt/h	DRC 因子			备注
英文名称	中文名称					均值	低	高	
buspirone	丁螺环酮	42 409 ± 11 438	10	3	10	0.01	0.00	0.01	Cl 受 CYP3A4 影响
1-pyrimidinylpiperazine	1-嘧啶基哌嗪	5 574 ± 2 5733		5		0.11	0.06	0.16	
6-hydroxybuspirone	6-羟基丁螺环酮	149 ± 880		6		0.21	0.15	0.26	
clonazepam	氯硝西洋	76.5 ± 13.5	80	25	10	9.42	7.76	11.08	Cl 受 CYP3A4 影响
diazepam	地西洋	25 ± 16	80	43	10	28.5	10.2	46.9	Cl 受 CYP2C19 影响
N-desmethyldiazepam	N-去甲地西洋	22 ± 9		65	10	32.8	19.4	46.1	
active moiety	活性成分					61.3	29.6	93.0	
lorazepam	芬拉西洋	73 ± 37	94	14	10	9.91	4.89	14.93	
midazolam	咪达唑仑	380 ± 61	70	2	10	0.48	0.40	0.56	Cl 受 CYP3A4 影响
nitrazepam	硝西洋	82 ± 34	78	28	10	8.77	5.13	12.41	Cl 受 CYP3A4 影响
oxazepam	奥沙西洋	98 ± 42	85	20	10	7.38	4.22	10.54	
pregabalin	普瑞巴林	75 ± 14	90	6	10	8.61	6.99	10.24	
promethazine	异丙嗪	1 140 ± 410	25	12	10	0.63	0.40	0.86	口服给药,Cl 受 CYP2D6 影响
zaleplon	扎来普隆	1 099 ± 231	70	1	10	0.01	0.01	0.01	Cl 受 CYP3A4 影响
zolpidem	唑吡坦	315 ± 49	70	2	10	0.57	0.48	0.66	Cl 受 CYP3A4 影响
zopiclone	佐匹克隆	567 ± 317	70	4	10	0.91	0.40	1.43	Cl 受 CYP3A4 影响
抗痴呆药									
donepezil	多奈哌齐	128 ± 23	100	70	12	5.40	4.42	6.38	Cl 受 CYP2D6 影响

续表

药物和代谢产物名称		CI/F±SD/(ml/min)	F/%	$t_{1/2}$/h	Δt/h	DRC 因子			备注
英文名称	中文名称					均值	低	高	
galantamine	加兰他敏	334±66	90	9	12	1.81	1.45	2.17	
memantine	美金刚	125±34	100	64	24	4.86	3.55	6.17	
rivastigmine	卡巴拉汀	2 214±2 584	36	2	12	0.04	0.00	0.09	口服用药
		1 341±1 046		—	24	0.69	0.36	1.02	透皮贴剂用药,DRC 由 TDM 数据计算而得
治疗物质依赖相关障碍的药物									
buprenorphine	丁丙诺啡	3 201±3 676	40	28	24	0.16	0.00	0.34	HCV 感染与血药浓度升高有关,Cl 受 CYP3A4 影响
N-desmethyl buprenorphine	N-去甲丁丙诺啡	1 470±1 533		69		0.42	0.00	0.85	
bupropion	安非他酮	2 250±870	90	20	24	0.20	0.12	0.28	安非他酮在室温下不稳定,其代谢产物是主要活性化合物,Cl 受肾损伤和 CYP2B6 影响
hydroxybupropion	羟基安非他酮	147±91		28		3.46	1.32	5.60	
methadone	美沙酮	182±43	80	34	24	2.96	2.26	3.66	Cl 与 CYP2B6 和 CYP3A4 相关
morphine sulfate SR	硫酸吗啡 SR	2 577±1 933	30	21	12	0.26	0.06	0.46	数据出自缓释制剂(SR)和表观半衰期。剂量相关液度的计算必须用盐相关剂(硫酸盐、五水合硫酸盐或盐酸盐)校准
morphine	吗啡				24	0.18	0.05	0.31	

续表

药物和代谢产物名称		CI/F±SD/(ml/min)	F/%	$t_{1/2}$/h	Δt/h	DRC因子			备注
英文名称	中文名称					均值	低	高	
naltrexone	纳曲酮	2 334±300	35	4	24	0.02	0.02	0.02	酒精依赖患者的CI增加
6β-naltrexol	6β-纳曲醇	1 083±157		11		0.27	0.23	0.31	20%
varenicline	伐尼克兰	83.7±14.9	100	24	12	8.13	6.69	9.58	CI与肾清除率呈线性相关
					24	5.75	4.73	6.77	
治疗注意缺陷多动症的药物									
atomoxetine	托莫西汀	288±103	79	4	6	3.54	2.28	4.81	CI受CYP2D6和CYP2C19影响
					24	0.11	0.07	0.15	
guanfacine	胍法辛	630±198	81	18	6	1.34	0.92	1.76	CI受CYP3A4影响
d,l-methylphenidate IR	d,l-哌甲酯IR	3 177±1 023	0.14	2	3	0.64	0.44	0.85	是由速释制剂和缓释制剂(IR和XR)峰浓度所得的因子,儿童有IR和XR,成人只有XR
XR for children	XR 用于儿童			4.3	6	0.31	0.24	0.38	
XR for adults	XR 用于成人			3.5	6	0.21	0.15	0.27	
modafinil	莫达非尼	51±11	33	14	6	17.3	13.6	21.0	

注:DRC因子的计算如文中所述。Δt 按照推荐的用药方案确定。剂量相关参考范围由日剂量乘以 DRC因子和高因子求得,这个范围是均值 -SD 与均值 +SD 之间的范围,除特别注明的以外,均指谷浓度。备注中给出了有关 CYP 和其他被认为对 TDM 和其他实验室检测,特别是基因表型有用的说明。替代动力学参数数据尽我们所能编撰的。然而,在法律意义上我们对这些参数的正确性并不承担责任。

表格参考了 HIEMKE C, BERGEMANN N, CLEMENT H W, et al. Consensus guidelines for therapeutic drug monitoring in neuropsychopharmacology: update 2017. Pharmacopsychiatry, 2018, 51 (1-2): 9-62。

附表 8　精神药物代谢产物浓度与母药浓度比值（MPR）

母药名称 英文名称	母药名称 中文名称	代谢产物名称 英文名称	代谢产物名称 中文名称	代谢产物浓度与母药浓度比值	主要 CYP450 酶	备注
amitriptyline	阿米替林	nortriptyline	去甲替林	0.2～1.8（n=83）	CYP2C19	
aripiprazole	阿立哌唑	dehydroaripiprazole	脱氢阿立哌唑	0.3～0.5（n=283）	CYP3A4, CYP2D6	口服制剂与长效注射剂的比值相似
buprenorphine	丁丙诺啡	N-desmethylbuprenorphine	N-去甲丁丙诺啡	1.58～2.36（n=29）	CYP3A4	
bupropion	安非他酮	hydroxybupropion	羟基安非他酮	11.2～21.0（n=10）	CYP2B6	安非他酮在室温下不稳定
carbamazepine	卡马西平	carbamazepine-10, 11-epoxide	卡马西平 -10,11- 环氧化物	0.07～0.25（n=14）	CYP3A4	
citalopram	西酞普兰	N-desmethylcitalopram	N-去甲西酞普兰	0.31～0.60（n=2 330）	CYP2C19	
clomipramine	氯米帕明	N-desmethylclomipramine	N-去甲氯米帕明	0.8～2.6（n=115）	CYP1A2, CYP2C19	
clozapine	氯氮平	N-desmethylclozapine	N-去甲氯氮平	0.45～0.79（n=40, 非吸烟者）	CYP1A2, CYP2C19	吸烟者比非吸烟者的比值低
doxepin	多塞平	N-desmethyldoxepin	N-去甲多塞平	0.6～1.6（n=12）	CYP2C9, CYP2C19, CYP2D6	
escitalopram	艾司西酞普兰	N-desmethylescitalopram	N-去甲艾司西酞普兰	0.3～1.0（n=243）	CYP2C19	

续表

母药名称		代谢产物名称		代谢产物浓度与母药浓度比值	主要 CYP450 酶	备注
英文名称	中文名称	英文名称	中文名称			
fluoxetine	氟西汀	N-desmethylfluoxetine	N-去甲氟西汀	0.7～1.9 (n=334)	CYP2B6, CYP2C9, CYP2C19	
fluvoxamine	氟伏沙明	fluvoxamino acid	氟伏沙明酸	0～1.2 (n=49)	CYP2D6	
haloperidol	氟哌啶醇	reduced haloperidol	还原型氟哌啶醇	0.14～0.42 (n=5)	CYP2D6	
maprotiline	马普替林	N-desmethylmaprotiline	N-去甲马普替林	1.1～3.7 (n=76)	CYP2D6	
mianserin	米安色林	N-desmethylmianserin	N-去甲米安色林	0.5～0.8 (n=182)	CYP2D6	
mirtazapine	米氮平	N-desmethylmirtazapine	N-去甲米氮平	0.2～1.2 (n=100)	CYP2D6	
olanzapine	奥氮平	N-desmethylolanzapine	N-去甲奥氮平	0.1～0.3 (n=76,非吸烟者)	CYP1A2	
perphenazine	奋乃静	N-desalkylperphenazine	N-脱烷基奋乃静	0.6～2.8 (n=54)	CYP2D6	
quetiapine	喹硫平	N-desalkylquetiapine	N-脱烷基喹硫平	0.54～3.10 (n=601)	CYP3A4	儿童与成人相似
reboxetine	瑞波西汀	O-desethylreboxetine	O-去乙基瑞波西汀	<0.1 (n=38)	CYP3A4	
risperidone	利培酮	9-hydroxyrisperidone	9-羟基利培酮	3.6～22.7 (n=168)	CYP2D6	口服用药
risperidone	利培酮	9-hydroxyrisperidone	9-羟基利培酮	1.2～4.3 (n=30)	CYP2D6	肌内注射长效制剂

续表

母药名称		代谢产物名称		代谢产物浓度与母药浓度比值	主要 CYP450酶	备注
英文名称	中文名称	英文名称	中文名称			
sertraline	舍曲林	N-desmethylsertraline	N-去甲舍曲林	1.7～3.4 (n=348)	CYP2B6	
trazodone	曲唑酮	m-chlorophenylpiperazine (mCPP)	m-氯苯哌嗪	0.04～0.22 (n=43,总范围)	CYP3A4	
venlafaxine	文拉法辛	O-desmethylvenlafaxine	O-去甲文拉法辛	2.7～7.7 (n=217)	CYP2D6	
		N-desmethylvenlafaxine	N-去甲文拉法辛	0.28～0.85 (n=145)	CYP2C19	

注：本表所列的 MPR 范围是没有药物代谢个体异常或合用药物代谢酶抑制剂或诱导剂的"正常"患者的范围。对于本表中所列药物进行 TDM 结果解读时应该对应该测得的比值是否高于或低于均值±SD 的范围。不在此范围则提示存在依从性问题或药代动力学异常，需要加以澄清。

表格参考了 HIEMKE C, BERGEMANN N, CLEMENT H W, et al. Consensus guidelines for therapeutic drug monitoring in neuropsychopharmacology: update 2017. Pharmacopsychiatry, 2018, 51 (1-2): 9-62。

附表 9 精神科常用检验项目采血要求、参考值及临床意义

一、临床基础检验

1. 全血细胞分析

容器：紫帽采血管（EDTA 抗凝管）	采血量：2ml	接收时限①门/急诊：样本采集 10 分钟内；②住院：样本采集 3 小时内
注意事项：取血后应及时轻柔翻转混匀 6～8次，避免凝血		出报告时间①门/急诊：样本采集后 30 分钟内；②住院：送检后 4 小时内

续表

检测项目	参考区间（行业标准 WS/T 779-2021）		危急界限值/危险性	简要临床意义
	静脉血	末梢血		
白细胞计数（WBC）	2～6岁:(4.4～11.9)×10^9/L 6～13岁:(4.3～11.3)×10^9/L 13～18岁:(4.1～11.0)×10^9/L >18岁:(3.5～9.5)×10^9/L	2～6岁:(4.9～12.7)×10^9/L 6～13岁:(4.6～11.9)×10^9/L 13～18岁:(4.6～11.3)×10^9/L >18岁:(3.5～9.5)×10^9/L	<2.5×10^9/L（有引发致命性感染的可能性） >30×10^9/L（急性白血病可能或重度感染）	1. 白细胞计数用于诊断各种炎症，例如细菌感染与病毒感染的区分，各种血液病的主要依据，同时也可用于其他系统免疫疾病的诊断和鉴别，排除某些精神病药（如氯氮平）引起粒细胞缺乏的危险性。 2. 血小板计数升高或降低除了个体自身的生理性波动外，还与疾病密切相关。PLT计数超过350×10^9/L为PLT增多，常见于原发性PLT增多症、慢性粒细胞白血病，以及急性和慢性炎症；急性大失血等反应性PLT增多；PLT计数低于100×10^9/L为PLT减少，常见于再生障碍性贫血、巨幼细胞贫血，急性白血病等，另外还见于PLT破坏增多和消耗过多
红细胞计数（RBC）	6个月～6岁:(4.0～5.5)×10^{12}/L 6～13岁:(4.2～5.7)×10^{12}/L 13～18岁:男(4.5～5.9)×10^{12}/L; 女(4.1～5.3)×10^{12}/L >18岁:男(4.3～5.8)×10^{12}/L; 女(3.8～5.1)×10^{12}/L	6个月～6岁:(4.1～5.5)×10^{12}/L 6～13岁:(4.3～5.7)×10^{12}/L 13～18岁:男(4.5～6.2)×10^{12}/L; 女(4.1～5.7)×10^{12}/L >18岁:男(4.3～5.8)×10^{12}/L; 女(3.8～5.1)×10^{12}/L	<2.0×10^{12}/L（严重贫血或急性失血等）	

续表

项目			
血红蛋白量（Hb）	2~6岁:112~149g/L 6~13岁:118~156g/L 13~18岁:男129~172g/L; 女114~154g/L >18岁:男130~175g/L; 女115~150g/L	2~6岁:115~150g/L 6~13岁:121~158g/L 13~18岁:男131~179g/L; 女114~159g/L >18岁:男130~175g/L; 女115~150g/L	<50g/L（急性大量失血或严重贫血） >200g/L（血液流通不畅,易形成血栓,造成全身器官缺氧）
血细胞比容（HCT）	2~6岁:34%~43% 6~13岁:36%~46% 13~18岁:男39%~51%; 女36%~47% >18岁:男40%~50%; 女35%~45%	2~6岁:35%~45% 6~13岁:37%~47% 13~18岁:男39%~53%; 女35%~48% >18岁:男40%~50%; 女35%~45%	
平均红细胞体积（MCV）	2~6岁:76~88fl 6~13岁:77~92fl 13~18岁:80~100fl >18岁:82~100fl	2~6岁:76~88fl 6~13岁:77~92fl 13~18岁:80~98fl >18岁:82~100fl	
平均红细胞血红蛋白含量（MCH）	6个月~6岁:24~30pg 6~18岁:25~34pg >18岁:27~34pg	6个月~6岁:24~30pg 6~18岁:26~34pg >18岁:27~34pg	
平均红细胞血红蛋白浓度（MCHC）	6个月~18岁:310~355g/L >18岁:316~354g/L	6个月~18岁:309~359g/L >18岁:316~354g/L	

续表

项目			
血小板计数 (PLT)	2~6岁:(188~472)×10⁹/L 6~12岁:(167~453)×10⁹/L 12~18岁:(150~407)×10⁹/L >18岁:(125~350)×10⁹/L	2~6岁:(187~475)×10⁹/L 6~12岁:(177~446)×10⁹/L 12~18岁:(148~399)×10⁹/L >18岁:(125~350)×10⁹/L	<50×10⁹/L(可有严重出血倾向) >1 000×10⁹/L(怀疑原发性血小板增多症可能)
红细胞体积分布宽度标准差 (RDW-SD)	37.00~50.00fl		
红细胞体积分布宽度变异系数 (RDW-CV)	11.00%~16.00%		
血小板体积分布宽度 (PDW)	9.0~17.0fl		
平均血小板体积 (MPV)	9.0~13.0fl		
大血小板比率 (P-LCR)	13.00%~43.00%		
血小板压积 (PCT)	0.17%~0.35%		
中性粒细胞绝对值 (Neut #)	2~6岁:(1.2~7.0)×10⁹/L 6~13岁:(1.6~7.8)×10⁹/L 13~18岁:(1.8~8.3)×10⁹/L >18岁:(1.8~6.3)×10⁹/L	2~6岁:(1.3~6.7)×10⁹/L 6~13岁:(1.7~7.4)×10⁹/L 13~18岁:(1.9~7.9)×10⁹/L >18岁:(1.8~6.3)×10⁹/L	
淋巴细胞绝对值 (Lymph #)	2~6岁:(1.8~6.3)×10⁹/L 6~13岁:(1.5~4.6)×10⁹/L 13~18岁:(1.2~3.8)×10⁹/L >18岁:(1.1~3.2)×10⁹/L	2~6岁:(2.0~6.5)×10⁹/L 6~13岁:(1.7~4.7)×10⁹/L 13~18岁:(1.5~4.2)×10⁹/L >18岁:(1.1~3.2)×10⁹/L	

续表

项目		
单核细胞绝对值（Mono #）	2～6岁:(0.12～0.93)×10⁹/L 6～13岁:(0.13～0.76)×10⁹/L 13～18岁:(0.14～0.74)×10⁹/L >18岁:(0.1～0.6)×10⁹/L	2～6岁:(0.16～0.92)×10⁹/L 6～13岁:(0.15～0.86)×10⁹/L 13～18岁:(0.15～0.89)×10⁹/L >18岁:(0.1～0.6)×10⁹/L
嗜酸性粒细胞绝对值（Eos #）	1～18岁:(0.00～0.68)×10⁹/L >18岁:(0.02～0.52)×10⁹/L	1～18岁:(0.04～0.74)×10⁹/L >18岁:(0.02～0.52)×10⁹/L
嗜碱性粒细胞绝对值（Baso #）	2～18岁:(0.00～0.07)×10⁹/L >18岁:(0.00～0.06)×10⁹/L	2～18岁:(0.00～0.10)×10⁹/L >18岁:(0.00～0.06)×10⁹/L
中性粒细胞百分数（Neut%）	2～6岁:22%～65% 6～13岁:31%～70% 13～18岁:37%～77% >18岁:40%～75%	2～6岁:23%～64% 6～13岁:32%～71% 13～18岁:33%～74% >18岁:40%～75%
淋巴细胞百分数（Lymph%）	2～6岁:23%～69% 6～13岁:23%～59% 13～18岁:17%～54% >18岁:20%～50%	2～6岁:26%～67% 6～13岁:22%～57% 13～18岁:20%～54% >18岁:20%～50%
单核细胞百分数（Mono%）	2～18岁:2%～11% >18岁:3%～10%	2～18岁:2%～11% >18岁:3%～10%
嗜酸性粒细胞百分数（Eos%）	1～18岁:0～9% >18岁:0.4%～8.0%	1～18岁:0.5%～9% >18岁:0.4%～8.0%
嗜碱性粒细胞百分数（Baso%）	0.00～1.00%	

续表

2. 动态红细胞沉降率测定（ESR）

容器：黑帽采血管（枸橼酸钠抗凝管）		采血量：1.5ml	接收时限：样本采集 3 小时内

注意事项：取血后应及时轻柔翻转混匀 6～8 次，避免凝血

检测项目	参考区间	简要临床意义	出报告时间：送检后 4 小时
动态红细胞沉降率（ESR）	男 0～15mm/h；女 0～20mm/h	生理性增高：妇女月经期略有增高，以及妊娠 3 个月以上，70 岁以上人群。 病理性增高：急性炎症，感染；结缔组织病，活动性结核病，风湿热活动期；组织损伤及坏死；贫血；高胆固醇血症。 减慢：一般临床意义较小，主要见于红细胞明显增多，纤维蛋白原含量严重减低	

3. 尿液化学分析（尿常规）（干化学 11 项 + 镜检）

容器：干燥清洁尿管（一次性尿沉渣管）	样本要求：新鲜中段尿 10ml	接收时限：①门 / 急诊：留尿后 30 分钟内；②住院：留尿后 1 小时内

注意事项：密闭容器，及时送检

检测项目	参考区间		简要临床意义
	检测仪器：AX4030	检测仪器：Sysmex UC3500	出报告时间：①门 / 急诊：接收后 30 分钟内；②住院：接收后 1 小时内
尿比重（SG）	1.003～1.030；晨尿 > 1.020	1.003～1.030；晨尿 > 1.020	1. 尿红细胞，白细胞检测用于辅助诊断泌尿系统疾病。 2. 尿糖检测用于内分泌疾病如糖尿病及其他相关疾病的诊断、治疗监测、疗效判断等。
pH（pH）	4.5～8.0	4.5～8.0	

白细胞（LEU）	阴性	阴性	3. 尿酮体检测常用于糖代谢障碍和脂肪不完全氧化性疾病或状态的辅助诊断。
亚硝酸盐（NIT）	阴性	阴性	4. 尿胆红素和尿胆原检测用于黄疸的诊断和黄疸类型的鉴别诊断。
蛋白质（PRO）	阴性	阴性	
葡萄糖（GLU）	阴性	阴性	5. 亚硝酸盐检测用于尿路细菌性感染的快速筛选。
酮体（KET）	阴性	阴性	6. 尿蛋白结果对泌尿系统疾病的诊断、病情观察、疗效判断和及时了解是否出现药物副作用均有一定意义。
尿胆原（UBG）	阴性 - 弱阳性	阴性 - 弱阳性	
胆红素（BIL）	阴性	阴性	7. 尿酸碱度（pH）：晨尿多偏弱酸性（5.5～6.5，平均为6.0），新鲜随机尿液为4.5～8.0，肉食者多为酸性，食用蔬菜与水果可致碱性。久置腐败尿或泌尿道感染、脓血尿均可呈碱性
隐血（OB）	阴性	阴性	
颜色	—	淡黄色	
浊度	无	无	
电导率（Cond）/（mS/cm）	—	无	

4. 尿液有形成分分析

容器：一次性尿沉渣管		样本要求：新鲜中段尿 10ml		接收时限①门诊：留尿后 30 分钟内；②病房：留尿后 1 小时内
注意事项：密闭容器，及时送检。避免混入经血、白带、精液、粪便及其他异物				出报告时间：工作日 10:00 以后，接收后 1 小时内
检测项目		参考区间		简要临床意义
		检测仪器：Sysmex UF5000		
1. 细菌 BACT/μl		0～1 200		1. 尿液有形成分中的白细胞多见于泌尿系统炎症。

294

续表

检测项目	参考区间	简要临床意义
2. 细菌（高倍视野）BACT-M/HPF	无	2. 尿液有形成分中的红细胞见于急、慢性肾小球肾炎，肾结石，泌尿系结石，乳糜尿，出血性疾病和肾受刺激时。
3. 白细胞 UWBC/μl	0～25	
4. 白细胞（高倍视野）WBC-M/HPF	无	3. 尿液有形成分中的管型和上皮细胞的数量与种类对判定肾损伤，尿路感染等有重要价值
5. 红细胞 URBC/μl	0～23	
6. 红细胞（高倍视野）RBC-M/HPF	无	
7. 精子 SPRM/μl	无	
8. 管型 CAST/μl	0～1	
9. 黏液丝 MUCUS/LPF	无	
10. 上皮细胞 EC/μl	0～31	
11. 小圆上皮细胞 SRC	无	
12. 类酵母标记 YLC	无	
13. 结晶 XTAL	无	

5. 凝血四项

容器：蓝帽抗凝采血管（枸橼酸钠抗凝管） 采血量：2.7ml

注意：取血后应及时轻柔翻转混匀3～4次，避免凝血

接收时限①急诊：采集后30分钟内；②门诊/住院：采集后3小时内

出报告时间①急诊：接收后4小时；②门诊/住院：接收后1个工作日

检测项目	参考区间	简要临床意义
活化部分凝血活酶时间（APTT）	25.00～33.80秒	1. 常用于口服抗凝血药的监测，血栓性疾病的诊断。

续表

检测项目	参考区间	简要临床意义
凝血酶原时间(PT)	9.80～14.00秒	2. 抗抑郁药可能影响血液中的5-羟色胺水平，该类药物的使用可能与异常渗出血风险增加有关，对服用抗抑郁药（如帕罗西汀，氯米帕明，舍曲林等）的患者进行凝血项目检测有利于用药安全性。
国际标准化比值(INR)	0.70～1.30	
凝血酶原活动度(PT%)	70.00%～130.00%	3. 对于严重肝病，凝血酶原时间及活动度检测可以评估肝病和维生素K缺乏症。
血浆纤维蛋白原定量(Fbg)	2.00～4.00g/L	
D-二聚体(D-D)	0.00～0.55mg/L FEU	4. 临床需排除肺栓塞及深静脉血栓时，D-二聚体检测阴性具有排除性诊断价值

注意事项：
1. 所有试管应该至少颠倒3次以上充分混匀，但过度混匀可能造成溶血，导致错误的结果。
2. 避免溶血，气泡，溶血和组织污染；溶血，凝血，脂血样本不能用于检测；要求收到血样后及时离心分离血样。
3. 服用某些药物和某些生理状况（如妊娠，情绪激动或剧烈运动）会对一些凝血试验结果造成影响。
4. 取血时止血带的压力应尽可能小，压力大及束缚时间长可造成局部血液浓缩，都可能激活凝血系统而影响结果。
5. 注意及时送检。

二、生化系列检验

容器：黄帽促凝采血管	采血量：3.5ml	接收时限：①急诊：样本采集后30分钟内；②门诊/住院：样本采集后2小时内
注意事项：空腹采集，溶血，脂血干扰测定		出报告时间：①急诊：接收后2小时；②门诊/住院：接收1天

1. 肝功能八项：GPT/GOT/TP/ALB/TBIL/DBIL/γ-GT/ALP

检测项目	参考区间	简要临床意义
谷丙转氨酶(GPT)	男:9～50U/L; 女:7～40U/L	升高：急性肝炎，药物性肝炎，肝癌，胆道疾病，急性胰腺炎等；急性心肌梗死，心肌炎等呈中度升高

续表

项目	参考范围	临床意义
谷草转氨酶（GOT）	男：15～40U/L；女：13～35U/L	富含于心肌及肝细胞内，用于肝功能、心功能检查。 升高：急性心肌梗死、心肌炎、急、慢性肝炎、肝癌、肝硬化、皮肌炎、急性胰腺炎等
总蛋白（TP）	男/女：65～85g/L	升高：①血液浓缩，如严重脱水、休克、饮水不足；②蛋白质合成亢进 降低：①蛋白质摄入不足，如营养不良；②蛋白质合成不足，如各种肝病；③蛋白质消耗增多，如恶性肿瘤、甲亢、重症结核；④蛋白质丢失增多，如肾病综合征、严重烧伤、急性大失血；⑤血液稀释
白蛋白（ALB）	男/女：40～55g/L	升高：①血液浓缩，如严重脱水、休克、饮水不足；②临床上尚未发现单纯 ALB 升高的疾病，而以 ALB 浓度降低为多见。 注：白蛋白减低常伴 γ-球蛋白升高 降低：①蛋白质摄入不足，如营养不良；②蛋白质合成不足，如各种肝病；③蛋白质消耗增多，如恶性肿瘤、甲亢、重症结核；④蛋白质丢失增多，如肾病综合征、严重烧伤、急性大失血；⑤血液稀释
总胆红素（TBIL）	男/女：3.4～17.1μmol/L	用于评价胆红素代谢和黄疸的诊断、鉴别诊断。TBIL 升高见于病毒性肝炎、肝癌、肝内或肝外胆管阻塞、溶血性疾病等。 溶血性黄疸：总胆红素升高，间接胆红素高度升高，直接胆红素正常或微增；阻塞性黄疸：总胆红素升高，直接胆红素高度升高，间接胆红素正常或微增
直接胆红素（DBIL）	男/女：0～6.8μmol/L	性黄疸：三者均升高，间接胆红素正常或微增
γ-谷氨酰转肽酶（γ-GT）	男：10～60U/L；女：7～45U/L	主要用于诊断肝胆疾病，慢性酒精中毒和酒精性肝硬化的辅助诊断。 明显升高：胆道梗阻、肝癌 中度升高：慢性活动性肝炎、酗酒者 轻度升高：急、慢性肝炎肝硬化、心力衰竭、胰头癌、胰腺炎

| 碱性磷酸酶（ALP） | 2～9岁:143～406U/L
9～12岁:146～500U/L
12～14岁:男160～610U/L;女81～454U/L
14～15岁:男82～603U/L;女63～327U/L
15～17岁:男64～443U/L;女52～215U/L
17～18岁:男51～202U/L;女43～130U/L
19～49岁:男45～125U/L;女35～100U/L
50～79岁:男45～125U/L;女50～135U/L
>79岁:男45～125U/L;女50～135U/L | 用于肝胆疾病和骨骼代谢相关疾病的实验室诊断。
升高:见于肝胆疾病如阻塞性黄疸、急、慢性黄疸性肝炎，以及肝癌、骨骼疾病。维生素D缺乏、甲亢、纤维性骨炎、骨折修复等情况时血清ALP升高。
降低:维生素D过多、甲状旁腺功能减退 |

2. 心肌酶五项:GOT/LDH/HBDH/CK-MB

检测项目	参考区间	简要临床意义
谷草转氨酶（GOT）	男:15～40U/L; 女:13～35U/L	富含于心肌及肝细胞内，用于肝功能、心功能检查。 **升高:**急性心肌梗死、心肌炎、急、慢性肝炎、肝癌、肝硬化、皮肌炎、急性胰腺炎等
乳酸脱氢酶（LDH）	男/女:120～250U/L	LDH分布广泛，因此血清LDH升高可见于众多临床情况，如心肌梗死、肝疾、溶血、肿瘤及肾、肺、肌肉等的多种疾患。目前血清LDH测定可能主要用于血液学和肿瘤相关疾病的诊断。溶血性贫血、白血病、恶性肿瘤等常可见血清LDH显著升高

续表

项目	参考值	临床意义
α-羟丁酸脱氢酶（HBDH）	男/女:72～182U/L	对急性心肌梗死诊断的特异性较高,发病12小时上升,12～21天才恢复正常。血清HBDH与LDH比值有时可用于心脏疾病和肝脏疾病的鉴别诊断,心脏疾病时血清比值较高,肝脏疾病时比值较低。此外,溶血性贫血,溶血性贫血时血清HBDH升高。 升高:①急性心肌梗死,恶性贫血,溶血性贫血,畸胎瘤(LDH与α-HBDH比值增加);②白血病,传染性单核细胞增多症(LDH与α-HBDH比值不增加) 降低:应用免疫抑制剂,抗肿瘤药,遗传性变异型的LDH-H亚型欠缺症(LDH与α-HBDH比值下降)
肌酸激酶（CK）	男:50～310U/L; 女:40～200U/L	用于骨骼肌、心肌,脑及平滑肌疾病的辅助诊断。心脏疾病,肌肉疾病,急性脑血管意外,剧烈运动,痛管,肌内注射后均有升高。 升高:①心肌梗死时CK升高幅度较GOT和LDH都大,且出现早,2～4小时开始升高,10～24小时达高峰,3～4天恢复到正常,尤其对心肌缺血和心内膜下心肌梗死的诊断比其他酶灵敏度高,故动态检测CK变化有助于观察病情和预后估计;②还见于进行性肌营养不良发作期,病毒性心肌炎,多发性肌炎、肌肉损伤或手术后,脑血管疾病,酒精中毒,甲状腺功能亢进症等 降低:可见于甲状腺功能亢进症
肌酸激酶同工酶（CK-MB）	男/女:0～25U/L	CK同工酶有CK-MM,CK-BB和CK-MB三个组分,CK-MB主要存在心肌中。 升高:在急性心肌梗死3～6小时开始升高,早于CK。12～24小时达高峰,如无并发症48～72小时恢复正常;若有并发症,如梗死延展,若梗死再次发生,已降下降的CK-MB会再次升高。 肌肉创伤及肌内注射时CK-MB活力不升高

3. 血脂四项:CHOL/TG/HDL-C/LDL-C

检测项目	参考区间	简要临床意义
总胆固醇（CHOL）	男/女：<5.18mmol/L	用于脂代谢异常，动脉粥样硬化（AS）危险评定、重症肝病和营养学评价。高CHOL血症（>6.2mmol/L）是冠心病的主要危险因素之一，可引起心肌梗死和动脉硬化。CHOL降低见于严重肝脏疾病、严重营养不良和严重贫血。高TG血症有原发性与继发性两类，继发性见于糖尿病、肾病综合征等；原发性高脂血症，其中有家族性高TG血症、混合性高脂血症
甘油三酯（TG）	男/女：<1.7mmol/L	用于动脉粥样硬化预测和脂代谢紊乱评价。降低：见于脑血管疾病、冠心病、高TG血症、肝炎、肝硬化等。吸烟或缺少运动、高糖及素食时均可使HDL-C降低。<0.9mmol/L是冠心病危险因素，>1.55mmol/L被认为是冠心病负危险因素
高密度脂蛋白胆固醇（HDL-C）	男：1.16~1.42mmol/L；女：1.29~1.55mmol/L	用于动脉粥样硬化预测和脂类代谢紊乱评价。与冠心病发病呈正相关，为动脉粥样硬化发生与发展的主要脂类危险因素。危险边缘：3.36~4.14；危险水平：>4.14。升高：见于高脂蛋白血症、急性心肌梗死、冠心病、肾病综合征、慢性肾衰竭和糖尿病等，也可见于神经性厌食及孕妇。降低：见于营养不良、慢性贫血、骨髓瘤、创伤和严重肝病等
低密度脂蛋白胆固醇（LDL-C）	男/女：<3.37mmol/L	

4. 肾功能三项：Urea/Cre/UA

检测项目	参考区间	简要临床意义
尿素（Urea）	2~18岁：男2.7~7.0mmol/L；女2.5~6.5mmol/L；19~59岁：男3.1~8.0mmol/L；女2.6~7.5mmol/L；60~79岁：男3.6~9.5mmol/L；女3.1~8.8mmol/L；>79岁：男3.6~9.5mmol/L；女3.6~8.8mmol/L	用于肾功能、蛋白质代谢和营养学评价。升高：肾前性氮质血症（高蛋白饮食、饥饿、发热、脓毒血症）、肾性氮质血症（由急性与慢性肾衰竭、肾小球肾炎、肾盂肾炎、肾结核等引起）、肾后性氮质血症（尿路结石、泌尿生殖系统肿瘤、前列腺肥大、前列腺硬固）。肾积水引起血BUN含量升高可见于高蛋白饮食，成人日间生理变动平均为0.63mmol/L。降低：见于婴儿、孕妇及低蛋白、高糖饮食的正常人，一般无意义

续表

检测项目	参考区间	简要临床意义
肌酐 (Cre)	2~6岁:19~44μmol/L 6~13岁:27~66μmol/L 13~16岁:男37~93μmol/L;女33~75μmol/L 16~18岁:男52~101μmol/L;女39~76μmol/L 19~59岁:男57~97μmol/L;女41~73μmol/L 60~79岁:男57~111μmol/L;女41~81μmol/L	用于肾功能评价较Urea敏感,是反映肾小球滤过功能的较好指标。 升高:肾病初期Cre常不高,直至肾实质性损害Cre才升高,肾衰竭期Cre>445μmol/L。器质性肾衰竭时Urea与Cre同时升高,血Cre常>200μmol/L。肾性少尿,肾外因素所致的氮质血症时Urea可快速上升,但Cre不相应上升。 血肌酐是一项比Urea、UA更特异的肾功能指标,通常血Cre浓度与疾病严重程度呈平行关系
尿酸 (UA)	男:208~428μmol/L;女:155~357μmol/L	用于痛风诊断,关节炎的鉴别和肾功能评价。 升高:①血清UA测定对痛风患者最有帮助,痛风患者血清UA升高,有时也可正常。在核酸代谢增高时,如白血病、真性红细胞增多症等血清UA也常升高。②肾功能减退时常伴有血清UA升高。三氯甲烷、四氯化碳及铅中毒、子痫、妊娠反应及食用富含核酸的食物均可引起血清UA升高 降低:见于剥脱性皮炎;也见于别嘌醇治疗后

5. 生化离子检测:K/Na/Cl/Ca/P

检测项目	参考区间	简要临床意义
钾 (K)	男/女:3.5~5.3mmol/L	用于休克、酸中毒,以及强心苷和利尿药治疗的评价。 升高:摄入增加,组织缺氧,尿排障碍 降低:摄入减少,消化道钾及尿钾丢失
钠 (Na)	男/女:137~147mmol/L	用于水、电解质、血浆渗透压、酸碱失衡的诊断。 升高:高热、脱水、血浆渗透压增高、糖尿病性多尿、烧伤 降低:肾脏与胃肠性失钠、抗利尿激素过多

续表

项目	参考区间	简要临床意义
氯（Cl）	男/女:99～110mmol/L	用于钾、钠紊乱，酸碱失衡的评价。 升高：高钠血症，失水大于失盐，呼吸性碱中毒，高渗性脱水，过量输注生理盐水等 降低：低钠血症，肾功能减退
钙（Ca）	男/女:2.11～2.52mmol/L	用于抽搐症，急性胰腺炎，昏迷，甲状腺疾病，骨病，肿瘤性高钙血症，慢性心功能不全，多尿症的诊断，鉴别诊断和治疗评价。 升高：骨肿瘤，急性骨萎缩，维生素 D 摄入过量，甲状旁腺功能亢进症，肾上腺皮质功能减退 降低：维生素 D 缺乏，佝偻病，软骨病，小儿手足抽搐症，骨质疏松，甲状旁腺功能减退症等
磷（P）	男/女:0.85～1.51mmol/L	用于钙磷代谢，甲状旁腺功能，骨病和肾功能不全的评价。 升高：甲状旁腺功能减退症，肾功能不全，骨折 降低：甲亢，代谢性酸中毒，软骨病，佝偻病，腹泻等

6. 血糖检测

检测项目	参考区间	简要临床意义
葡萄糖（GLU）	空腹血糖:3.9～6.1mmol/L	用于糖尿病的诊断和糖代谢研究。 升高：①各种糖尿病；②各种内分泌疾病，如甲状腺功能亢进，垂体前叶嗜酸细胞腺瘤，肾上腺皮质功能亢进，嗜铬细胞瘤，垂体前叶嗜碱性细胞功能亢进；③颅内高压，如颅脑外伤，颅内出血，脑膜炎等；④脱水引起高血糖 降低：见于糖代谢异常，严重肝胆病等；胰岛素分泌过多，如胰岛细胞增生或肿瘤，注射或服用过量胰岛素或降血糖药；对抗胰岛素的激素分泌不足

7. 同型半胱氨酸检测

检测项目	参考区间	简要临床意义
同型半胱氨酸（HCY）	0.0～15μmol/L	HCY 水平升高是叶酸和维生素 B_{12} 缺乏的敏感指标,HCY 水平升高会增加动脉粥样硬化、心肌梗死、脑卒中、脑血管疾病（CVD）、周围血管疾病（PVD）、阿尔茨海默病发生的危险性,这类患者体内的 HCY 水平明显高于健康人,其血清浓度与心脑血管疾病的程度和并发症呈正相关。 升高:①遗传缺陷;②营养不足,如缺少叶酸、维生素 B_{12}、维生素 B_6;③生理和临床条件,如年龄增长、肾功能障碍、使用甲氨蝶呤等药物;④浓度越高,发生心血管疾病的危险性越大

注意事项:

1. 样本要求: 血液离体后红细胞仍可释放 HCY 至细胞外液中,样本采集后应立即分离血清以避免检测结果假性升高。在室温放置 1 小时后血清 HCY 浓度将升高 10%,5 小时后血清 HCY 浓度将升高 50%。明显溶血和脂血样本会影响检测结果。

2. 年龄和性别: 女性的水平低于男性,年龄越大其 HCY 水平越高（85 岁以上正常老年男性的 HCY 参考区间在 15～30μmol/L）。

3. 药物影响因素: 接受 S-腺苷蛋氨酸治疗的患者,HCY 水平会假性升高。某些抗肿瘤药因抑制叶酸代谢而引起 HCY 水平升高。甲氨蝶呤、卡马西平、苯妥英钠、利尿药、口服避孕药等也会使 HCY 水平升高。

4. 食物影响因素: 高动物蛋白饮食中的甲硫氨酸含量较高,摄入过多易引起 HCY 水平升高,检测前数日内应避免进食较多奶酪、鱼类、虾米、牛贝等高甲硫氨酸食物。

（以上注意事项是针对循环酶法检测方法而言的）

三、激素系列检测

容器: 黄帽促凝采血管	采血量:3.5ml	接收时限:样本采集 3 小时内
		出报告时间:接收后 1 个工作日

注意事项: 空腹采集,溶血、脂血干扰测定

1. 激素五项检测：COR/PRL/E₂/PGN/TES

检测项目	参考区间 西门子化学发光法	简要临床意义
孕酮（PGN）	男性:0.28～1.22ng/ml 卵泡期:ND～1.40ng/ml 黄体期:3.34～25.56ng/ml 黄体中期:4.44～28.03ng/ml 绝经期:ND～0.73ng/ml 第一孕期:11.22～90.00ng/ml 第二孕期:25.55～89.4ng/ml 第三孕期:48.40～422.50ng/ml	对于监测月经周期、妊娠和异常妊娠等有辅助诊断价值。 升高:妊娠第9～32周时显著升高,可达正常人的10～100倍;脂质性卵巢瘤、黄体囊肿、葡萄胎及绒毛膜癌均见孕酮增高 降低:排卵障碍,卵巢功能减退症,黄体功能不足,无排卵性月经,闭经,脑垂体功能减退症,艾迪生病等
雌二醇（E₂）	男性:ND～39.8pg/ml 卵泡期:19.5～144.2pg/ml 排卵期:63.9～356.7pg/ml 黄体期:55.8～214.2pg/ml 绝经期:0～32.2pg/ml	对于月经紊乱,性早熟和异常妊娠等有辅助诊断价值。 升高:卵巢疾病(卵巢颗粒细胞瘤、卵巢多胚瘤、卵巢脂肪样细胞瘤、性激素生成瘤)、其他(系统性红斑狼疮、肝硬化、男性肥胖症)表现为卵巢功能亢进;心脏疾病;其他 降低:卵巢疾病(卵巢缺如、卵巢功能早衰、原发性卵巢衰竭、卵巢囊肿、卵巢肿瘤)或不孕)、其他(甲减或甲亢、艾迪生病、希恩综合征、恶性肿瘤)
催乳素（PRL）	男性:2.1～17.7ng/ml 未妊娠:2.8～29.2ng/ml 妊娠期:9.7～208.5ng/ml 绝经期:1.8～20.3ng/ml	主要用于垂体功能监测及肿瘤、不孕症等的研究。 升高:见于垂体肿瘤、乳腺肿瘤、非功能性肿瘤,库欣综合征、肢端肥大症,垂体柄肿瘤、下丘脑肿瘤、肾上腺功能减退、胸壁损伤、外科手术、创伤、带状疱疹、闭经和乳溢综合征;利培酮、氨磺必利、舒必利和奥氮平等药物可使PRL升高 降低:垂体功能减退,PRL分泌缺乏,如因乳腺癌切除垂体后,左旋多巴治疗后

附录

续表

检测项目	参考区间 西门子化学发光法	简要临床意义
皮质醇 (COR)	上午:5.27~22.45μg/dl 下午:3.44~16.76μg/dl	用于判断肾上腺皮质功能。 升高:应激状态、皮质醇增多症、胰岛炎、妊娠毒血症、甲状腺功能减退、男性女性化、不平衡性糖尿病、肢端肥大症、癌症、肝损伤、肾血管性高血压、垂体功能亢进 降低:肾上腺皮质功能减退、长期应用类固醇激素、垂体功能减退、合并继发性肾上腺皮质功能衰竭、肾小腺切除术后及严重感染的低血压症患者、艾迪生病、希恩综合征
睾酮 (TES)	男性<50岁:197.44~669.58ng/dl 男性≥50岁:187.72~684.19ng/dl 女性<50岁:8.38~35.01ng/dl 女性≥50岁:0~35.92ng/dl	评价男性性功能、性早熟和不育症的指标,对两性畸形,良性睾丸间质细胞瘤及肿瘤的诊断有辅助价值。 升高:男性体内的TES升高可能由于先天性肾上腺增生症、良性睾丸间质细胞瘤及下丘脑-垂体-睾丸轴异常等原因所致;女性体内的TES升高可能提示高雄激素血症、多囊卵巢综合征、卵巢雄性化肿瘤、卵巢功能障碍或下丘脑-垂体-卵巢轴紊乱等;松果体瘤,特发性多毛症等体内的TES升高 降低:男性体内的TES降低可见于生殖功能障碍、垂体功能减退、高催乳素血症、肝硬化、慢性肾疾病功能不全及克兰费尔特综合征等

2. β-人绒毛膜促性腺激素检测:β-HCG

检测项目	参考区间 西门子化学发光法	简要临床意义
β-人绒毛膜促性腺激素 (β-HCG)	未妊娠:0~10mIU/ml(0~10IU/L) 2~4周:39.1~8388mIU/ml 5~6周:861~88769mIU/ml 6~8周:8636~218085mIU/ml 8~10周:18700~244467mIU/ml 10~12周:23143~181899mIU/ml 13~27周:6303~97171mIU/ml 28~40周:4360~74883mIU/ml	β-HCG检测对早期妊娠诊断有重要意义,对与妊娠相关疾病、滋养细胞肿瘤等病的诊断、鉴别和病程观察等有一定价值。①诊断早期妊娠:妊娠后35~50天HCG可升至大于2500mIU/ml,60~70天可达80000mIU/ml;多胎妊娠的尿HCG常高于一胎妊娠。②异常妊娠与胎盘功能的判断。③滋养细胞肿瘤的诊断与治疗监测。④其他如更年期、排卵及双侧卵巢切除者均可致黄体生成素升高,因LH与HCG的α肽链组成相同而使采用抗HCG抗体的妊娠试验阳性,此时可用β-HCG的单克隆二点酶免疫测定鉴别。内分泌疾病中如脑垂体疾病、甲状腺功能亢进及妇科疾病如卵巢囊肿、子宫癌等HCG也可升高

续表

3. 叶酸 + 维生素 B₁₂ 检测：FA/ 维生素 B₁₂

检测项目	参考区间（西门子化学发光法）	简要临床意义
叶酸（FA）	> 5.38ng/ml	叶酸缺乏可导致甲硫氨酸循环受阻，同型半胱氨酸不能转化为甲硫氨酸，导致细胞内及循环中的同型半胱氨酸浓度升高，可出现消化道症状及神经系统表现，小儿和老年患者常常出现精神症状。降低：①叶酸缺乏；②酒精中毒；肠道吸收障碍，摄入量不足或需要量增加；③巨幼细胞贫血
血清维生素 B₁₂（VitB₁₂）	211～911pg/ml	维生素 B₁₂ 对中枢神经系统（CNS）最初的髓鞘形成及维持正常的 CNS 功能有重要意义。缺乏维生素 B₁₂ 可引起周围神经炎、神经障碍、脊髓变性，并可能引起严重的精神症状。降低：①维生素 B₁₂ 缺乏症，如吸收障碍或损失过多及胃切除后，萎缩性胃炎，吸收不良综合征和炎症性肠病、回肠切除后等；②巨幼细胞贫血或恶性贫血；③遗传病，如家族性选择性维生素 B₁₂ 吸收不良综合征、遗传性小儿粒细胞缺乏症、维生素 B₁₂ 转运和代谢异常等；④其他，如孢疹样皮肤炎，阿尔茨海默、妊娠时维生素 B₁₂ 可能升高。升高：服用口服避孕药和多种含维生素制剂可使维生素 B₁₂ 升高

4. 甲状腺功能五项、胰岛素检测：TT₃/TT₄/FT₃/FT₄/TSH/INS

容器：黄帽促凝采血管	采血量：3.5ml	接收时限：样本采集 3 小时内
注意事项：建议空腹采集（禁食 8 小时后）		出报告时间：送检后 1 个工作日

续表

检测项目	参考区间	简要临床意义
	贝克曼化学发光法	
血清总 T_3（TT_3）	1.01～2.48nmol/L	判断甲状腺功能，但受血浆蛋白影响。 **升高**：甲亢 [Graves病（GD）、毒性结节性甲状腺肿等]、亚急性甲状腺炎、甲状腺结合球蛋白结合力增高 **降低**：轻型甲减、黏液性水肿、呆小病、慢性甲状腺炎、甲状腺结合球蛋白结合力降低、非甲状腺疾病的低 T_3 综合征 [由 T_4 向 T_3 转化减少会导致 T_3 浓度下降，可见于一些药物如丙醇、糖皮质激素、胺碘酮的影响，以及重症非甲状腺疾病（NTI）]
血清总 T_4（TT_4）	69.97～152.52nmol/L	判断甲状腺功能，但受血浆蛋白影响。 **升高**：甲亢、T_3 毒血症、大量服用甲状腺素、慢性甲状腺炎恶化期、甲状腺结合球蛋白结合力增高 **降低**：原发性或继发性甲减、黏液性水肿、呆小病、抗甲状腺药、甲状腺结合球蛋白结合力降低、肾病综合征、重症肝病，以及服用苯妥英钠、糖皮质激素、水杨酸制剂
游离三碘甲状腺原氨酸（FT_3）	3.28～6.47pmol/L	判断甲状腺功能、甲亢、甲状腺肿瘤的诊断及治疗监测。 **升高**：甲状腺功能亢进包括甲状腺危象时，FT_3 明显升高；T_3 型甲亢、GD、初期慢性淋巴细胞性甲状腺炎 **降低**：甲减、低 T_3 综合征、黏液性水肿、苯妥英钠、多巴胺时
游离甲状腺素（FT_4）	7.64～16.03pmol/L	判断甲状腺功能、甲亢、甲状腺肿瘤的诊断及治疗监测。 **升高**：甲亢包括甲状腺危象、结节性甲状腺肿、GD、初期慢性淋巴细胞性甲状腺炎 **降低**：甲减、黏液性水肿、晚期慢性淋巴细胞性甲状腺炎；也可见于服用碳酸锂、苯妥英钠、糖皮质激素，以及部分肾病综合征患者

精神科药学查房：临床思维与个体化治疗案例分析

续表

检测项目	参考区间	简要临床意义
促甲状腺激素 (TSH)	0.560 0 ～ 5.910 0mIU/L	主要用于原发性/继发性甲减及甲亢的判断。 升高：见于原发性甲状腺功能减退症、单纯性甲状腺肿、亚急性甲状腺炎或慢性淋巴细胞性甲状腺炎时 TSH 也升高；体腺瘤等。 降低：见于垂体前叶功能减退及继发性甲状腺功能减退症；甲亢时由于过多的甲状腺素对垂体分泌 TSH 的负反馈作用，可致 TSH 降低
胰岛素 (INS)	13.0 ～ 161.0pmol/L	评估空腹低血糖、糖尿病分类、评估 β 细胞活性、研究胰岛素抵抗。 升高：见于 β 细胞的，不规则的胰岛素分泌是低血糖的常见原因。这种状况下糖原生被抑制，可见于严重肝肾衰竭、胰岛细胞瘤或癌。 降低：β 细胞破坏（1 型糖尿病）、胰岛素活性降低或胰腺低合成减少（2 型糖尿病）、循环抗胰岛素抗体、胰岛素释放延迟或胰岛素受体缺乏（不足）

容器：紫帽采血管（EDTA 抗凝管）	采血量：2ml	接收时限：样本采集 3 小时内
空腹采血，取血后及时轻柔翻转混匀 6 ～ 8 次，避免凝血		出报告时间：接收后 1 个工作日

5. 促肾上腺皮质激素检测：ACTH

检测项目	参考区间 西门子化学发光法	简要临床意义
促肾上腺皮质激素 (ACTH)	7.2 ～ 63.3pg/ml	判断垂体-肾上腺功能。 升高：应激状态、原发性肾上腺功能不全、库欣综合征、纳尔逊（Nelson）综合征、先天性肾上腺增生、垂体促肾上腺皮质激素细胞瘤。 降低：垂体功能减退、肾上腺质肿瘤、垂体瘤、垂体前叶受损

注意事项：ACTH 样本应立即分离血浆后及时检测；如不能及时送检或分析，必须采取保存措施，ACTH 样本离心后将血浆置于 -20℃冻存

（凌四海）